Nah und Fern zum Bilde

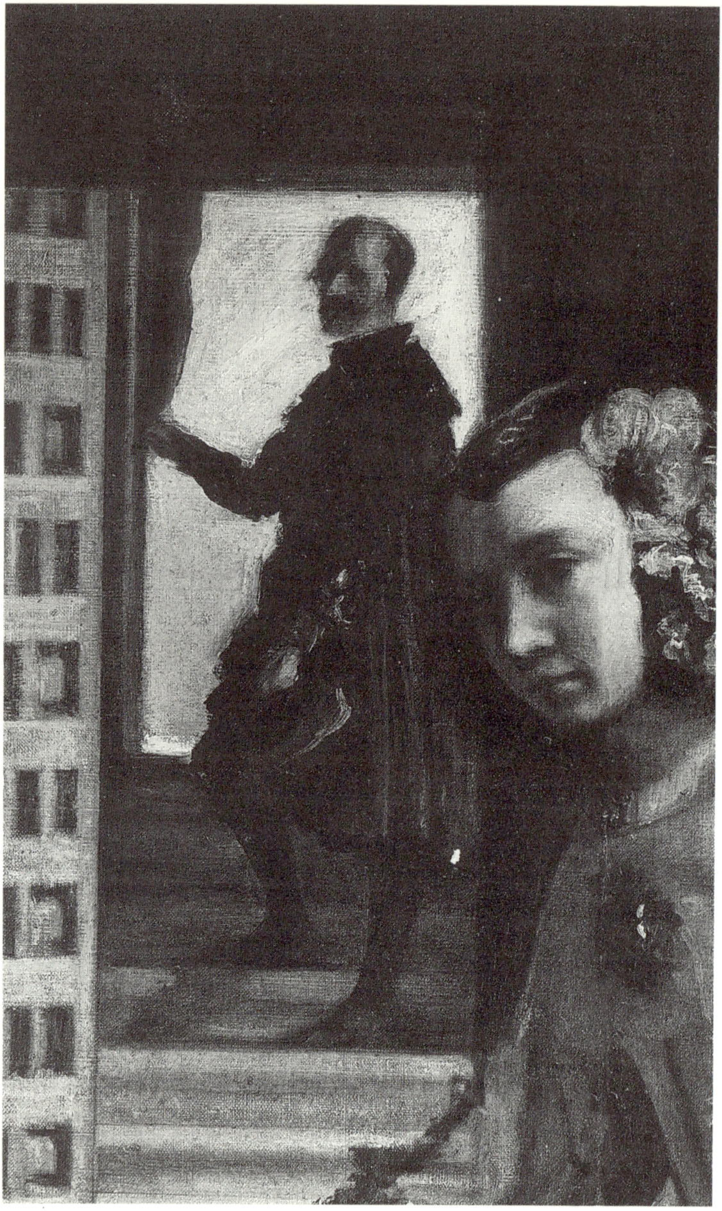

Martin Warnke

Nah und Fern zum Bilde

Beiträge zu Kunst und Kunsttheorie

Herausgegeben von Michael Diers

DUMONT

Umschlagabbildung: Diego Velázquez, Reiterbildnis des Baltasar Carlos, 1634–1635, Madrid, Museo del Prado (Foto: © SCALA)
Frontispiz: Ausschnitt aus Diego Velázquez, Las Meninas, 1656, Madrid, Museo del Prado (Foto: © Giraudon, Paris)

Die Deutsche Bibliothek - CIP-Einheitsaufnahme

Warnke, Martin:
Nah und Fern zum Bilde : Beiträge zu Kunst und Kunsttheorie / Martin Warnke. Hrsg. von Michael Diers. - Köln : DuMont, 1997
ISBN 3-7701-4298-5

Umschlaggestaltung: Groothuis & Malsy, Bremen
Satz, Druck und buchbinderische Verarbeitung:
B.o.s.s. Druck und Medien, Kleve

Printed in Germany ISBN 3-7701-4298-5

Inhalt

6 Nah und Fern zum Bilde

16 Praxisfelder der Kunsttheorie
Über die Geburtswehen des Individualstils

40 Italienische Bildtabernakel bis zum Frühbarock

108 Der Kopf in der Hand

121 Die erste Seite aus den »Viten« Giorgio Vasaris
Der politische Gehalt seiner Renaissance-
vorstellung

146 Das Reiterbildnis des Baltasar Carlos von
Velázquez

160 Laudando Praecipere
Der Medicizyklus des Peter Paul Rubens

200 Goyas Gesten

235 Die Demokratie zwischen Vorbildern und
Zerrbildern

259 Chimären der Phantasie

278 »Kunst als Vorwort« - Ein Nachwort

288 Erstveröffentlichung der Texte
289 Fotonachweis
290 Personenregister

Nah und Fern zum Bilde

I.

Einer der frühesten Zeichnungen, die aus der Zeit seines Italienaufenthaltes erhalten ist, hat Rubens sorgfältig links oben einen Zettel aufgeklebt, auf dem er eine Erfahrung niedergeschrieben hatte, die er aus der Ferne und aus der Nähe zu einem Fresko des Pordenone in der Apsis der Malchiostrokapelle des Domes zu Treviso gemacht hatte (Abb. 1)[1]:

> *In concavo hoc depictum est*
> *a lateribus untrinq(ue) Templum Pacis*
> *quod procul visentibus integrum stare videtur*
> *appropinquantibus vero et habsidem subeuntibus*
> *corruere ac plane dissolvi*
> (In der Kalotte ist dieses gemalt; beiderseits der Friedenstempel; es scheint denjenigen, die von ferne sehen, unversehrt zu sein, während es denjenigen, die nahe herantreten und unter die Apside gehen, zu verfallen und in Auflösung begriffen erscheint; Pordenone aus Treviso hat es gemalt.)

Der Verfall, den er dem Fresko ansah, und der besonders die Architekturstaffage betraf, hat Rubens vielleicht ermutigt, seine Nachzeichnung etwas freier anzulegen. Die antiken Gebäude, die bei Pordenone die Szenerie füllen und unter denen Rubens wohl im Hinblick auf das Thema einen Friedenstempel vermutet, obwohl die Cestiuspyramide, der Turm der Porta S. Sebastiano und das Kolosseum identifizierbar waren, läßt Rubens weg. Seine Aufmerksamkeit konzentriert sich auf den ritterlich gepanzerten Kaiser Augustus, den die Sibylle von Tibur bei der Hand nimmt, um ihm am Himmel die Jungfrau Maria mit dem Kinde zu zeigen. Rubens verjüngt die Sibylle etwas, belebt ihre Konturen und gestaltet ihren Gesichtsausdruck etwas eindringlicher. Die Beine des jugendlichen Kaisers gibt Rubens schlanker, geschmeidiger, auch an den Armen vereinfacht er die Rüstung, so daß die Bauschen des Mantels, dessen venezianisches Orangerot er in Aquarellfarben aufzufrischen sucht, wie ein Wappenzelt in großen Bewegungsschwüngen den Körper in der schwarzen Rüstung hinterfangen. Es ist, als habe Rubens,

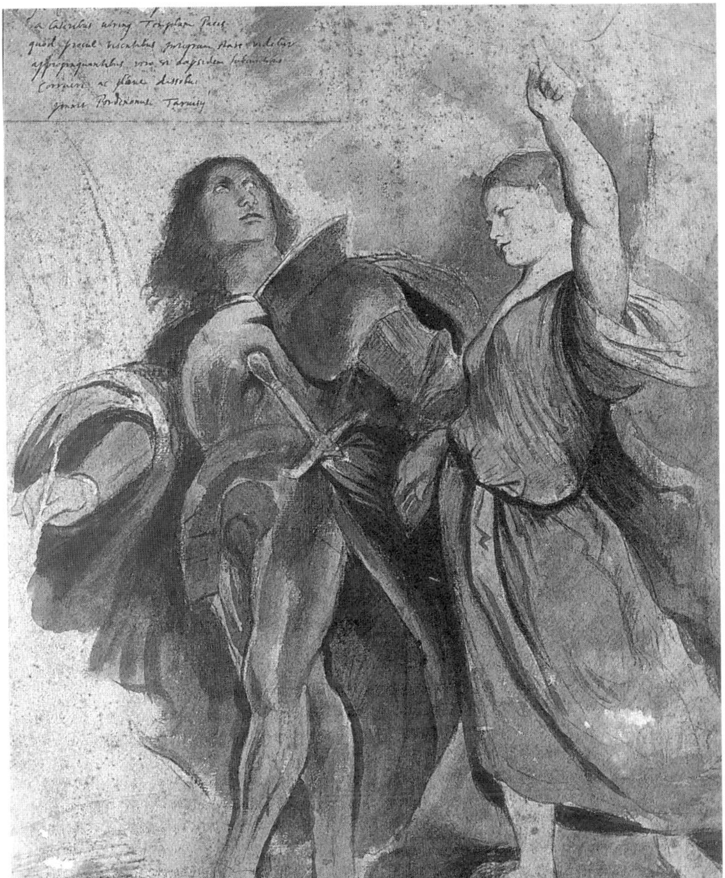

1 Peter Paul Rubens nach Pordenone, Kaiser Augustus und die Sybille von Tibur, Schwarze und rote Kreide und Aquarell, Paris, Musée du Louvre

da er aus der Nähe den Verfall des Freskos wahrnahm, in restauratorischer Absicht Pordenones Figuren etwas von der Frische des ersten Tages zurückgeben wollen.

Der Erhaltungszustand des Freskos jedoch scheint nicht das Einzige gewesen zu sein, was Rubens aus der Nähe auffiel. Die Zeichnung gehört zu den nicht eben zahlreichen Beispielen, für die Rubens Wasserfarben zuhilfe genommen hat, und kaum jemals wieder hat er sie so intensiv eingesetzt. In schwarzer und roter Kreide hatte er die Umrisse der Figuren gezeichnet, die besonders am Oberkörper der Sibylle scharf und prägnant gezogen sind. Vielleicht ist die Architekturstaffage auch deshalb weggelassen, um die Figurengruppe deutlich so vor Augen zu haben, wie sie sich aus der Ferne darstellte. Gegenüber dem festen, gelegentlich wie zu Bleiruten verdickten Kontur bieten die aquarellierten Partien ein bewegtes, gelöstes und flatterndes Bild. Aus der Ferne, so scheint Rubens in der Beischrift auch sagen zu wollen, sieht der Betrachter eine »unversehrte«, zeichnerisch geschlossene, klar bewegte Gruppe, während aus der Nähe ein großzügiger Farbduktus, ein lockerer Pinsel alles verschwimmen und »verfallen« läßt.

In jedem Fall hält Rubens' Gedächtnisnotiz fest, daß an einem Bild aus der Ferne andere Wahrnehmungen gemacht werden können als aus der Nähe. Das Bild ist nicht identisch, sondern abhängig von den Bewegungen, die der Betrachter vor ihm vollzieht. Diese Bewegungen mußten gelernt werden, und sie haben ihre Geschichte.

II.

Mit seiner Überprüfung des Pordenone-Freskos von nah und fern folgt Rubens nicht spontan einer selbstverständlichen Verhaltensweise vor Bildern, sondern einer kunstliterarischen Vorgabe. Der junge Rubens rekapituliert eine Lektion aus der italienischen Kunstgeschichte, die Vasari über Tizian erteilt hatte: »Wahr ist bei alledem, daß seine (Tizians) Verfahrensweise in den letzten Lebensjahren von der seiner Jugend sehr veschieden war, indem er seine ersten Arbeiten mit einer gewissen Feinheit und mit unglaublichem Fleiß ausführte, so daß man sie nahe wie ferne betrachten kann, während die des späten Alters im Fluge, grob und fleckig gemacht sind, in der Nähe nicht gesehen werden dürfen, in der Ferne aber eine vollkommene Wirkung machen: tirate via di grosso e con macchie di maniera, che de presso non si possono vedere e di lontano appariscono perfette.«[2] Rubens' Aufschrift übersetzt also nur ins Lateinische, was Vasari an späten Tiziangemälden beobachtet hatte. Die Stelle in der Malchiostrokapelle zu erinnern, lag nahe, weil das Fresko des Pordenone die Kalotte jener Apsis schmückte, vor der Tizians *Verkündigung* von 1517–1519 den Altar schmückte. Auf Tizians Bild kniet Maria ganz im Vordergrund, weil ihr vom Presbyterium her aus dem

Kuppelfresko des Pordenone, das Rubens ebenfalls nachgezeichnet hat, Gottvater mit Engeln entgegenschwebt.[3] Tizian und Pordenone in Wechselwirkung zu sehen, war für einen lerneifrigen jungen Künstler schon deshalb von Interesse, weil Vasari von den ständigen Konkurrenzgefühlen berichtet hatte, die Pordenone gegenüber Tizian empfand, und die er durch eine Übersteigerung römischer Stilerrungenschaften zu überwinden gesucht hatte. Indem Rubens an Pordenone die Nah-Fern-Überprüfung vollzieht, die Vasari an Tizian vollzogen hatte, mißt er die Rivalen mit dem gleichen Maßstab.

In Vasaris Vitenwerk begegnet das Prüfungskriterium, das ein Bild von nah und fern ins Auge faßt, öfters.[4] Einmal, in der Vita des Luca della Robbia, gibt er jedoch in einem längeren Exkurs zu erkennen, daß auch er einer literarischen Anweisung folgte. Anläßlich des Vergleichs der Orgelkanzeln des Donatello und des Luca della Robbia meint er, daß ersterer »das Werk fast nur aus dem Rohen gearbeitet und es nicht fein ausgemeißelt hatte, damit es sich von ferne hervorheben möchte, wo es denn auch ein weit besseres Ansehen hat, als das von Luca, welches zwar nach guter Zeichnung und mit Fleiß vollführt ist, bei aller seiner zarten Vollendung aber in der Weite dem Auge undeutlich wird und sich nicht so gut unterscheiden läßt, wie jenes von Donato. Dies ist eine Sache, auf welche Künstler sehr Acht haben müssen, denn die Erfahrung lehrt, daß alle Dinge, die von ferne gesehen werden, seien es nun Maler- oder Bildhauerwerke oder andere ähnliche Sachen, mehr Kraft haben, wenn sie einem schönen Entwurf gleichen, als wenn sie fein ausgebildet sind. Abgesehen davon, daß die Entfernung jene Wirkung tut, scheint es auch, als ob bei Entwürfen, die durch plötzliche Eingebung der Kunst entstehen, mit wenig Strichen der Gedanke besser ausgedrückt werde, als Mühe und zu großer Fleiß es vermögen, durch welche diejenigen, welche nie fertig werden können, sich oftmals um alle Kraft und Wissenschaft bringen. Die Zeichenkunst, um nicht nur die Malerei zu nennen, ist der Poesie zu vergleichen, und wie Dichterwerke, welche der poetische Erguß eingibt, die wahren und guten sind, und vorzüglicher als die mühselig gearbeiteten, ebenso gelingen auch die trefflichen Meisterwerke der Zeichenkunst besser, wenn sie durch plötzliche Eingebung hervorgebracht werden, als wenn sie durch Hin- und Hersinnen nach und nach mit Anstrengung entstehen.«[5] Die etwas unvermittelte Überführung des Problems der Standortrücksichten in einen Vergleich der bildenden Künste mit der Poesie, ergibt sich daraus, daß Vasaris Lektüre der »Ars poetica« wenigstens eine Zeile über das

»ut pictura poesis« hinausgediehen war, und daß dort dem Kunstrichter eine Stellung nah und fern vom Bilde zugewiesen war:

»ut pictura poesis: erit quae, si proprius stes,
te capiat magis, et quaedam, si longius abstes;
haec amat obscurum, volet haec sub luce videri,
iudicis argutum quae non formidat acumen.«[6]

Nach Horaz kann an einem Bild aus der Nähe anderes fesseln als aus der Ferne, und er meint damit gegenständliche Motive, die man schon aus physiologischen Gründen aus einigem Abstand nicht mehr sehen kann; das Bild ändert sich bei der Bewegung nicht, es gibt nur aus der Nähe zusätzliche Einzelheiten preis. In diesem Sinne hat 1456 Bartolomeo Fazio von einem Gemälde des Hieronymus von van Eyck bemerkt, daß man den Heiligen wie lebend in seiner Bibliothek sehe, »denn wenn man etwas wegtritt, scheinen alle Bücher zurückzuweichen und offenzuliegen, während, wenn man nahe herantritt, auch Kapitelüberschriften erkennbar sind«.[7] Bei dieser Form der Nah- und Fernsicht bleibt das Bild identisch, es gibt sich beim Nahetreten nur genauer zu erkennen.

Indem Vasari die Bewegung auf das Bild zu und von ihm weg aus Horaz übernimmt, macht er doch vor den neuzeitlichen Kunstwerken neuartige Erfahrungen. Während der Betrachter des Horaz beim Nähertreten genauer erkennt, sieht der von Vasari an Donatello und Tizian herangeführte Betrachter nur noch ungenau, nur noch unstrukturierte Gestaltungselemente, bei Donatello die rohe Bearbeitung, bei Tizian verschwommene Farbflecken; die Gegenstände verschwinden, das Bild gewinnt eine andere Qualität, es offenbart seine »macchia«.

Vasari ist nicht in der Lage, sich gegenüber diesem Merkmal neuzeitlicher Malerei unbefangen zu verhalten. Das wird deutlich aus der widersprüchlichen Wertung, die im Falle Donatellos jene Merkmale als Zeichen der Genialität, eines (von Horaz noch bespöttelten) »furor poeticus«, sie aber im Falle Tizians als Anzeichen einer nachlässigen Flüchtigkeit ansieht. Diese Wertung ist deshalb folgerichtig, weil im Falle Donatellos die Reliefs der Sängerkanzel jener Nah-Fern-Prüfung nicht ausgesetzt sind, sondern gerade deshalb roh ausgearbeitet sind, damit die Gegenstände »sich hervorheben« und von einer festgelegten Distanz aus um so deutlicher gesehen werden können; da der Betrachter in der Ferne bleibt, nimmt er die »rohe Bearbeitung« gar nicht wahr. Im Falle Tizians jedoch rechnet Vasari mit mobilen, zugänglichen Gemälden, die jedermann von nahem wie von ferne ansehen kann. Um dem Betrachter die Erfahrung verschwimmender Gegenstände, einer in Farbflecke aufgelösten Bildoberfläche zu ersparen, rät Vasari ihm davon ab, sie von nahem zu besichtigen. Vasaris Wertvorstellung bleibt beim jungen Tizian stehen, als dessen Gemälde noch »von nahem und von ferne betrachtet werden« konnten. Im Sinne einer handwerklichen Solidität bleiben die Frühwerke von jedem Standpunkt sich selbst gleich, während die Spätwerke diese Identität verlieren, indem sie aus der Nähe nicht mehr halten, was sie aus der Ferne versprachen.

Auch Rubens hat vor dem Pordenone-Fresko diese negative Erfahrung notiert: Aus der Ferne erschienen ihm die Gegenstände des Freskos unversehrt, vollkommen, wogegen sie ihm aus der Nähe aufgelöst erschienen. Aus der Nähe machten sie ihm einen desillusionierenden Eindruck: Was aus der Ferne heil schien, war aus der Nähe korrupt.

III.

Der Nahblick kann unter dem Verdacht stehen, etwas prüfen, unter die Lupe nehmen zu wollen. Ein Bild von nahem zu sehen, bedeutet zumeist, ihm etwas abgewinnen zu wollen, was es nie geben wollte.

Wenn Rubens in der Beischrift zu seiner Nachzeichnung ausdrücklich vermerkt, daß sich der Eindruck vom Zerfall des Freskos erst demjenigen ergeben kann, der »in die Apsis eintritt«, der also die Chorschranken überwindet, dann scheint er damit zu meinen, daß dieserart Neugier nicht selbstverständlich ist. Denn in einer Kapelle hinter den Altar zu gehen, um in der Kalotte der Apsis ein Fresko aus der Nähe zu besichtigen, konnte heißen, dem Eindruck aus der Ferne zu mißtrauen, ihn wenigstens nicht für endgültig zu halten. Denjenigen – und es werden die meisten gewesen sein –, die das Fresko nur aus der Ferne sehen, wird es so erscheinen, wie es von Anfang an gemeint war: intakt und aussagekräftig, indem es den Legendeninhalt für den Andächtigen deutlich vorstellt. In die Apsis einzudringen, wie Rubens es getan hat, setzt ein Interesse voraus, das sich nicht mehr mit der religiösen Aussage des Freskos begnügt, sondern das von ihm mehr sehen und wissen möchte als ihm von der Funktion her zugedacht war. Der Nahblick sucht am Bild etwas anderes als dessen Intention.

Diese Form der Annäherung an das Bild unterscheidet sich grundsätzlich von einer kultischen Annäherung, in der ein Bild berührt oder geküßt wird. In der kultischen Nähe erfüllt sich ein fernes Versprechen. Die tridentinische Kirche suchte diese magische Annäherung zu neutralisieren, und Rubens wird mit dem Bildtabernakel von Santa Maria in Valicella ein Gnadenbild aus greifbarer Nähe in eine nur noch anschaubare Ferne rücken.[8] Die Annäherung, die Rubens selbst in der Malchiostrokapelle zu Treviso vollzog, ist professionell motiviert und sie möchte unabhängig vom Aussage- und Funktionszusammenhang eine ästhetische Qualität überprüfen. Daß diese den Ferneindruck bestätigen und nicht desillusionieren sollte, scheint auch für Rubens noch ein Kriterium der Wahrheit zu sein.

Fast dreißig Jahre später hat Rubens in einer ganz anderen Situation eine Nah-Fern-Erfahrung notiert, und wieder erinnert er an eine literarische Vorgabe. Während seiner diplomatischen Verhandlungen in London schreibt er am 9. August 1629 an den französischen Humanisten Peiresc: »Den berühmten Philosophen Drebbel sah ich nur auf der Straße, wo er mit mir im Vorbeigehen einige Worte wechselte. Er lebt auf dem Lande, in einiger Entfernung von London. Dieser Mann ist wie jene Dinge, von denen Machiavelli sagt, daß sie in der Meinung der Leute aus der Ferne größer erscheinen als aus der Nähe.«[9] Die politische Dimension, in die Rubens hier die rezeptionsästhetische Kategorie rückt, erklärt vielleicht das prekäre Moment, das auch für Vasari in der Nah-Fern-Relation enthalten war. Die Stelle bei Machiavelli, an die Rubens gedacht haben mag, könnte diejenige aus den »Istorie Fiorentine« sein, wo gesagt wird, daß Papst Alexander III. von den Fürsten geachtet wurde, während er in Rom selbst Schwierigkeiten hatte, seine Autorität zu behaupten, woraus Machiavelli folgert: »le cose che paiono sono più di scosto che da presso temute«.[10] Die Inszenierung des Scheins, durch welchen den Untertanen eine erhabene Aura vorgespiegelt wird, war ja ein Grundgedanke auch des »Principe«. Vielleicht aber hatte Rubens eigentlich Montaigne gemeint, der in seinen »Essais« bemerkt: »Tout ainsi que j'ay essayé en plusieurs autres occurrences ce que dit Cesar, que les choses nous paroissent souvent plus grandes de loing que de près ...«[11] Nähe und Ferne erscheinen hier als Kategorien politischer Psychologie oder auch als Instrumente politischer Aufklärung: Was aus der Ferne prunkvoll, erhaben, heil aussieht, stellt sich aus der Nähe als verfallen, kläglich, korrupt dar. Auch hier ist die Identität das Wahrheitskriterium: Zu sein, was man scheint, wäre die eigentliche moralische Existenz.

Dieser kritische Impuls, der an die Nähe der Dinge trieb, scheint auch die Nähe zu Bildern und Bildwerken belastet zu haben. Während die künstlerische Praxis die opake Bildoberfläche aufgebrochen hatte und der Nahsicht eine Textur eigener Geltung anbot, scheint die ästhetische Sprache unfähig gewesen zu sein, das Phänomen positiv zu benennen. Von Horaz her auf eine Nahsicht verpflichtet, möchte sie dort den Ferneindruck bestätigt finden; sie tabuisiert aber die Nahsicht, wo sie auf eine Differenz stößt, wo von nahem der Eindruck aus der Ferne sich auflöst. So hat Condivi 1553 über die Skulpturen Donatellos geurteilt, sie seien »wunderbar für den Blick von ferne, doch aus der Nähe verlieren sie an Würde«.[12] Auch van Mander hat noch keinen Blick für die Naheindrücke vor Gemälden des Massys: »Al dese dinghen schijnen nyt der handtuytnemende net, suyver, en scherp ghedaen te wesen doch van by is het al vry wat rouw; maer is op een seker manier ghedaen, det hat van verre soo heel suyver laet te wesen.«[13] Es ist kaum vorstellbar, daß Rubens, als er später in Madrid den Spätwerken Tizians nahetrat und sie kopierte, die farbigen Flächenwerte, die er selbst in seinem Spätstil freigesetzt hat, nicht mit Bewunderung wahrgenommen hätte. Doch auch seine ästhetische Sprache hat dafür noch keinen Begriff; sie ist gleichsam noch blockiert gegenüber einer Erfahrung, die durch eine Emanzipation von festen Standpunkten ausgelöst war.

Erst die kunstkritischen Energien der Aufklärung werden die Möglichkeiten im Nahbereich der Bilder auskosten und ausschöpfen. Auf Watteaus Ladenschild kniet die Kundschaft vor dem Bild und tastet es mit der Lupe ab. Glaubt man den Karikaturen, dann hat damals das bürgerliche Publikum jede Scheu vor der Ausstrahlung der Bilder abgelegt und ist mit allen optischen Hilfsmitteln den Bildern auf den Leib gerückt. Die Botschaft der Bilder wird nicht mehr aus respektvoller Distanz entgegengenommen, sondern man sucht ihrem Geheimnis aus der Nähe, wo Lehrinhalte ausgeschaltet sind, auf die Spur zu kommen. Um 1720 hat der spanische Kunstgelehrte Antonio Palomino die Technik des Velázquez ganz unbefangen mit der »manera valiente del gran Ticiano« verglichen, indem er berichtet, Velázquez habe »mit langstieligen Pinseln und Bürsten gemalt, die er gelegentlich benutzte, um aus größerer Entfernung und mit größerer Entschlossenheit zu malen; so daß man die Bilder aus der Nähe nicht verstand, wogegen sie aus der Ferne ein Wunder sind«.[14] Das Werturteil der Vasari-Stelle spielt noch hinein, doch ist es ganz von der Bewunderung für den schaffenden Impetus neutralisiert. Diese furiose Schaffensweise ist anders geartet als jene, die eine Empfehlung Leonardos spiegelt, beim Malen gelegentlich »etwas zurückzutreten, weil das Werk dann kleiner wird, so daß man es mit einem Blick besser übersieht und die nicht übereinstimmenden, unproportionierten Gliedmaßen und die Farben der Dinge besser erkennt«.[15] Leonardo prüft noch, ob sein Bild aus der Nähe wie aus der Ferne identisch bleibt; Velázquez malt nach Palomino gleich aus der Ferne und überläßt den Naheindruck sich selbst. Spätestens im Impressionismus wissen dann die Künstler auf beiden Niveaus bewußt zu operieren.

Auch in der Kunsttheorie und Kunstkritik, von Diderot bis zu Fromentin, gewinnen die Beobachtungen aus der Bildnähe ein immer stärkeres Eigengewicht; bei Hildebrand und Riegl haben Nah- und Fernsicht den Status kunstwissenschaftlicher Kategorien.[16] Die reiche Nachgeschichte unseres Topos soll hier nicht mehr ausgebreitet werden. Es sollte nur aus dessen Frühgeschichte erinnert werden, daß, wo Kunsthistoriker ihre Berufsbewegung machen, sie sich eine Freiheit nehmen, die ihnen erst erworben werden mußte.

Anmerkungen

1 Die Zeichnung – sie ist 39,7 cm hoch, 33,4 cm breit – befindet sich im Cabinet des Dessins im Louvre (Inv. Rf 707). – Was die Daten zu Pordenone angeht, so haben sich Irrtümer in die Rubensliteratur eingeschlichen: Die alte Benennung ›Der heilige Liberalis mit einem Engel‹, die G. Glück und F. M. Haberditzl: Die Handzeichnungen von Peter Paul Rubens, Berlin 1928, Nr. 2 übernommen hatten und die von der Pordenone-Forschung längst richtiggestellt war, ist bei L. Burchard und R. A. d'Hulst: Rubens Drawings, Brüssel 1963, Bd. 1, S. 45 (unter Nr. 24) korrigiert, dennoch bei M. Bernhard: Rubens. Handzeichnungen, München 1977, S. 140 wieder aufgeführt. J. Held: Rubens Selected Drawings, London 1959, Bd. 1, S. 65, Anm. 2 enthält die Angabe, das Apsisfresko des Pordenone sei zerstört, was jedoch nur für das Kuppelfresko (s. Anm. 3) zutrifft. Der Ausstellungskatalog »Rubens, ses maîtres, ses élèves. Dessins du Musée du Louvre«, Paris 1978, Nr. 94, verlegt die Malchiostrokapelle nach San Niccolo zu Treviso. – Die Zeichnung wird einmütig vor die erste Spanienreise, also zwischen 1600–1603, datiert. M. Jaffé: Rubens and Italy, Oxford 1977 enthält S. 26/27 eine Farbabbildung der Zeichnung. Eine Abbildung des Pordenone-Freskos bei G. Fiocco: Giovanni Antonio Pordenone, Padua 1943, Taf. 73.

2 Giorgio Vasari: Le Vite de' più eccellenti Pittori, Scultori e Architettori, hrsg. v. G. Milanesi, 2. Aufl. Florenz 1906, Bd. 7, S. 452. Ich zitiere die deutsche Übersetzung nach L. Schorn und E. Förster: Giorgio Vasari. Leben der ausgezeichnetsten Maler, Bildhauer und Baumeister, neu hrsg. v. J. Kliemann, Worms 1983, Bd. 6, S. 54f.

3 Das Fresko ist im 2. Weltkrieg zerstört. Zu Rubens' Nachzeichnung vgl. Burchard/d'Hulst (s. Anm. 1), Nr. 24 und Jaffé (s. Anm. 1), S. 40, wo auch weitere Pordenone-Einflüsse auf Rubens besprochen werden und auch eine Nachzeich-

nung der *Anbetung der Könige* in der Malchiostrokapelle angenommen wird. Zu dem Wechselverhältnis zwischen Tizians Verkündigungsbild und Pordenones Fresko vgl. J. Schulz: Pordenone's Cupolas, in: Studies in Renaissance and Baroque Art Presented to Anthony Blunt, London/New York 1967, S. 46.

4 Vasari (s. Anm. 2), Bd. 7, S. 563 über Giulio Clovio: »Intanto che cosí da presso come lontano fanno restare ciascun maravigliato ...« oder Bd. 6, S. 591 über ein Jüngstes Gericht von Tintoretto: »E chi la mira cosí a un tratto resta maravigliato, ma considerandola più minutamente ella pare dipinta da burla.«

5 Vasari (s. Anm. 2), Bd. 2, S. 171; Übersetzung nach Schorn/Förster (s. Anm. 2), Bd. 2, S. 65f.

6 Quintus Horatius Flaccus: De Arte Poetica Liber, lateinisch und deutsch von Horst Rüdiger, Zürich 1961, V. 361–364.

7 Vgl. O. Morisani: Letterature artistica a Napoli tra il '400 ed il '600, Neapel 1958, S. 16; M. Baxandall: Giotto and the Orators, Oxford 1971, S. 106, Anm. 140 erörtert die Übersetzungsschwierigkeiten der Fazio-Stelle und weist auf Horaz als Quelle hin. – Zwei mittelalterliche Reflexe der Horaz-Stelle bei J. Gage: Horatian Reminiscences in Two Twelfth-Century Art Critics, in: Journal of the Warburg and Courtauld Institutes, Bd. 36, 1973, S. 360.

8 Vgl. M. Warnke: Italienische Bildtabernakel bis zum Frühbarock, in: Münchner Jahrbuch der bildenden Kunst, Bd. 19, 1968, S. 61ff.; wiederabgedruckt im vorliegenden Band.

9 Ch. Ruelens und M. Rooses: Correspondance de Rubens et documents epistolaires concernant sa vie et ses œuvres, Antwerpen 1887–1909, Bd. 5, S. 153: »... e tra quelle cose come dice Maschiavello che di lontano nelle opinione degli huomini paiono maggiori che d'appresso ...« Über die Bedeutung Drebbels vgl. R. L. Colie: Cornelis Drebbel and Salomon de Caus: Two Jacobean Models for Salomon's House, in: The Huntington Library Quarterly, Bd. 18, 1954, S. 254–260.

10 Niccolò Machiavelli: Istorie fiorentine, hrsg. v. F. Gaeta, Opere, Bd. 7, Mailand 1962, S. 106.

11 Montaigne: Essais, Paris 1962, Buch I, Kap. XX, S. 92. Die dort in Anm. 221 nachgewiesene Belegstelle De Bello Gallico VII, 84 besagt, daß ein Kampfgeschrei, das man nicht sieht, besonders beunruhigt.

12 Ascanio Condivi: Vita di Michelangelo Buonarroti, hrsg. v. E. Spina Barelli, Mailand 1964, S. 38: »di sorte che, riuscendo mirabili a vista lontano, da presso perdevano riputazione.«

13 Carel van Mander: Het Leven der Doorluchtighe Nederlandtsche en Hooghduytsche Schilders, übersetzt von Hanns Floerke, München/Leipzig 1906, Bd. 1, S. 138. Über Ketel heißt es Bd. 2, S. 19, daß die Ausführung mit den Füßen ihnen nicht schade, da man, »wenn man sie aus einiger Entfernung sieht, glauben sollte, sie seien mit der Hand und den Pinseln gemacht«. Vgl. auch van Mander: Lehrgedicht, hrsg. v. R. Hoecker, Den Haag, S. 273f.

14 Zitiert nach Varia Velazqueña, Madrid 1960, Bd. 2, S. 87, 92.

15 Leonardo da Vinci: Tagebücher und Aufzeichnungen, hrsg. v. Th. Lücke, Leipzig 1940, S. 694.

16 Zum 18. Jahrhundert vielschichtig und unser Thema berührend J. T. Ogden: From Spatial to Aesthetic Distance in the Eighteenth Century, in: Journal of the History of Ideas, Bd. 35, 1979, S. 63–78.

Praxisfelder der Kunsttheorie
Über die Geburtswehen des Individualstils

Der Fortschritt der Kunsttheorie seit der Renaissance wird oft darin gesehen, daß sie alle praktischen Belange hinter sich läßt, und sich den geistigen Gründen und Prinzipien des Metiers zuwendet. Die oft geäußerte Einsicht, daß die Kunsttheorie insgesamt das praktische Ziel verfolgt, sich den privilegierten Wissenschaften der Artes Liberales anzudienen, um den zünftigen Zwängen der mechanischen Künste zu entrinnen[1], hat das Urteil über den theoretischen Rang der Traktatliteratur kaum getrübt. So als hätten die theoretisierenden Künstler beim Schreiben ihre praktischen Ziele gleichsam aus den Augen verloren, gelten ihre Traktate als Deutungsanweisungen auf höherem Niveau, die angemessen genutzt sind, wenn sie Anschlüsse an den Geist der Zeit, der etwa in der neuplatonischen Philosophie kulminiert hätte, zu knüpfen erlauben.

Hier soll es nicht um den Praxisbezug der ausformulierten Kunsttheorien gehen, die sich ja tatsächlich auf einer besonderen Reflexionsebene bewegen. Vielmehr sollen theoretische Äußerungen zusammengestellt und untersucht werden, die in einem Zusammenhang alltäglicher Praxis gefallen sind. Kunsttheoretische Äußerungen dieser Art finden sich in Ernennungsurkunden, Privilegien, Verträgen, Briefen oder Prozeßakten. Scheinbar zufällige und sekundäre Gedankenleistungen, die durch geschäftliche Verstrickungen beschränkt scheinen, sind sie bisher für die Geschichte der Kunsttheorie nicht berücksichtigt worden. Das wäre kein großer Verlust, wenn es sich immer nur um Reflexe, um spontane Erinnerungsstücke handelte, die von der Hochebene theoretischer Reflexion herabgesunken und für den Alltagsgebrauch nutzbar gemacht worden wären. Sie hätten dann nur einen rezeptionsgeschichtlichen Wert, der etwa den theoretischen Bewußtseinsstand der Beteiligten anzeigte.

Nicht selten jedoch trifft man in jener Quellengattung auf kunsttheoretische Aussagen, die man in den gleichzeitigen kunsttheoretischen Traktaten vergebens sucht, und die erst sehr viel später Eingang in die ausdrückliche Theorie gefunden haben. Zwei solche Aussagen aus dem Jahre 1457 sollen im folgenden vorgestellt und analysiert werden.

I.

Als nach neunjähriger Arbeit die Freskomalereien in der Ovetarikapelle in der Eremitanikirche zu Padua endlich fertiggestellt waren, wollte die Witwe des Stifters, Imperatrice Ovetari, vor Gericht geklärt haben, für welche Partien des umfangreichen Programms der damals sechsundzwanzigjährige Maler Andrea Mantegna Zahlungen beanspruchen konnte. Die Herstellungsgeschichte der Ausmalung war so verwirrend verlaufen, daß der Wunsch nach einer Klärung verständlich erscheint. Ursprünglich hatte man zwei Malergruppen damit beauftragt, die Wände der Kapelle je zur Hälfte auszumalen. Zwei ältere Künstler, Antonio Vivarini und Giovanni d'Allemagna, sollten das Hauptgewölbe sowie die rechte Wand mit der Legende des Heiligen Christophorus übernehmen; zwei jüngere Künstler, Nicolò Pizolo und Andrea Mantegna, sollten an die Rückwand der Apsis eine Himmelfahrt Mariens und an die linke Seitenwand der Kapelle die Legende des Heiligen Jacobus malen. Dieser Doppelauftrag, der wohl als eine Art Wettbewerb zwischen Vertretern des älteren Internationalen Stils und Vertretern des neuen, avantgardistischen Renaissancestils gedacht war, kam nicht zustande, da mit dem Tod des Giovanni d'Allemagna 1450 und mit dem daraufhin erfolgten Rücktritt auch des Antonio Vivarini die Vertreter des älteren Stils ausgeschieden waren. Sie wurden ersetzt durch Künstler, die Mantegna und Pizolo stilistisch näher standen. Mantegna und Pizolo waren ihrerseits noch vor dem Tod des Giovanni in Streit darüber geraten, wer in den ihnen zugewiesenen Partien was und für wieviel Geld zu machen habe, ein Streit, den sie nicht vor dem Zunftgericht, sondern von einem »communem amicum«, einem venezianischen Adligen, hatten schlichten lassen. Als 1454 Mantegnas Partner, der geniale Pizolo, vermutlich bei einem Streit mit einem Malerkollegen, ums Leben kam, übernahm Mantegna allein die Fertigstellung. Da jedoch Pizolo bereits Vorschüsse für seinen Anteil erhalten hatte, mußte die Auftraggeberin Klarheit darüber gewinnen, ob nicht dessen Erben die Entschädigung Mantegnas für die von ihm vollendeten Pizolopartien übernehmen mußten, ob also Mantegna nicht von ihr Geld für Arbeiten verlangte, die sie bereits an Pizolo bezahlt hatte.[2]

Das zivile Gericht, in der Materie überfordert, zitierte zu der am 14. Februar 1457 anberaumten Sitzung einen fachkundigen Zeugen, den Maler Pietro da Milano, der schon Mitglied der Gutachterkommission gewesen war, die eine Preisschätzung der Gesamtarbeit vorgenom-

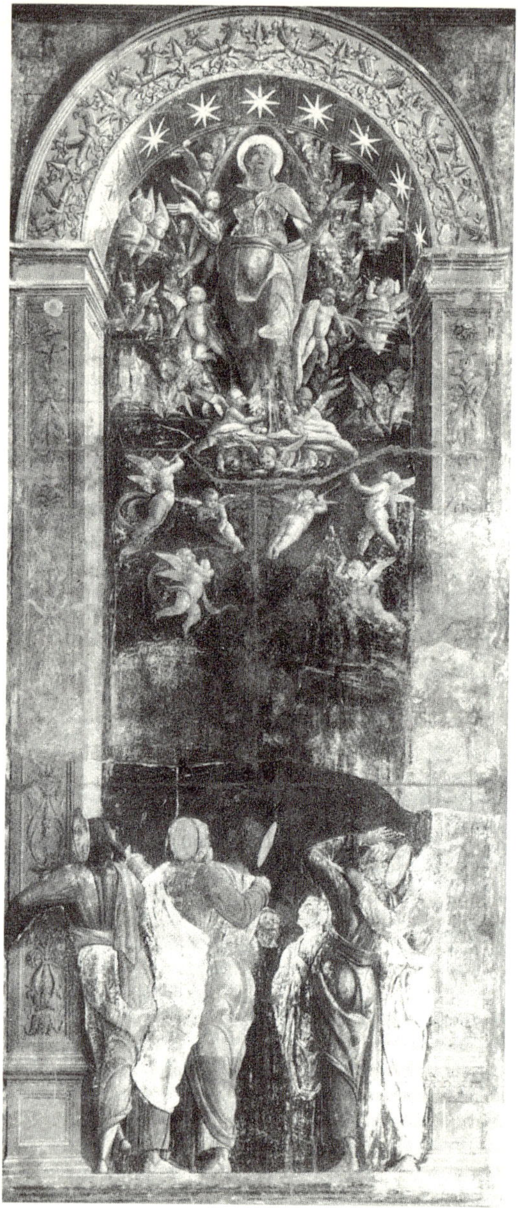

men hatte.[3] Nach dem Verhandlungsprotokoll äußert sich Pietro da Milano vor dem Gericht folgendermaßen: »Er antwortet, er wisse folgendes: Vor ungefähr einem Monat habe Meister Andrea ihn, den Zeugen, zu der Kapelle der Imperatrice Ovetari geführt und habe ihm sowohl den Teil gezeigt, der dem Meister Nicolo sowie den Teil, der dem Meister Andrea zufalle. Alle Teile seien in sich fertig gewesen. Genannter Meister Andrea habe dem Zeugen gesagt, daß er einen gewissen Teil fertiggestellt habe, der durch den Tod des besagten Meisters Nicolo unvollendet geblieben sei. Der Zeuge habe gesehen, daß all diese Werke fertig seien, doch inwieweit sie von dem besagten Meister Andrea gefertigt seien, darüber wisse er nichts anderes zu sagen als das, was jener Meister Andrea ihm mitgeteilt habe. Weiter befragt, antwortete der Zeuge, er habe die Historien sowohl der Himmelfahrt Mariens, welche hinter dem Altar sich befindet (Abb. 2), wie auch des Heiligen Jacobus gesehen. Sie seien allesamt in ehrenvoller und würdiger Weise vollendet worden. Der Zeuge habe auch aus den Malereien ersehen, daß jene Historien und Malereien von der Hand des Meisters Andrea stammten. Er sagte auch, er wisse darüber Bescheid, weil er die Malereien von der Hand des Meisters Andrea gut kenne. Obwohl der Zeuge nicht gesehen hat, wie Andrea sie gemalt hat, behauptet er, daß er aufgrund der langen Erfahrung, die er in der Kunst der Malerei besitze, erkenne, daß jene Gemälde von der Hand des Meisters Andrea stammten, denn unter Malern erkenne man immer, von wessen Hand irgendein Gemälde sei, insbesondere, wenn es sich um die Hand eines berühmten Meisters handle: Et quia inter pictores semper cognoscitur manu cuius sit aliqua pictura, maxime quando est manu alicuius sollemnis magistri.«[4]

Die Zeugenaussage des Pietro da Milano, der offensichtlich als Fürsprecher Mantegnas auftritt, mündet und gipfelt in einer folgenreichen theoretischen Aussage, die eine Unverwechselbarkeit des künstlerischen Individualstils, eine Identifizierbarkeit der persönlichen künstlerischen ›Handschrift‹ feststellt. Das Protokoll läßt erkennen, daß der Zeuge erst in einer gewissen Beweisnot zu diesem Argument greift. Die Richter hatten ihn zuerst gefragt, ob er die Materie kenne, über die er aussagen werde. Pietro muß gestehen, daß Mantegna selbst ihn vor

◁ 2 Andrea Mantegna, Himmelfahrt Mariens, 1456, Fresko, Padua, Eremitani-Kirche einem Monat an Ort und Stelle informiert habe; daß also seine Aussage parteilich gefärbt sein könne, denn er kann nur das bestätigen, was Mantegna ihm seinerzeit mitgeteilt hat. Die Richter versuchen, eine objektivere Grundlage für die Aussage zu gewinnen und fragen den Zeugen, ob er denn mit eigenen Augen gesehen habe, wie Mantegna an den in Frage stehenden Partien gemalt habe. Denn wenn er Mantegna bei der Arbeit beobachtet hätte, wäre eine nachvollziehbare Erfahrungsgrundlage für ein Urteil gegeben gewesen. Da aber Pietro da Milano verneinen muß, Mantegna bei der Arbeit gesehen zu haben, droht seine Aussage zu einer einseitigen Parteiaussage zu werden. In dieser argumentativen Not sucht Pietro da Milano eine Begründungsebene zu gewinnen, die in den Augen der Richter ganz irrational, jenseits aller Empirie angesiedelt erscheinen mußte: Pietro kehrt zunächst seine Fachkompetenz heraus und behauptet, aufgrund seiner Erfahrung im Fach der Malerei kenne er die Malerei von der Hand Mantegnas, und unter Malern erkenne man immer, von wessen Hand ein Gemälde sei. Für Laien muß diese Behauptung einer individuellen Zuschreibungsfähigkeit künstlerischer Produkte unglaubwürdig geklungen haben, denn der Maler war ein Handwerker, der wie jeder manuelle Produzent, seine Produkte nach Kriterien der Nützlichkeit, Angemessenheit und Schönheit zu fertigen hatte, nicht aber nach Kriterien der Einmaligkeit, Originalität und subjektiver Selbstentäußerung. Im Malereitraktat des Cennino Cennini, der in Padua gearbeitet hatte, war dem Maler empfohlen worden, nicht von einem Stilvorbild (maniera) zum andern zu springen, sondern sich einmal für eines zu entscheiden, das ihm persönlich liege: »verrai a pigliare una maniera propria per te«. Nach dieser Vorgabe würde man an einem Gemälde allenfalls den Schulzusammenhang, dem sich der Meister einmal angeschlossen hat, identifizieren können, nicht aber auch schon eine persönliche ›Hand‹; die Malereien trügen die Merkmale eines Werkstattzusammenhanges, den eine Signatur bekräftigen kann.[5] Pietro da Milano muß gespürt haben, daß seine Eingrenzung der Erkennungsmerkmale eines Gemäldes auf persönliche, handschriftliche Indizien schwer einsichtig zu machen war, weshalb er eine Einschränkung für den besonderen Fall macht: persönlich zuschreibungsfähig ist ein Gemälde insbesondere dann, wenn es von einem »sollemnis magister« stammt. Dieses Argument, das den Individualstil zu einem Qualitätskriterium erhebt, entzog den anliegenden Fall aller richterlichen Tatsachenfeststellung. Der Zeuge hatte Mantegna nicht an den Malereien arbeiten sehen, er hatte sich von diesem die entsprechenden Anteile zeigen lassen und zunächst bekundet, er könne selbst keine abweichende Feststellung treffen. Dann aber gibt er sich sehr sicher und beruft sich auf Erfahrungen unter Malern, die ihm eine grundlegende theoretische Einsicht in den Mund geben: daß ein Gemälde, wenn es von einem guten Meister stammt, authentisch in dem Sinne sein kann, daß es die unverwechselbaren Züge der Hand eines Individuums trägt.

Die unvermittelte, aufgesetzte Art, in der Pietro da Milano die theoretische Argumentation ins Spiel bringt, legt die Vermutung nahe, daß auch sie ihm von Mantegna, der damals schon mit Humanisten verkehrte[6], mitgeteilt worden war. Mantegna, so möchte man meinen, könnte bereits mit kunsttheoretischen Traktaten vertraut gewesen sein, die damals kursierten. Im Jahre 1457 lagen neben Cenninis »Libro dell' arte« nur zwei theoretische Schriften vor, die Argumentationshilfe hätten bieten können. Die »Commentari« des zwei Jahre zuvor verstorbenen Lorenzo Ghiberti wird in Padua mit Sicherheit niemand in die Hand bekommen haben. Dagegen haben Mantegna und sein Kreis gewiß den Malereitraktat gekannt, den Leon Battista Alberti zwischen 1434/1435 geschrieben hatte. Sieht man sich jedoch diese Traktatliteratur daraufhin an, ob sie dem im Prozeß von 1457 ins Spiel gebrachten Theorem Nahrung zuführen konnte, so findet man sich enttäuscht. Im Unterschied zur Rhetorik und Poetik, die das Verhältnis von Nachahmung der Autoritäten und persönlicher Aussagefähigkeit schon durchgespielt hatten[7], war das für eine emanzipationsträchtige Kunst sehr viel realere Problem von der Kunsttheorie noch nicht thematisiert worden.

Ghiberti und Alberti sind in ihren Traktaten zu sehr darum bemüht, der künstlerischen Arbeit objektive, wissenschaftlich definierbare Grundsätze zu unterlegen, als daß eine personale Komponente des künstlerischen Schaffens ihnen hätte interessant sein können; sie hätte das mühsam erstellte Regelwerk, nach dem Malerei und Skulptur als wissenschaftlich nachahmende Disziplinen zu arbeiten haben, durch zufällige, subjektive, unberechenbare Momente gestört. Ausdrücklich hat Alberti vor den Launen der Phantasie, in denen die Künstler nur sich selbst entäußern, gewarnt. Und da es das Anliegen der Theoretiker war, die Malerei und die Skulptur als geistige Tätigkeiten zu bestimmen, hätten Beobachtungen zu den Eigentümlichkeiten der Hand die Aufmerksamkeit wieder auf die manuellen Bedingungen künstlerischer Handlungen gelenkt. Es galt, jene Meinung zu neutralisieren, die eine Überlegenheit des dichtenden Ingeniums über den malenden daraus ableitete, daß jener mit dem Geist, dieser aber »nur mit der Hand« arbeitete.[8]

Die Weigerung Albertis und Ghibertis, die individuelle ›Handschrift‹ des Malers zu würdigen, geht sehr deutlich hervor aus ihrer Behandlung einer antiken Anekdote, die das Phänomen klar herausgestellt hatte: Nachdem Apelles in der Werkstatt des Protogenes, den er in Rhodos besuchen wollte, dort aber nicht angetroffen hatte, eine sehr feine Linie (tenuissima linea) auf eine bereitstehende weiße Tafel gezeichnet und sich wieder entfernt hatte, rief der heimkehrende Protogenes angesichts der Linie aus: »Apelles war hier!« Wenn auch Plinius die Pointe der Anekdote durch ihre Erweiterung zu einem Wettstreit, in dem Protogenes zunächst eine noch feinere, der wiederkehrende Apelles schließlich die allerfeinste Linie aufträgt, etwas verwischt, so blieb in ihr doch deutlich mitgeteilt, daß Protogenes den großen Apelles an einer ganz feinen Linie erkannt hatte; daß am Hauch einer Linie die Identität eines Künstlers unverwechselbar zu erkennen ist.[9] Alberti hat in seinem Malereitraktat den Sinn der Anekdote ignoriert und sie für eine Nutzanwendung im Konturenzeichnen eingesetzt: »Man beachte, daß die Linien des Umrisses von größter Feinheit seien, so als entflöhen sie gleichsam dem Blick. In solcher Linienführung pflegte Apelles sich zu üben und mit Protogenes hierin zu wetteifern.«[10] Ghiberti hat sich in seinen »Commentari« auffallend ausführlich mit der Anekdote auseinandergesetzt. Nachdem er zunächst den Pliniustext fast wörtlich mitteilt, nennt er den Vorfall eine »debile dimostrazione«, die eines Malers dieses Ranges unwürdig ist, um dann die ganze Geschichte nochmals mit einem anderen Lehrziel zu erzählen: »Apelles wollte den Adel der Malerei (la nobilità dell'arte della pictura) und seine hohe Stellung in ihr unter Beweis stellen, und so nahm er den Stift und zeichnete eine der Malerei entsprechende perspektivische Lösung auf (et compuose una conclusione in prospettiua appartenente all'arte della pictura). Als Protogenes zurückkehrte, erkannte er sofort, daß dies eine Sache von Apelles sei und Protogenes, gelehrt wie er war, beantwortete sie mit einer anderen Lösung«, die schließlich Apelles wiederum übertraf.[11] Ghiberti also hat die Pointe der Anekdote ins Gegenteil verkehrt: Aus der Linie, die ursprünglich ein persönliches Erkennungsmerkmal war, macht er eine perspektivische Konstruktion, die nichts mehr mit der Hand, sondern nur noch mit dem »adligen« wissenschaftlichen Kopf etwas zu tun hatte. H. van de Waal, der der Wirkungsgeschichte der Anekdote nachgegangen ist, hat erst im Umkreis Michelangelos, bei Francesco de Hollanda, ein Verständnis für die Enthüllung der Persönlichkeit in der flüchtigen Linie feststellen können: »Wenigstens für solche, die sehen können«, sagt Michelangelo bei de Hollanda, sei ein großer Meister auch an einer flüchtigen Linie wiederzuerkennen, »und für solche, die daran denken, daß Apelles von Protogenes an einer einzigen geraden Linie erkannt wurde (que só numa direita linha foi conhecido Apelles de Protogenes).«[12] Julius Schlosser hat eine »leise Reminiszenz« an jene Anekdote schon im Architekturtraktat des Filarete (1461/1464) finden wollen, wo dieser den »stile personale« erwähnt. Der Beobachtung, daß selbst bei Kenntnis des idealen Hauses dennoch keines dem andern gleichen würde, so wie in Gottes Schöpfung kein Mensch dem andern gleicht, fügt Filarete folgende Bemerkung bei: »Hier wären einige Dinge in Erwägung zu ziehen, die ich aber den Philosophen überlasse. So wie jemand, der schreibt oder zeichnet, dies so macht, daß man seine Schrift wiedererkennt; so wie man die Manier eines Malers an seinen Figuren erkennt (la sua maniere delle figure si cognosce); und so wie man bei allen Tätigkeiten jeweils den Stil des Handelnden erkennt, so würden, auch wenn dies ein anderes Feld ist, alle Häuser, im Falle sie von einem einzigen Baumeister gemacht wären, sich untereinander mehr oder weniger unterscheiden, obwohl man ebenso erkennen würde, daß sie von einer Hand gemacht sind. Ich selbst habe gesehen, wie Maler und Schnitzer Köpfe abbildeten, insbesondere denjenigen des Herzogs Francesco Sforza, von dem verschiedene Bildnisse angefertigt wurden, weil er einen würdigen und herrlichen Kopf hatte. Mehr als eines der Bildnisse gab den Kopf richtig und ähnlich wieder, und dennoch gab es Unterschiede zwischen ihnen. Ebenso habe ich gesehen, daß zwischen der Schrift verschiedener Schreiber Unterschiede bestanden. Wie es zu diesen Merkwürdigkeiten, Ähnlichkeiten und Unterschieden kommt, sollen die erwähnten Philosophen erklären.«[13] Schlosser kommentiert die Stelle: »Die Überzeugung von der in das Werk übergehenden Persönlichkeit des Künstlers ist bei Filarete schon so stark – im Gegensatz zu dem unpersönlich empfindenden Mittelalter – daß er die ›Morelli‹sche Methode schon vorausahnt.«[14]

Die ›Vorahnung‹ des Filarete liegt um etwa fünf Jahre nach jenem Prozeß in Padua, in dem der Zeuge Pietro da Milano unter Beweisnot feststellt: »Et quia inter pictores semper cognoscitur manu cuius sit aliqua pictura, maxime quando est manu alicuius sollemnis magistri.« Für diese Feststellung, die der Arzt Giovanni Morelli (1816–1891) physiologisch begründen und zu einer Zuschreibungstechnik entwickeln wird, der nicht nur manche Museen ihre Namensschildchen, sondern auch die Psychoanalyse ihre Freudsche Traumtheorie mit verdankt[15], standen Pietro da Milano keinerlei Vorgaben aus der zeitgenössischen Kunsttheorie zur Verfügung, auf die er hätte verweisen können. Diese verweigerten sich den Folgen einer subjektiven Relativierung des künstlerischen Schaffens; selbst Leonardo hat noch gegen den alten Topos vom ›autoportrait involontaire‹, wonach Dichter, Redner und Maler in ihren Werken unwillkürlich ihre persönlichen Eigenschaften objektivieren, Stellung bezogen und entsprechende Erscheinungen als Fehler, als »vitia«, gebrandmarkt.[16] Man muß also davon ausgehen, daß das folgenreiche Theorem sich aus der künstlerischen Praxis heraus ergeben hat, daß es erst allmählich traktatfähig geworden ist, nachdem die zugrundeliegenden Beobachtungen und Erfahrungen in der künstlerischen Alltagspraxis schon länger geläufig waren.

In der Sphäre der geschäftlichen Abwicklungen, denen das Kunstwerk unterworfen war, gab es in der Tat schon seit dem Trecento Bedingungen, welche die ›Eigenhändigkeit‹ problemreif werden lassen konnten. Immer öfter werden im Quattrocento die Künstler in den Werkverträgen dazu verpflichtet, das abzuliefernde Produkt ›propria manu‹, eigenhändig, auszuführen.[17] Piero della Francesca etwa wird 1445 auferlegt: »nullus alius pictor possit ponere manum de penello praeter ipsum pictorem«.[18] Daß die Bildbesteller dabei vielleicht weniger schon die Ästhetik eines persönlichen Duktus im Auge hatten, sondern eher an eine solide, durch den Meisternamen gedeckte handwerkliche Ausführung dachten, geht aus differenzierenden Bestimmungen hervor, die nur für exponierte Stellen eine eigene Ausführung durch den Meister verlangten. So wird 1407 für die Paradiesestür am Florentiner Baptisterium Ghiberti in einem Zusatzvertag zwar auferlegt, er solle sie »di sua mano« fertigen, doch »insbesondere jene Teile, die eine besondere Vollkommenheit erfordern, wie Haare, nackte Körperpartien und dergleichen«.[19] Wenn Filippino Lippi die Fresken in der Strozzi-Kapelle »tutta di sua mano, e massime le figure« oder Pinturicchio die Fresken in der Piccolomini-Bibliothek »manu propria«, insbesondere »die Gesichter und Glieder aller Figuren von der Mitte aufwärts«, malen soll, dann ist mit solchen Einschränkungen wohl auch auf den Umfang der Unternehmungen Rücksicht genommen, die in der gesetzten Frist von einem einzigen kaum hätten bewältigt werden können.[20] Auch wenn in der Regel solche Verpflichtungen, »mit sein selbs Leib zu arbeiten«[21], nicht mehr als eine handwerkliche Qualitätsgarantie bedeutet haben werden, mischen sich doch gelegentlich auch ästhetische Gesichtspunkte ein. Der Herzog von Mailand etwa macht das Kriterium der Stimmigkeit geltend, wenn er 1476 in einem Brief mitteilt: »Das Gemälde soll nicht von so vielen Händen gemacht werden, wie dies offenbar geschieht, damit das Bild nicht unförmig gerät: per non fare l'opera disforma.«[22] Das gleiche Argument der stimmigen Erscheinung benutzt auch noch 1512 der Formschneider Jobst de Negher, als er Kaiser Maximilian schreibt, er habe vor, die Arbeiten selbst »auss- und abfertigen und rain machen, damit die Arbaitt unnd stuckwerk alle einander des schnitz gleich unnd zuletzt von einer handt aussgemacht werden, auch Niemand mer dann ein hanndt daran erkenen muge«.[23] In Florenz war es 1494 zu einem Rechtsstreit gekommen, weil sich eine Bestellerin schlecht bedient fühlte, als der Sohn des über der Arbeit verstorbenen Domenico Ghirlandaio diese vollendet hatte, denn – so macht sie geltend – »adeo quod inter artifices magna est differentia«.[24] Eine ganz andere Begründung erscheint 1501 in dem Vertrag, den Michelangelo für den Piccolomini-Altar geschlossen hat, indem jetzt das Renomee des Künstlers ins Spiel gebracht wird: »Er führe das Werk mit eigener Hand aus ... und es komme kein anderer Meister und keine andere Hand darin vor, denn es würde ihm zum Schaden gereichen, weil jeder, der das Werk ansehen wird, sagt, es sei sein Werk.«[25] Wie schon 1457 in dem Paduaner Prozeß ist auch hier wieder die Eigenhändigkeit als ein Qualitätsmerkmal angesehen.

So wenig die in den Werkverträgen auftauchenden Eigenhändigkeitsbestimmungen schon Belege für eine Würdigung des Individualstiles sind, so sehr enthielten sie doch auch die Keime für die Entfaltung einer Sicht, die einen personalen Stilhabitus positiv beurteilt. Vor allem terminologisch führt die Wendung »propria manu« implizit in eine Richtung, die eine persönliche Identität rechtskräftig definierte. Im Urkundenwesen versichern Vertragspartner seit eh und je, daß sie den Inhalt der Vereinbarung durch eine Unterschrift »propria manu« besiegeln. Auch in zahlreichen Werkverträgen pflegten Künstler zu versichern, daß sie durch eigenhändige Unterschrift die Vertragsmaterie akzeptieren, so Neri di Bicci 1463: »Zur Eindeutigkeit des Sachverhalts wird besagter Giovanni hier, stehenden Fußes, mit seiner eigenen Hand unterschreiben, daß er einverstanden ist mit dem, was oben schriftlich niedergelegt ist: E per chiarezza di ciò el detto Giovanni si soscriverà qui da piè di sua propria mano s' è chontento a quanto di sopra è scritto.«[26] In den Verträgen konnte also die Bestimmung, ein Künstler habe das Werk »propria manu« auszuführen, zusammen mit der Versicherung erscheinen, man unterzeichne das Dokument »propria manu«. Filarete wenigstens hat beide Sphären, die terminologisch aufeinander verwiesen, dann auch explizit miteinander verbunden. Für ihn hat der persönliche künstlerische Stil den gleichen Authentizitätsgrad wie die persönliche Schrift eines Schreibers. Die Funktion der Unterschrift »propria manu« als Beglaubigungsmittel im Rechtsverkehr mag Pietro da Milano dazu verleitet haben, anzunehmen, den Richtern ein plausibles Argument vorzutragen mit der Behauptung, die Gemälde eines Malers, zumal eines »sollemnis magister«, eines berühmten Meisters, erkenne man sogleich an seiner persönlichen ›Handschrift‹.[27]

II.

Der Prozeß aus dem Jahre 1457 in Padua, dem wir offensichtlich die früheste nachantike Fassung der Lehre vom künstlerischen Individualstil verdanken, hat diese Lehre sogleich auch in einer bestimmten Richtung auf ihre Tragweite hin überprüft. Denn die Klägerin wollte von den Richtern nicht nur geklärt haben, für welche Partien des Freskoprogramms Mantegna eine Autorschaft beanspruchen konnte. Vielmehr wollte sie auch geklärt haben, ob er seine Arbeit vertragsgemäß erfüllt habe, nachdem er sich eine fast unglaubliche Freiheit genommen hatte: Auf dem Fresko in der Apsis hinter dem Altar der Kapelle, das die Himmelfahrt Mariä darstellte, hatte Mantegna nur acht statt zwölf Apostel zum Abschied der Madonna bereitgestellt (vgl. Abb. 2).

Zu diesem Klagepunkt bestellt das Gericht zwei Sachverständige, einmal wiederum Pietro da Milano, sodann aber auch den Maler Giovanni Storlato. Wieder macht Pietro da Milano eine kühne, theoretisch brisante Aussage: »Er antwortete, daß von allen gesagt werde, die Zahl der Apostel unseres Herrn Jesus Christus sei zwölf gewesen ... Auf Nachfrage antwortete der Zeuge, daß nach seiner Ansicht nicht gut alle zwölf Apostel in ganzer Figur hätten gemalt werden können, einmal wegen der Enge des Platzes und zum andern, weil besagte Figuren mit großer Kunst gemacht worden seien (cum magna arte facte sunt). Es sei zwar wahr, daß hinter den Rücken jener Figuren noch die Gesichter weiterer Apostel hätten gemalt werden können, doch nach dem Urteil des Zeugen würden sie nach Maßgabe der Perspektivkunst nicht würdig ausgesehen haben ... Nochmals befragt, sagte der Zeuge, daß Meister Andrea um der acht ausgezeichneten und mit guten Gebärden versehenen Figuren willen so viel verdient habe, als wie wenn er zwölf nicht volle Figuren gemalt hätte.«[28]

In dieser Aussage treibt Pietro da Milano die Auffassung von einem persönlichen Stilwillen zu der Konsequenz weiter, daß das subjektive ästhetische Formziel einen Vorrang vor überlieferten, biblisch sanktionierten, inhaltlichen Vorgaben beanspruchen kann. Pietro bestätigt zunächst, daß es überlieferungsgemäß richtig ist, daß Christus zwölf Apostel gehabt habe. Die Frage, ob dann nicht auch alle zwölf Apostel hätten gemalt werden müssen, verneint der Zeuge aus einem doppelten Grund: Der verfügbare Wandabschnitt hinter dem Altar sei zu eng, um alle Apostel in ganzer Figur unterbringen zu können, und die Figuren der Apostel seien von Mantegna »cum magna arte« gemacht worden. Dieser zweite Grund war klärungsbedürftig, denn ebenso hätte die ›große Kunst‹ darin bestehen können, auf engem Raum dennoch zwölf Apostel unterzubringen; daß das ästhetische Prädikat, das den Apostelfiguren zugesprochen wird, den kanonischen Aussagewert der Zwölfzahl, mit der sie die zwölf Stämme Israels vertraten, außer Kraft setzte, war doch eher ein Mangel als eine Tugend. Deshalb fragen die Richter, ob denn nicht hinter dem Rücken der ganzfigurigen Apostel noch wenigstens die Gesichter aller übrigen Apostel hätten dargestellt werden können. Denn so hatten sie es auf zahlreichen Gemälden des Trecento gesehen, in Padua etwa auf Altären und Fresken des Guariento, wo durch Hintereinanderstaffelung von Gesichtern ganze himmlische Heerscharen auf engem Raume untergebracht sein konnten. Pietro da Milano bestätigt, daß dies technisch wohl möglich gewesen wäre, daß die Apostel dann jedoch nach den Gesetzen der Perspektive nicht mehr würdig dagestanden hätten: »attenta arte prospective non condigne stetissent«. Die »arte prospective« erscheint hier als eine ästhetische Norm, als Würdemaßstab, vor dem ikonographische Traditionen zurücktreten müssen. Das Primat der künstlerischen Erwägung gegenüber aller didaktischen und dogmatischen Vorgegebenheit wird in der Schlußaussage dahingehend zugespitzt, daß dem Maler zugebilligt wird, durch qualitative ästhetische Leistungen quantitative Vorgaben des historischen Themas zu kompensieren. Das ästhetische Gestaltungs- und Wirkungsziel darf hiernach das kirchliche, inhaltliche Lehrziel überblenden; das subjektive Formbedürfnis darf sich auch gegen dogmatische Vorlagen realisieren.

Die Position, die dieser Apologie künstlerischer Gestaltungsfreiheit entgegenstand, vertritt kurz und bündig der Zeuge Giovanni Storlato:

»Nach dem Urteil dieses Zeugen hätten die Figuren der zwölf Apostel gemalt werden können. Sie müßten dann jedoch von kleinerer Statur sein als sie es jetzt sind. Es sei allerdings wahr, daß, wenn er die Figuren so groß haben wolle, wie sie jetzt sind, man nicht mehr davon machen könne.«[29] In dieser Stellungnahme ist die ästhetische Form eine abhängige Variable des Inhalts. Die thematische Vorgabe ist bindend: Wenn man zwölf Apostel zu malen hat und der verfügbare Platz eng ist, dann muß man die Figuren kleiner machen, damit sie alle unterkommen. Storlato konzediert, daß im gegebenen Fall nur acht Apostel gebracht werden konnten, sofern man deren Figuren in der gegebenen Größe wünschte. Er mag bemerkt haben, daß der Stellenwert dieser Assunta in der Geschichte der Ikonographie der Himmelfahrt Mariens darin bestand, daß zum ersten Mal »das ekstatische *Aufschweben* Mariens und das bestürzte *Verlassen-Sein* der Apostel *gleichwertig* dargestellt und im Ausdruck dramatisch gesteigert« sind[30], daß also Mantegna die Apostelgröße brauchte um einer Sinngestalt willen, die Himmel und Erde auseinandertreibt. Die verabschiedete Transzendenz verselbständigt sich zu einer überirdischen Sphäre eigenen Wirklichkeitsgrades, und als Folge entrückter Göttlichkeit ergibt sich eine neue irdische Perspektive, in der die Menschen sich selbst, ihren eigenen Fähigkeiten überlassen sind: Während Maria sich mit ekstatischem Blick dem Himmel zuwendet, der von dem rahmenden Triumphbogen überdeckt wird, regt sich unter den gleichgroßen Apostelfiguren eine Art von »sensus communis«, in dem sie die entstandene Leere immanent, durch Umklammerungs-, Umarmungs- und Gesprächsgesten, die Pietro da Milano hervorhebt, ausfüllen und neu einrichten. Zur Herausarbeitung dieser doppelten Perspektive, der himmlisch-idealen und der irdisch-realen, brauchte Mantegna die Apostel auf Erden in gleicher Größe wie Maria im Himmel, und brauchte er die Untersicht, durch welche die Apostel ihren eigenen abgewinkelten Raum gewinnen. Die ästhetischen Ziele, die Pietro da Milano geltend macht, verfolgen zugleich ein Aussageziel, durch das sich der Künstler das dogmatische Material persönlich angeeignet hat und um dessentwillen er kanonisierte Daten opfern kann.

Das Paduaner Gericht, dessen Urteil uns leider nicht mehr überliefert ist[31], hatte über einen fundamentalen Konflikt zu entscheiden, der sich mit der Entfaltung des neuzeitlichen Form- und Künstlerbewußtseins notwendig ergeben mußte. Als Konsequenz des Individualstils, der die persönliche Identität im Kunstwerk als eine positive Qualität offenlegt, ergab sich das Problem, inwieweit das subjektive künstlerische Äußerungsbedürfnis die objektiven, gesellschaftlich und institutionell abgesicherten Traditions- und Repräsentationsbestände verwandeln, angreifen oder überschlagen durfte. Wir sind gewohnt, die Geschichte des Renaissancestils als eine Siegesgeschichte zu sehen; der Paduaner Prozeß, bei dem sich ein emanzipiertes und ein traditionelles Kunstbewußtsein gegenüberstehen, legt die Leidensspuren frei, die den stilgeschichtlichen Entwicklungsgang begleitet haben.[32]

Die Kunsttheorie hatte das Problem, das 1457 in den Paduaner Gerichtsverhandlungen aufgebrochen war, noch nicht thematisiert. Cennini, wiewohl er zwischendurch für die erfindende Phantasie eine Lanze bricht[33], bietet im übrigen in seinem Malereitraktat nur Anweisungen, wie man den Erfordernissen handwerklicher Gediegenheit am besten gerecht werden kann. Ghiberti sieht die Pioniere des neuen Stils, die er dem Geschichtsschema von der Wiedergeburt (rinascità) nach dunklem Schlaf zuordnet, nirgends in einem Konflikt mit retardierenden Kräften. Das Schicksal des Goldschmieds Gusmin, den er klagend als Eremit in die Berge sich zurückziehen läßt, ergab sich aus dem Unverständnis gegenüber kriegerischen Notwendigkeiten, die zur Einschmelzung seiner Arbeiten geführt hatten; lediglich in dem Bericht über den bildzauberischen Aberglauben, der in Siena zur Zerstörung einer zuvor gefundenen und unter Jubel aufgerichteten antiken Venusstatue führte, läßt Ghiberti eine Distanz zu dem Kunstverständnis eines »ignorante vulgo« erkennen, wie sie seit dem Trecento wieder in Mode gekommen war. Im übrigen hat er wohl übertrieben, wenn er behauptet, die Paradiesestür sei ganz seiner eigenen Schöpferkraft anvertraut worden.[34]

Bei Alberti kann man auf ein entsprechendes Problembewußtsein schließen, wenn man seine Lehre von der Angemessenheit als einen Vorschlag zur Lösung der anstehenden Antinomie gelten lassen will. Sein Bestreben ist es, die neuen Formerrungenschaften, welche die perspektivische Konstruktion als ein angemessenes Organisationsprinzip der Bildwirklichkeit etabliert hatten, mit den inhaltlichen Bedingungen des Historienbildes in Einklang zu bringen. Wie die Perspektive eine mathematisch proportionierte Plazierung der Figuren im Bildraume ermöglicht, so soll bildnerische Konsequenz das Thema einer Historie bis in die letzten Winkel logisch entfalten, so »daß jedes Glied seinem Zweck und Auftrag nachkomme« und »auch noch im kleinsten Partikelchen seiner Schuldigkeit entspreche«. Bei einem Toten muß »bis zu den Fingerspitzen hin« jedes Glied tot sein; ein Ganymed soll nicht die Schenkel eines Lastträgers haben und es wäre unzukömmlich, Venus mit einer Kutte zu bekleiden.[35] Wenn Alberti seinen rigorosen Funktionalismus wirklich ernst gemeint hat, und nicht nur der Malerei mit der Perspektive eine aufwertende wissenschaftliche Scheingrundlage und mit der Konvenienzlehre eine rhetorische und poetologische Weihe bescheren wollte[36], dann hätte er als Zeuge im Paduaner Prozeß nicht zu den Fürsprechern Mantegnas gehört, sondern würde er unerbittlich auf der Gegenwart von zwölf Aposteln bei der Himmelfahrt Mariens bestanden haben müssen.

Während die Kunsttheorie das Problem, das sich den Prozeßbeteiligten gestellt hatte, nicht als ein Grundsatzproblem begreift, und der Künstler auf die zufällige Aufnahmebereitschaft des Marktes oder eines Mäzens angewiesen blieb[37], spielt der Umfang ästhetischer Lizenzen in den Werkverträgen, die mit Künstlern abgeschlossen wurden, eine gewisse Rolle. Man kann die zunehmend detaillierten inhaltlichen und ästhetischen Vorgaben in diesen Verträgen als einen Versuch deuten, den Ausbruch jenes Konfliktes von vornherein zu unterbinden. Die Bestimmungen ergeben eine Art Sicherungsnetz gegen eine allzu freie Entfaltung künstlerischer Phantasie. Nicht selten wird diese auf fremde Muster verwiesen: Im Vertrag mit Antonio Vivarini und Giovanni d'Allemagna von 1448 war festgelegt worden, der Eingangsbogen zur Kapelle solle »ad instar capelle maioris« und die Gewölbe sollten bemalt werden »secundum quod factum fuit in capella baptisterii«. Man hatte also den Wunsch, daß die Fresken sich an die trecenteske Manier der Guariento und Giusto de' Menabuoi hielten.[38] Benozzo Gozzoli wird 1461 auferlegt, die Madonna mit Heiligen »in der Art und Weise und mit solchen Verzierungen zu malen, daß sie eine Ähnlichkeit mit dem Hochaltarbild von San Marco (von Fra Angelico) haben«.[39] Es können auch vorangegangene Werke desselben Künstlers als Bezugsleistungen genannt werden. So hatte sich 1455 Neri di Bicci verpflichtet, ein Altarwerk zu machen und »es so gut zu zieren und zu kolorieren wie jenes, das ich für Carlo Benizi in Santa Felicità gemalt habe«. In solchen Bestimmungen wird das Bestreben der Besteller danach sichtbar, sich an überlieferte und öffentlich approbierte Muster zu halten. Neri di Bicci († 1491) hat in der Blütezeit Florentiner Frührenaissance zahlreiche Verträge abgeschlossen, deren (Polyptychon-)Form und Stil er »al' anticha«, also in trecentesker oder byzantinisierender Manier, zu halten verspricht.[40] Solcher rückbezüglicher Vermerke hätte es nicht bedurft, wenn nicht eine latente Skepsis der Besteller gegenüber den eigenwilligen Möglichkeiten des neuen Stiles bestanden hätte.

Die Zuständigkeit des künstlerischen Formvermögens wird in manchen Verträgen ausdrücklich begrenzt auf dekoratives Beiwerk oder auf körperliche Lagen. Neri di Bicci läßt sich 1456 die Verteilung des Goldes und des Ultramarins genau vorschreiben und nur für die nicht erwähnten Teile zusichern, daß er darin Gold oder Silber verwenden könne »chome a me pare«.[41] 1462 darf er einen Heiligen Hieronymus »kniend oder stehend, wie es mir gut scheint«, 1473 einen Johannes »entweder kniend oder stehend, wie es mir am besten erscheint«, malen. Pinturicchio verpflichtet sich 1495 die Muttergottes mit dem Kind »in der Weise zu malen, wie es ihm am besten erscheint«, und im Speisesaal des Rathauses zu Perugia darf 1493 Giannicola die Bildnisse der Prioren »aufrecht oder kniend geben, so wie es geht und es dem Meister am besten erscheint«.[42] Aufschlußreich ist, daß Cennini um 1400, wo er in seinem Traktat emphatisch die Freiheit des Malers mit derjenigen des Dichters vergleicht, jene Körperstellungen erwähnt, wie sie dann in den Verträgen als Lizenzraum zugestanden werden: »Den Dichter macht seine Wissenschaft würdig und frei, zusammenzusetzen und zu verknüpfen, so wie er es will oder nicht will, nach seinem Willen (come gli piace, secondo sua volontà). Ähnlich ist dem Maler die Freiheit gegeben (dato è libertà), eine Figur aufrecht oder sitzend zu geben, oder halb Mensch, halb Pferd, so wie es ihm gefällt, gemäß seiner Phantasie (sî come gli piace, secondo sua fantasia).«[43] Während die Lizenz zu tierischen Drôlerien eine literarische antihorazische Erinnerung ist, scheint die Freiheit, Figuren sitzend, stehend oder liegend zu geben, noch auf lange Zeit hin den realen Spielraum künstlerischer Phantasie zu definieren. Noch 1507 mußte Michael Wohlgemut sich vertraglich eine ästhetische Kontrolle durch den Besteller gefallen lassen: »wo aber die tavel an einem oder mer Orten ungestalt wurd, das soll er so lang endern und pussen (pessern?) bis die nach der bestendigen Besichtigung von beeden tailen darzu verordnet wolgestalt erkannt wurd, wo aber die tavel dermaßen so großen ungestalt gewinn der nit zu endern were. So soll er soliche Taveln selbst behalten.«[44] Je weniger die Besteller von den Künstlern konventionelle Standards, die Reproduktion gültiger Schemata erwarten konnten; je mehr sie mit subjektiven Gestaltungsabsichten der Künstler rechnen mußten, desto stärker scheinen sie darum besorgt gewesen zu sein, den künstlerischen Prozeß zu steuern und zu kontrollieren.

Während die Kunsttheorie die praktischen Schwierigkeiten ignoriert, durch eine wachsende Vergeistigung kompensiert, in der gegenreformatorischen Traktatliteratur durch Anweisungen und Vorschriften eli-

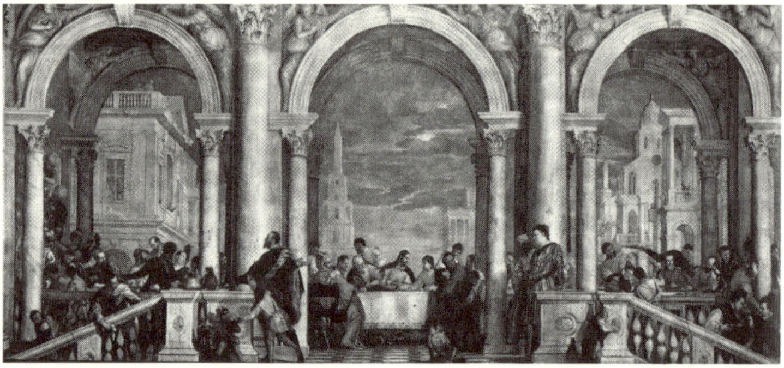

3 Paolo Veronese, Das Abendmahl, 1573, Fresko, Venedig, Galleria dell' Accademia

miniert, tauchen im künstlerischen Alltag jene Problemsituationen, wie sie im Prozeß von 1457 zutage getreten waren, immer wieder auf. Bei den Künstlern zeitigen sie zuweilen Reaktionen, die der ästhetischen Form einen unabhängigen Status gegenüber den auftragsbedingten Inhalten zubilligen. Nach Pietro Bembo hat Giovanni Bellini 1505 gegenüber einem Bildwunsch Isabella d'Estes geltend gemacht, daß »der Einfall zu seiner Phantasie passen« müsse, da er »nach Gutdünken in seinen Gemälden umherzuschweifen pflege«.[45] Vielleicht liegt eine authentische Überlieferung zugrunde, wenn Vasari, der für alles, was ein Künstler »per suo piacere« machte, sensibel war[46], dem Pinturicchio die Äußerung in den Mund legen konnte, daß »das Wichtigste, was ein Maler seinen Gestalten mitzugeben vermag, darin besteht, daß sie für sich gut sind und ohne Rücksicht darauf entstanden sind, ob sie einem Fürsten gefallen«.[47] Die nachtridentinische Traktatliteratur der Theologen hat die Unterscheidung zwischen dem Interesse des Künstlers als einem Forminteresse und dem Interesse der Kirche als einem Inhaltsinteresse scharf herausgearbeitet. Paolo Veronese, der sich diesem Widerstreit auch vor Gericht ausgesetzt sah, hat jenes Interesse 1573 wendig vertreten. Das Protokoll des Inquisitionsgerichts, vor das er wegen seines Abendmahlbildes im Refektorium der Mönche von San Giovanni e Paolo zitiert worden war (Abb. 3), hält den Dialog fest:

»›Paolo, was bedeutet die Figur jenes Dieners, dem Blut aus der Nase läuft?‹ Er antwortete: ›Ich habe das bei einem Diener getan, weil ihm durch irgendein Vorkommnis Blut aus der Nase gekommen sein kann.‹ – Ihm wird die Frage gestellt: ›Was bedeuten jene bewaffneten, deutsch gekleideten, Hellebarden tragenden Figuren?‹ Er antwortet: ›Es ist notwendig, daß ich hierzu zwanzig Worte sage.‹ Ihm wird bedeutet, er möge sie sagen. Er spricht: ›Wir Maler haben, nehmen[48] uns die Erlaubnis (licentia), die sich auch die Dichter und die Hofnarren nehmen. Ich habe jene beiden Hellebardiere gemalt, einen, der trinkt, einen anderen, der ißt. Sie stehen bei einer toten Treppe, wo sie zu irgendeinem Dienst bereitstehen, was mir angemessen schien, da der Herr des Hauses, so wie mir gesagt wurde, groß und reich war, so daß er solche Diener gehabt haben könnte.‹ Man fragt ihn: ›Jener Narr mit dem Papagei auf der Faust, zu welchem Zweck habt Ihr ihn auf diesem Bild gemalt?‹ Er antwortet: ›Zur Zierde (ornamento), wie man es macht‹ ... Man fragt ihn: ›Ist Euch von irgendeiner Person aufgetragen worden, Ihr solltet in jenes Bild Deutsche, Narren und Ähnliches darstellen?‹ Er antwortet: ›Mein Herr, nein. Aber der Auftrag lautete, ich solle das Bild ausschmücken, wie es mir gut schiene (secondo mi parese). Das Bild ist groß und konnte viele Figuren nach meinem Gutdünken aufnehmen.‹ Man sagt ihm: ›Wenn die Schmuckformen (ornamenti), die ihr Maler den Bildern beizugeben pflegt, verlangt werden: Ist es nicht üblich, daß sie dann zum Thema passend und den Hauptfiguren angemessen gemacht werden, oder ist es vielleicht üblich, daß ihr sie dann nach Belieben, so wie es euch die Phantasie eingibt, ohne irgendein Nachdenken und ohne Urteilsvermögen, macht?‹ Er antwortet: ›Ich mache die Gemälde mit jenen Erwägungen, die mir angemessen erscheinen, und die mein Verstand verstehen kann.‹«[49]

Veronese hatte den traditionellen Spielraum, den die Verträge dem Künstler zu geben pflegten, so extensiv ausgenutzt, daß sein Bild dem Vorwurf ausgesetzt war, in die Nähe deutscher reformatorischer Bildpropaganda zu rücken.[50] Wie Mantegna 1457 die ästhetischen Notwendigkeiten der »arte prospective« für den Verzicht auf vier Apostel verantwortlich macht, so beruft sich Veronese 1573 auf die Notwendigkeiten eines flächenfüllenden »ornamento« für die Gegenwart von Narren, Landsknechten und blutenden Dienern beim Heiligen Abendmahl. In beiden Fällen ist der persönliche künstlerische Gestaltungswille gegen den »Zwang der ikonographischen Tradition« angetreten. Rubens wird dann 1608 den Marientod des Caravaggio, den die Unbeschuhten Karmeliter abgewiesen hatten, weiter empfehlen mit den Worten: »Das Bild ist in nichts dadurch diskrediert, daß die Mönche, für die es bestimmt war, es abgelehnt haben.«[51] Es ist kaum denkbar, daß eine Kunsttheorie damals mit solchen Postulaten an die Öffentlichkeit getreten wäre.

In der kunsttheoretischen Traktatliteratur seit der Renaissance entfaltet sich Theorie unter der Voraussetzung, daß die realen Widerstände und Widersprüche schon gelöst oder lösbar sind. Diese abgehobene Ausgangssituation öffnet der Spekulation neue Horizonte und führt schließlich dazu, daß die Kunst aus der Ebene der Handarbeit herausgeführt und als geistige Objektivation begriffen wird. Diesseits dieser theoretischen Arbeit jedoch, in praktischen Situationen, haben sich immer wieder kunsttheoretische Argumente ergeben, die mehr sind als nur herabgesunkene Theoriestücke. Unter dem Druck realer Umstände können Argumente ins Spiel kommen, die in den ausgeführten Theorien ausgespart blieben. Wo diese voraussetzungslos Lösungen entwickeln können, schleppt das situationsbedingte Theorem die Widerständigkeit der Praxis mit sich. Wo die Theorien sich unbehelligt zu Systemen abschließen, zeigen die aus wirklicher Not geborenen Theoreme an, was in der Praxis noch unbewältigt ist.

Anmerkungen

1 So beispielsweise Julius Schlosser: Die Kunstliteratur, Wien 1924, S. 50. – Erwin Panofsky: Idea, 2. Aufl. Berlin 1960, S. 26. – Anthony Blunt: Artistic Theory in Italy 1450–1600, 3. Aufl. Oxford 1975, S. 48ff. – Paul Oskar Kristeller: The Modern System of the Arts, in: P. O. Kristeller: Renaissance Thought and the Arts, 2. Aufl. Princeton 1980, S. 181f. – Ernst H. Gombrich: Botticelli's Mythologies, in: Ernst H. Gombrich: Symbolic Images, 2. Aufl. London 1975, S. 76. – Rudolf Wittkower: The Artist and the Liberal Arts, in: Eidos, Nr. 1, 1950, S. 11–17.

2 Die Vorgänge sind erstmals 1928 von Rigoni dokumentiert worden; der wichtige Aufsatz wieder abgedruckt in: Erice Rigoni: L'Arte Rinascimentale in Padova, Padua 1970, S. 1–23. Dazu auch im gleichen Band S. 25–46 der Aufsatz über Nicolò Pizolo. – Der Vertrag über die Freskoausstattung bei Vittorio Lazzarini/Andrea Moschetti: Documenti relativi alla pittura padovana del secolo XV, in: Nuovo Archivio Veneto, N. F. 15, 1908, Doc. XCVI, S. 83f.

3 Neben Pietro da Milano waren Giovanni Storlato und Francesco Squarcione, der Lehrer Mantegnas, Mitglieder der Kommission gewesen, vgl. Rigoni (s. Anm. 2), S. 7.

4 »Interrogatus super Quinto capitulo prime module, precedentibus omissis de voluntate producentis Respondit se tantum scire videlicet; quod modo potest esse unus mensis vel circa quod magister Andreas, de quo in capitulo conduxit ipsum testem ad capellam domine Jmperatricis; et ostendit jpsi testi tam partem tangentem jpsi magistro Nicolao parvulo, quam tangentem jpsi magistro Andree, que partes in totum erant complete; Et etiam ei testi dixit dictus magister Andreas, quod compleverat certa opera, que remanserant jmperfecta per mortem dicti magistri Nicolai, que opera nunc sunt perfecta pro ut ipse testis vidit, Sed an essent completa per ipsum magistrum Andream vel non, dixit se aliter nescire, nisi pro ut ei dixit magister Andreas.

Jnterrogatus super primo capitulo Secunde module Respondit se tantum scire videlicet quod Jpse testis vidit hystorias tam ascensionis beate marie Virginis, que est de retro palam altaris, et etiam hystoriam sancti Jacobi que quidem hystorie complete sunt honorifice et condigne, Et pro ut Jpse testis percepit ex dictis picturis, dicte hystorie et picture sunt manu magistri Andree. Et dixit se scire eo quia jpse testis bene cognoscit picturas manu dicti magistri Andree, non tamen vidit jpse testis illas dipingere, sed tamen ex longa pratica, quam habet in ea arte pingendi cognoscit, quod dicte picture sunt manu dicti magistri Andree, Et quia inter pictores semper cognoscitur manu cuius sit aliqua pictura, maxime quando est manu alicuius sollemnis magistri.« Rigoni (s. Anm. 2), Doc. VIII, S. 21f.

5 Cennino Cennini: Il libro dell' Arte, Florenz 1943, Kap. XXVII, S. 34. Der Zusatz: »perché la mano (lo intelletto tuo essendo sempre uso di pigliare fiori) mal saprebbe tòrre spina«, verweist darauf, daß Cennini auch hier sich der Poetiken bedient hat, wo die Stilwahl gerne mit dem Bild der Biene, die aus Blumen Honig sammelt, erläutert wird. Vgl. G. W. Pigman III: Versions of Imitation in the Renaissance, in: Renaissance Quarterly 33, 1980, S. 4ff. – Über die Signatur als Werkstatt- (nicht als Individualitäts-) Zeichen im Trecento vgl. John White: Art and Architecture in Italy 1250–1400, Harmondsworth 1966, S. 204, 223f.

6 Um 1450 hatten bereits Humanisten wie Ulisse Alleotti, Filippo Nuvolini, Felici Feliciano, Janus Pannonius den jungen Mantegna besungen. Abgedruckt bei Paul Kristeller: Andrea Mantegna, Berlin/Leipzig 1902, S. 489f.

7 Vgl. Pigman (s. Anm. 5) – Heinrich Lausberg: Handbuch der literarischen Rhetorik, München 1960, Bd. 1, S. 45–46. – Die loci classici verarbeitet bei Baldassare Castiglione: Il Libro del Cortigiano, hrsg. v. Ettore Bonora, Mailand 1972, Kap. XXXVII, S. 76–79. – Zu Petrarca vgl. Edgar Zilsel: Die Entstehung des Geniebegriffes, Tübingen 1926, S. 212.

8 So Angelo Decembrio in seiner »Politia Litteraria« um 1450. Vgl. Michael Baxandall: A Dialogue on Art from the Court of Leonello d'Este, in: The Journal of the Warburg and Courtauld Institutes 26, 1963, S. 325.

9 P. Plinii Secundi Naturalis Historiae Libri XXXVII, Liber XXXV, hrsg. v. Roderich König, München 1978, § 81–83, S. 65f. Dazu Verena L. Brüschweiler-Mooser: Ausgewählte Künstleranekdoten. Eine Quellenuntersuchung, Diss. Zürich 1973, S. 90–98.

10 Leon Battista Alberti: De Pictura, in: L. B. Alberti: Opere volgare, hrsg. v. Cecil Grayson, Bd. 3, Bari 1973, Buch II, S. 55. Die Übersetzung nach Hubert Janitschek: Leone Battista Albertis Kleinere Kunsttheoretische Schriften, Wien 1877, S. 100. Albertis Formulierung »ut e fiat lineis quam tenuissimis atque admodum visum fugientibus« greift die Formulierung des Plinius auf, der berichtet, daß man die Tafel in Rhodos aufbewahrte, »nihil aliud continentem quam lineas visum effugientes«. Eine offensichtliche Anspielung auf die Wendung bei Plinius scheint vorzuliegen bei Tizio: Storia senese, der eine Madonna mit Heiligen von Gentile da Fabriano in Siena erwähnt und darauf zwei Engel sieht »con un colore così trasparente e tenue e con una linea di contorno così delicata in giallo di Siena, che se qualcuno non osservasse con acutissimo sguardo anche le cose apertamente rappresentate, non potrebbe afferrarli« (Luigi Grassi: Tutta la Pittura di Gentile da Fabriano, Mailand 1953, S. 72). Ich halte es auch für möglich, daß Mantegna, wo er in der Dedikationstafel der Camera degli Sposi dem Ludovico Gonzaga sein »opus tenue« darbietet, sich in Apellesnähe rücken will.

11 Julius von Schlosser: Lorenzo Ghibertis Denkwürdigkeiten (I Commentari), Berlin 1912, Bd. 1, S. 24–25. Ghiberti benutzt im übrigen oft die Wendung »di sua mano« bei Erwähnung fremder oder eigener Werke: Von Giotto »una tauola perfetissima di sua mano« (S. 36) und eine Zeichnung »di sua mano« (S. 73); von Cavallini Evangelisten »di sua mano« oder »tutta di sua mano« (S. 39); von sich selbst: »produssi di mia mano ancora la statua di sancto Matteo« (S. 47) oder die Oculifenster im Dom »disegnati di mia mano« (S. 51). Eine moralisierende Fixierung auf die Künstlerhand tritt bei Cennini (s. Anm. 5), Kap. XXIX, S. 35 zu Tage, wo er einen maßvollen Lebenswandel, ein Vermeiden schwerer Arbeit empfiehlt, »cose che sono contrarie alla mano, da darle cagione di gravarla«; dagegen werde die Hand zu leicht, so daß sie »wie ein Blatt im Wind flattert«, wenn sich der Maler allzusehr mit Frauen abgibt.

12 Zum Wettstreit des Apelles mit Protogenes vgl. H. van de Waal: The ›Linea Summae Tenuitatis‹ of Apelles: Pliny's Phrase and its Interpreters, in: Zeitschrift für Ästhetik und Allgemeine Kunstwissenschaft 12, 1967, S. 5–32. Francesco de Hollanda: Vier Gespräche über die Malerei geführt zu Rom 1538, hrsg. v. J. de Vasconcellos, Wien 1899, S. 118. Auch wenn ein Meister sich verstellen würde, so fügt de Hollanda hinzu, würde ein Kundiger »achar algum sinal por onde conheça ser feita por mão de quem sabia«.

13 Antonio Averlino detto il Filarete: Trattato di Architettura, hrsg. v. Anna Maria Finoli und Liliana Grassi, Mailand 1972, Bd. 1, S. 27. Die Beobachtung, daß Häuser des gleichen Baumeisters immer unterschiedlich ausfallen, schon bei Thomas von Aquin; sie wird auch von Francesco di Giorgio aufgenommen, vgl. Martin Kemp: From ›Mimesis‹ to ›Fantasia‹. The Quattrocento Vocabulary of Creation, Inspiration and Genius in the Visual Arts, in: Viator 8, 1977, S. 355.

14 Schlosser (s. Anm. 1), S. 139. Vgl. zu der Stelle auch Zilsel (s. Anm. 7), S. 155.

15 Vgl. Carlo Ginzburg: Spurensicherung, in: Freibeuter 3, 1980, S. 11–14.

16 Diese negative Stellungnahme Leonardos: »perché questo è comun vizio d'e pittori, de dilettarsi e far cose simili a se« (Scritti d'arte del Cinquecento, hrsg. v. Paola Barocchi, Bd. 2, Bari 1973, S. 1274–1276), wird oft ausgeklammert, wenn Leonardo als Entdecker der künstlerischen Selbstentäußerung gefeiert wird. Vgl. die Übersicht über die Literatur und die Vorprägungen des Topos bei Robert Klein: ›Giudizio‹ et ›Gusto‹ dans la théorie de l'art au Cinquecento, in: R. Klein: La forme e l'intelligible, Paris 1970, S. 341, Anm. 1. Zur (rhetorischen) Tradition der Meinung, daß ein Künstler *nicht* die Affekte haben muß, die er malt, vgl. Michael Baxandall: Giotto and the Orators, Oxford 1971, S. 82f.

17 Vgl. Hannelore Glasser: Artists' Contracts of the Early Renaissance, Diss. Columbia University, 1965, New York/London 1977, S. 73ff. und Hans Huth: Künstler und Werkstatt der Spätgotik, 2. Aufl. Darmstadt 1967, S. 28f.; Michael Baxandall: Painting and Experience in Fifteenth Century Italy, Oxford 1972, S. 18ff.

18 Glasser (s. Anm. 17), S. 73.

19 »... e massimamente in su quelle parti che sono di piu perfezione come Capelli, ignudi, e simili«, Richard Krautheimer: Lorenzo Ghiberti, Princeton 1956, Bd. 2, Doc. 27, S. 319.

20 Glasser (s. Anm. 17), S. 75f.

21 So die Verpflichtung des Adam Krafft 1493 in Nürnberg, Huth (s. Anm. 17), Dok. X, S. 121.

22 Glasser (s. Anm. 17), S. 78.

23 Huth (s. Anm. 17), S. 102, Anm. 145.

24 Glasser (s. Anm. 17), S. 198f.

25 Glasser (s. Anm. 17), S. 77. Aus dem gleichen Grund mag sich 1507 Pinturicchio vorbehalten haben, in dem Fresko für S. Andrea zu Spelli, das ein Gehilfe nach seiner Zeichnung ausführen sollte, wenigstens die Köpfe selbst zu malen.

26 Neri di Bicci: Le Ricordanze, hrsg. v. Bruno Santi, Pisa 1976, S. 210, Nr. 417. Am 30. 4. 1464 unterschreibt ein Vater »di sua mano«, weil der Lehrling »non sa scrivere« (S. 228, Nr. 447). Übrigens durfte Mantegna, weil er noch nicht achtzehnjährig war, den Vertrag für die Ovetari-Kapelle 1448 noch nicht selbst unterschreiben; die Unterschrift leistete für ihn sein Bruder Tommaso.

27 Was nicht verhindert hat, daß die Scheidung der Hände in der Ovetari-Kapelle auch heute (nachdem der größte Teil der Fresken 1944 einem Bombenangriff zum Opfer fiel) noch sehr kontrovers und kompliziert ist. Vgl. zuletzt Lionello Puppi, in: Sergio Bettini/Lionello Puppi: La Chiesa degli Eremitani di Padova, Vicenza 1970, S. 71–93.

28 Respondit quod apostoli dominj nostri Jesu christi pro ut ab omnibus dicitur fuerunt duodecim ... Jnterrogatus super dictis jnterrogatoriis. Respondit quod convenienter judicio ipsius testis non poterant fieri in totum figure duodecim apostolorum jntegre, attenta parvitate loci, et attento quod dicte figure cum magna arte facte sunt sed verum est quod potuissent fieri vultus aliquorum apostolorum post terga illarum figurarum, sed judicio ipsius testis attenta arte prospective non condigne stetissent. Jtem jnterrogatus super ea parte ipsarum jnterroagatoriarum que jncipit. Jtem interrogentur testes si apostoli potuissent facere etc. Respondit se aliter nescire de contentis in jpsis jnterrogatoriis quam supra testificatus est. Jnterrogatus super ultimis jnterrogatoriis dixit quod magister Andreas jta jereretur de jstis octo figuris que optime stant et cum bonis gestis, sicut de duodecim figuris non jntegris, quia non potuissent fieri duodecim figure jntegre ut supra dixit. Et aliud et aliter de contentis in dictis jnterrogatoriis dixit.« Rigoni (s. Anm. 2), Doc. VIII, S. 22.

29 «judicio ipsius testis potuissent fieri figure duodecim apostolorum, que tamen essent minoris stature quam sint ille que nunc sunt, sed re vera si voluisset facere picturas stature sicut sunt ille jbi existentes non potuissent fieri plures.«, Rigoni (s. Anm. 2), Doc. IX, S. 23.

30 Else Staedel: Ikonographie der Himmelfahrt Mariens, Straßburg 1935, S. 118f. – Über den Stand der Diskussion um die Restaurierung des Freskos im 19. Jahrhundert, die nach Fiocco die Distanz zwischen Maria und den Aposteln betrifft, sowie um die Zuschreibung des Entwurfs an Pizolo, den Mantegna zu Ende geführt hätte, vgl. zuletzt den Katalog »Da Giotto al Mantegna«, Padua 1974, Nr. 82.

31 Aus der Tatsache, daß noch heute acht Apostel vorhanden sind, darf man schließen, daß Mantegna in diesem Punkt unbehelligt blieb.

32 Dies eine grundlegende Einsicht von Aby Warburg. Vgl. Martin Warnke: Der Leidschatz der Menschheit wird humaner Besitz, in: W. Hofmann/G. Syamken/M. Warnke: Die Menschenrechte des Auges. Über Aby Warburg, Frankfurt/M. 1980, S. 131.

33 Zu der unten ausführlich zitierten Stelle aus Cennini (s. Anm. 5), S. 20, Kap. I, vgl. Baxandall (s. Anm. 8), S. 311, wo eine spätere, entsprechende Äußerung aus Angelo Decembrio zitiert ist, und vor allem David Summers: Michelan-

gelo and the Language of Art, Princeton 1981, S. 133, besonders S. 494, Anm. 93, wo die Stelle aus der mittelalterlichen Tradition heraus erläutert wird.

34 Schlosser (s. Anm. 11), S. 48. Zweifel bei Krautheimer (s. Anm. 19), Bd. 1, S. 171.

35 Übersetzung nach Janitschek (s. Anm. 10), S. 112. Daß die Perspektive für Alberti eine Funktion der »compositio« ist, wird hervorgehoben von M. Boskovits: ›Quello ch'e dipintori oggi dicono prospettiva‹, in: Acta Historiae Artium Academiae Scientiarum Hungaricae 8, 1962, S. 249.

36 Vgl. hierzu Baxandall (s. Anm. 16), S. 129ff., sowie John R. Spencer: Ut Rhetorica Pictura, in: Journal of the Warburg and Courtauld Institutes 20, 1957, S. 40.

37 Die entsprechenden, aus der Markt- und mäzenatischen Situation sich ergebenden Stellen behandelt bei Donat de Chapeaurouge: Die Anfänge der freien Gegenstandswahl durch den Künstler, in: Schülerfestgabe für Herbert von Einem, Bonn 1965, S. 55–62. Dort fehlt das vielleicht interessanteste frühe Zeugnis aus dem Brief des Sigismondo Pandolfo Malatesta vom 7. 4. 1449 (wohl an Giovanni de' Medici), in dem er um die Zusendung eines Malers bittet: »lo voglio torre a provisione, e affadigandose per suo piacere o non, non gli mancharà la provixione mai«. Giovanni Gaye: Carteggio Inedito d'artisti, Bd. 1, Florenz 1839, S. 160, Nr. LVIII.

38 Vgl. Puppi (s. Anm. 27), S. 73.

39 Dieses und weitere Beispiele bei Glasser (s. Anm. 17), S. 16ff.

40 Neri di Bicci (s. Anm. 26), S. 25, Nr. 50; S. 33, Nr. 63; S. 69, Nr. 137; S. 106, Nr. 207; S. 122, Nr. 237 (Verweise auf eigene Bilder); S. 357, Nr. 671: »Nostra Donna dipinta alla greca anticha«; S. 33, Nr. 63; S. 69, Nr. 137: »formata e fogliata al' anticha«; S. 382, Nr. 717: Restauriert ein altes Bild »a l'uso d'ogidi«, woraus hervorgeht, daß er sich der Distanz bewußt war.

41 Neri di Bicci (s. Anm. 26), S. 56, Nr. 111.

42 Ebda., S. 187, Nr. 372; S. 413, Nr. 769. – Zu Perugino und Pinturicchio vgl. Walter Bombe: Urkunden zur Geschichte der Peruginer Malerei im 16. Jahrhundert, Leipzig 1929, S. 28, 50. Vgl. auch M. Kemp (s. Anm. 13), S. 373.

43 Cennini (s. Anm. 5), Kap. 1, S. 20. Literatur zu dieser Stelle oben in unserer Anm. 33.

44 Huth (s. Anm. 17), Dok. XIV, S. 126. Dies ist noch eine Bedingung, wie sie 1417 auch Ghiberti in Siena auf sich nehmen mußte: »Ut possint ipsam videre et examinare si placeat eis, et si habeat omnem perfectionem suam.« Krautheimer (s. Anm. 19), Bd. 2, Dok. 130, S. 395.

45 Gaye (s. Anm. 37), Bd. 2, S. 71, Nr. XXII. Dazu Chapeaurouge (s. Anm. 37), S. 50; M. Kemp (s. Anm. 13), S. 359, sowie S. 357f., wo über Isabellas Verhandlungen mit Perugino berichtet wird, weil dieser den »Sinn einer fabula ganz veränderte«.

46 Einige Stellen bei Chapeaurouge (s. Anm. 37), S. 58. Dazu bei Giorgio Vasari: Le Vite de' più eccelenti Pittori, Scultori e Architettori, hrsg. v. Gaetano Milanesi, 2. Aufl. Florenz 1906, Bd. 6, S. 280: »Già non è niuno artefice obligato a lavorare se non quando e per chi gli pare.« – Die entsprechenden Düreräußerungen zusammengestellt bei Heinz Schwarzmann: Kunst und Gemeinschaft in der Dürerzeit. Wattenscheid 1941, S. 78ff. – Am 19. 8. 1497 hatte Michelangelo seinem Vater geschrieben: »io mi sto da me, e fo una figura per mio piacere« (Le Lettere di Michelangelo Buonarrotti, hrsg. v. Gaetano Milanesi, Florenz 1875, S. 4). Zu berücksichtigen ist bei all diesen Nachrichten, daß man eine Ars liberalis aus freien

Stücken betrieb, die Künstler also sich auch darin ihr angleichen wollten: »Ma liberale si può dire la pittura ... come quella a chi è concessa libertà di formar ciò che le piace« (Paolo Pino: Dialogo di Pittura (1548), in: Trattati d'Arte del Cinquecento (s. Anm. 16), Bd. 1, Bari 1960, S. 107.

47 Vasari (s. Anm. 46), Bd. III, S. 501f.

48 Im Protokoll ist »hauemo« gestrichen und, so als habe Veronese sich korrigieren wollen, »pigliamo« an die Stelle gesetzt.

49 Der vollständige Text bei Philipp Fehl: Veronese and the Inquisition, in: Gazette des Beaux-Arts 58, 1961, S. 349–351. Fehls Auffassung, das Bild als ganz normales Abendmahlbild anzusehen, erscheint mir wenig plausibel und reproduziert die Situation der Richter, wie Jacob Burckhardt sie für das Ende der Verhandlung angenommen hat: »Seine Richter mußten annehmen, er verstehe wirklich nicht, was man ihm vorstelle und begnügten sich mit einigen Änderungen« (Werner Kaegi: Jacob Burckhardt, Bd. VI/2, Basel/Stuttgart 1977, S. 646f.). – Zu dem Veronese-Prozeß vgl. auch Emerich Schaffran: Der Inquisitionsprozeß gegen Paolo Veronese, in: Archiv für Kulturgeschichte 42, 1960, S. 178–193.

50 »Non sapete Uoi, che in Alemagna et altri lochi infetti di heresia sogliano con le pitture diuerse et piene di scurrilita et simili inuentioni diligare, uituperar, et far scherno delle cose della Santa Chiesa Catholica per insegnar mala dottrina alle genti Idiote et ignoranti.« Fehl (s. Anm. 49), S. 351.

51 Vgl. Martin Warnke: Kommentare zu Rubens, Berlin 1965, S. 94, Anm. 157 mit anderen Beispielen. – In wenigen Seiten hat Max J. Friedländer: Über den Zwang der ikonographischen Tradition in der Vlämischen Kunst, in: Art Quarterly I, 1938, S. 19–22 das Problem treffend skizziert.

Italienische Bildtabernakel bis zum Frühbarock

I.

»Einsatzbilder« pflegt eine Gruppe von Gemälden genannt zu werden, denen das äußerliche Merkmal gemeinsam ist, daß in ein größeres, umfassendes Bild ein kleineres, materiell selbständiges eingelassen ist.[1] Wenn aber der kunstwissenschaftliche Gattungsbegriff das Kunstwerk in seiner praktischen Funktion, als einen Gebrauchsgegenstand bestimmen soll, dann verfehlt der Name »Einsatzbild« diese Aufgabe. Er verweist nicht darauf, welches besondere Bedürfnis es war, das den Künstlern etwa bei der Neueinrichtung eines Altares jene Bildkonstellation anwies, sondern beschreibt sie als eine technische Konstruktion, die auch noch in der Praxis der Montagekunst herstellbar wäre. Er zwingt jenen sakralen Bildträgern, welche quantitativ und qualitativ die Gattung erst konstituieren, eine Verwandtschaft mit heterogenen künstlerischen Produkten auf – wie mit dem Atelierbild des Adam Friedrich Oeser, das sich mit einem eingesetzten Elsheimermedaillon ziert.[2] Auch sprachlich bleibt mit »Einsatzbild« besser das eingesetzte Bild bezeichnet, während das umfassende Bild »Rahmengemälde« heiße.[3] Ein die Bildverhältnisse als Ganzes bestimmender Begriff, der auch die gottesdienstliche Funktion berücksichtigte, bliebe zu finden.

Ältere italienische Guiden und ein heute noch anzutreffender Sprachgebrauch nennen das Altarbild, das als Träger eines wundertätigen oder besonders verehrten und eigens ausgegrenzten Bildes fungiert, in fast verwischender Einfachheit »tabernáculo«[4]. Das Altarbild jedoch, das in sich ein Gnadenbild aufgenommen hat, übernimmt in der Tat in mannigfacher Hinsicht die Funktion eines Tabernakels. Schon in der Vorgeschichte des christlichen Altarretabels waren Bild und Tabernakel eng zusammengerückt. Lukasbilder und Marienikonen, welche den Charakter einer Reliquie erreicht hatten, erschienen seit dem 13. Jahrhundert auch in Tabernakeln untergebracht, an denen schließbare Türen auch gelegentliche Schaustellungen ermöglichten. In einer Zeichnung der Biblioteca Vallicelliana zu Rom ist eine solche »Imago Virginis Mariae cum tabernaculo« überliefert.[5]

Noch in einem anderen Sinne gehen Altarbild und Tabernakel eine Verbindung ein. Während des 15. Jahrhunderts erscheinen nicht selten die sogenannten Sakramentsretabel, Altarbilder, die zugleich als Rahmen für Sakramentstabernakel dienen. Ein umbrisches Beispiel aus San Lorenzo in Spoleto zeigt diese Doppelfunktion eines Rahmenbildes, zugleich Sakramentsretabel und repräsentatives Altarbild zu sein, auch in der ikonographischen Disposition (Abb. 4). Neri di Bicci hat in der Toskana zweimal ein Sakramentsretabel geliefert. Das Triptychon in San Leonardo zu Arcetri umrahmt ein marmornes Sakramentstabernakel, während dasjenige in San Felice zu Florenz einen zu einer Nische zurückgestuften Mittelteil zeigt, in den das vergoldete Holztabernakel eingefügt ist.[6] Trotz der Übermacht der weit bedeutenderen skulpierten Sakramentstabernakel erhält sich das Sakramentretabel zäh am Leben. Noch 1583 liefert Francesco da Santacroce nach Hvar in Dalmatien ein aufwendiges, mehrstöckiges Altarwerk, in das auch eine Tür zur Aufbewahrung des Sakraments eingebaut ist.[7]

Da der Reliquien- und Sakramentskult auch theologisch verwandt sind[8], macht es bei der Ausstattung eines Tabernakels formal und ikonographisch kaum einen Unterschied, ob dieses das Sakrament oder eine Reliquie birgt. Die Reliquiare, die Fra Angelico mit gemalten Schauseiten versehen hat, zeigen Engel und Heilige ähnlich um die Madonna angeordnet, wie sie an Sakramentaren um die Pietà des Sportello

4 Sakramentsretabel, umbrisch, 15. Jahrhundert, Spoleto, San Lorenzo

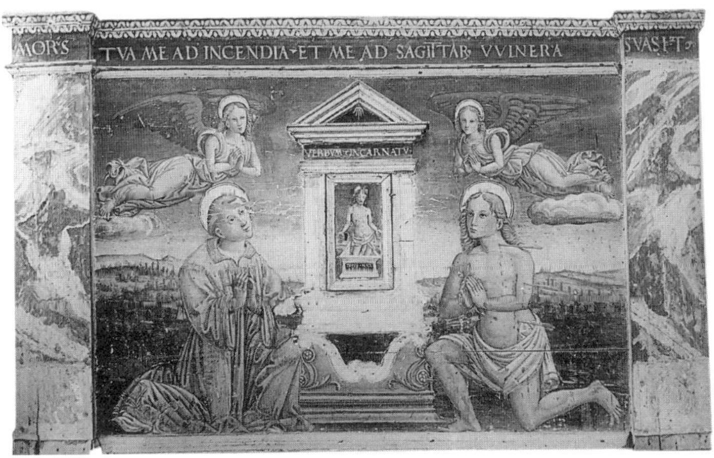
MORS
TVA ME AD INCENDIA·ET ME AD SAGITTAS VVLNERA
SVASIT

erscheinen. Das große Reliquientabernakel, das Mino da Fiesole für San Ambrogio zu Florenz lieferte, besaß als Vorgänger ein gemaltes Reliquienretabel, das Alessio Baldovinetti geschaffen hatte. Als man es 1485 nicht mehr in dieser Funktion brauchte, beauftragte man Baldovinetti, die Öffnung, in der bisher die Kelchreliquie untergebracht war, durch ein Gemälde mit der Geburt Mariä zu schließen, ein Auftrag, den Baldovinetti von seinem Gehilfen Giovanni Graffione ausführen ließ, der denn schließlich eine Anbetung des Kindes fugen- und rahmenlos einfügte.[9] So blieb das Rahmenprogramm des Sakramentstabernakels, dessen Ausdrucksarsenal durch die Huldigung zu einem bestimmten Mittelpunkt hin charakterisiert war, auch dort verwertbar, wo ein Madonnenbild das Ziel der Verehrung darstellte, zumal wenn dieses dank seiner Herkunft oder seiner Wirkkraft den Wert einer Reliquie erhalten hatte. Die eucharistische Feier und die Bildverehrung besitzen schließlich ihre gemeinsame theologische Grundlage in der Epiphanie Christi, durch die Gott sowohl stets gegenwärtig als auch abbildbar geworden ist. Als sich nach dem Tridentinum die Ausstellung des Sakraments auf dem Hochaltar allgemein verbreitete, war jedes Hochaltarbild zum Sakrament in Beziehung gesetzt. Diesen theologischen Zusammenhang hatte wohl Baglione im Sinne, als er von Rubens' zweitem Vallicella-Altar schrieb, daß darauf »einige Engel das Sakrament anbeten und das Bild der Madonna verehren«.[10]

Solche kunstgeschichtlichen und theologischen Beziehungen legen es nahe, das Altarbild, das zugleich als Träger eines verehrten Bildes erscheint, nicht mehr »Einsatzbild«, sondern angemessener »Bildtabernakel« zu nennen.

II.

Die allgemeinste Voraussetzung für die Entstehung des Bildtabernakels ist der Siegeszug des großen, einheitlichen Altarretabels, der die kleinen Bildutensilien von der Mensa verdrängte. Gegen die unumgängliche Etablierung der großen Altarpala mußte sich eine Tendenz behaupten, die ein, wenn auch bescheidenes, so doch ehrwürdiges altes Bild an Ort und Stelle erhalten wissen wollte.

Das Bestreben einer materiellen Erhaltung des Kultbildes konnte theologisch kaum begründet werden. Denn nach dem Zweiten Niceanum und nach Gregor dem Großen hatte Thomas von Aquin die offizielle Lehrmeinung über die Bildverehrung so zusammengefaßt: Keinem Bild kommt qua Bild irgendeine Verehrung zu, das Bild ist nur ein äußerlicher Anstoß sei es zur Belehrung der Analphabeten, sei es zum Gedenken der Heilsmysterien oder sei es zur gefühlsmäßigen Steigerung der Andacht. Keinesfalls aber besitzt die Imago einen Wesensanteil, eine Homousie mit dem Objekt der Darstellung, und jede Ehre, die ihr zuteil wird, hat sich streng auf den Prototyp, auf die göttliche Person, die im Bilde wiedergegeben ist, zu beziehen.[11] Diese nur relative Verehrung, die dem Kultbild gebührt die mehr auf das Pädagogische eingeschränkte Funktion der Bildwirkung hat noch der Kardinal Paleotti als eine Voraussetzung dafür angesehen, daß die Kirche auf ihrem alten Bildbestand nicht sitzen blieb, sondern ihre Grundsätze stets auch künstlerisch neu formulieren ließ; daß sie es jeder Epoche zugestehen konnte, die ihr gemäße Formensprache in die Kirchen zu tragen.[12]

Aus solch einer bildtheologischen Position heraus erklärt sich die scheinbare Indifferenz, mit der im Mittelalter gelegentlich alte Gnadenbilder behandelt wurden. Die *Madonna del Occhio* auf dem Hochaltar des Sieneser Domes, der doch die Sienesen ihren Sieg gegen die Florentiner bei Monteaperti zu verdanken glaubten, wurde gerade aus einem Dankbarkeitsgefühl heraus alsbald durch die *Madonna delle Grazie* und schließlich durch die *Maestà* des Duccio ersetzt. Nicht das Bild der *Madonna del Occhio* wurde als die Quelle des Gnadenerweises angesehen, sondern Maria selbst.[13] Auch in Florenz übernimmt ja Bernardo Daddis Tafelbild für Orsanmichele ohne Einschränkungen die Wunderkraft des vorausgegangenen Freskos der *Madonna delle Grazie*.[14] Die Vertretbarkeit eines Gnadenbildes konnte um so selbstverständlicher sein, als die Künstler die hergebrachten Formen künstlerischer Mitteilung beibehielten und in tradierten Formeln und Mustern arbeiteten, durch die das Neue immer auch auf das Alte zurückbezogen werden konnte. Diese vorauszusetzende Konvergenz läßt sich gerade an dem Beispiel illustrieren, das in mancher Hinsicht als ein mittelalterlicher Vorläufer des Bildtabernakels erscheinen könnte.[15] Das einzige Altarbild, das außerhalb der Toskana die Maße von Duccios *Rucellai-Madonna* erreicht hatte, hat in sich eine alte Bildreliquie aufgenommen. Das Kopffragment des angeblichen Urbildes der Hodegetria war durch Katharina II. von Valois im Jahre 1265 den Benediktinern von Montevergine geschenkt worden, wo es in der königlichen Grabkapelle bald eine große Verehrung genoß. Im Jahre 1310 wird Montano d'Arezzo beauftragt, das Fragment zu einer großen *Madonna in Trono* zu ergänzen. Der Maler spart in seiner Tafel den Umriß des Fragmentes aus und setzt dieses dann dort ein. Die hohe Provenienz des Fragmentes legte dessen materielle Erhaltung nahe, doch zugleich wird die Bildreliquie zu einem integralen Bestandteil einer bildlichen Neuschöpfung, die wohl zugleich als Rekonstruktion des Urbildes aufgefaßt wurde. Die zeitlichen Stildifferenzen erzeugen noch keine Wert- und Würdigkeitsdifferenzen. Wenn Pisanello um 1445 in seinem Londoner Andachtsbild die Heiligen Antonius und Georg auch noch auf einen Bildgrund mit der Madonna bringt, so deutet doch die abgesetzte Aussonderung des byzantinisierenden Madonnentypus auf vorhandene Divergenzen; sie manifestieren sich auch in der Empfehlung des Giovanni Dominici, Kinder nicht vor prachtvolle und goldprunkende, sondern vor die alten und rauchgeschwärzten Altarbilder zu führen.[16] Denn in dem gleichen Maße wie die Kirche es zuließ, daß der Altarbereich zum Ort repräsentativer Schaustellung wurde, in dem gleichen Maße suchte sich das sensibilisierte Frömmigkeitsbedürfnis in dem intimen, subjektiv eingestimmten Andachtsbild ein privates Reservat zu erhalten. Kirchliche Reformer haben ausgleichend einzuwirken versucht. Antonin, der Prior von San Marco, Erzbischof von Florenz und Haupt der italienischen Observantenbewegung, unter dessen Leitung Fra Angelico für den Hochaltar von San Marco die erste neuzeitliche »Sacra Conversazione« schuf, hat die thomistische Bildtheologie wieder rigoros vertreten: Das Bild, sofern es als Ding und Artefakt wirkt, darf keinerlei Verehrung beanspruchen. Sofern es aber kraft seines inhaltlichen Verweischarakters an die heiligen Personen erinnert und die Andacht zu ihnen weiterleitet, gebührt dem Abbild die gleiche Verehrung wie sie in gradueller Stufung Heiligen, Engeln, Maria, Christus und Gottvater selbst gezollt wird. Weil aber das Bild immer nur Brücke und Anstoß, vornehmlich für Analphabeten ist, darf den Bildern selbst keinerlei Gnadenkraft zugeschrieben, dürfen sie nicht wie heidnische Götzen angebetet, dürfen keine Heilserwartungen, Hoffnungen und Richtmaße von ihnen abgeleitet werden.[17] Gegen magische Unterströmungen des Bilderkultes wird ein rationalisiertes und wohl auch durch die Diskussion mit den Byzantinern während des Florentiner Unionkonzils differenziertes System angemessener Umgangsformen mit den Bildern gesetzt. Es ist jedoch fraglich, ob der private Bereich, in dem die fetischistische Praxis der Bildverehrung grassierte, dem kirchlichen Reglement noch erreichbar war. Was sich der Öffentlichkeit entzogen hatte, konnte nicht zurückgeholt werden, ohne daß auch neue Aufnahmeformen dafür bereitgestellt wurden. Jacob Burckhardt[18] hat das

»Mächtigwerden eines Privatgeschmackes in der Kunst« des Quattrocento sich aus dem Frömmigkeitsbedürfnis der Sammler herausentwickeln sehen und auch die deutlichsten Indizien dafür angegeben: den Import von niederländischen Gemälden nach Italien und die Überflutung der italienischen Privathäuser mit den Erzeugnissen jener byzantinischen Madonneri, die sich nach dem Fall von Konstantinopel 1453 allenthalben in Italien niedergelassen hatten.[19] Wie ja auch heute noch oft an Kunsterzeugnissen ferner Kulturen eine unmittelbarere und verbindlichere Präsenz des Numinosen entdeckt wird, so ist im Quattrocento die Beliebtheit fremder Bilder weniger einem Sinn für Exotika als einer Skepsis gegenüber der religiösen Vermittlungskraft von Werken zeitgenössischer Künstler entsprungen. Daß im Florentiner Quattrocento eine Werkstatt wie diejenige des Neri di Bicci mit ihrer Produktion pseudo-trecentesker Polyptychen so erfolgreich sein konnte, bedeutet nicht nur das erste Beispiel einer konsumeingestellten Kunst, welche das konservative Nachhinken großer Bevölkerungskreise in klingende Münze zu verwandeln weiß, sondern gibt auch einen deutlichen Hinweis darauf, wie wenig sich das Devotionsbedürfnis ganzer Schichten von der Altarmalerei einer progressiven Stilrichtung angesprochen und geistlich repräsentiert fand.[20]

Die Hochrenaissance, deren Deutung Wölfflin auf die Hildebrandsche Phänomenologie zurückbog, hat Jacob Burckhardt als einen geschichtlichen Vorgang zu begreifen versucht, in dem neue Bedürfnisse eine Zusammenstimmung der in private und offzielle Normen polarisierten Geschmacksverhältnisse anstrebten. Diesem historisch fundierten Begriff der Klassik, dessen Genesis Burckhardt aus dem Ineinandergreifen von privat gestimmter und repräsentativ ausgerichteter Kunst entwickelte[21], könnte aus der Geschichte des Bildtabernakels eine neue Bestätigung erwachsen. Denn wenn uns die Bildüberlieferung richtig informiert, so dient das Bildtabernakel zunächst nicht zur Unterbringung eines Gnadenbildes, sondern eines privaten Andachtsbildes. Das Bildtabernakel erscheint als eine Vermittlungsform, in der das Verhältnis von Rahmengemälde und Einsatzbild das Verhältnis von privaten und offiziellen Ansprüchen vertritt. Im Bildtabernakel sind divergierende Stiltendenzen synchronisiert, es vermittelt zwischen auseinanderstrebenden Bildbegriffen; es wird sich als Altarform immer dort anbieten, wo kirchliche Reformströmungen das Heutige und Gestrige, aktuelle Stilformen und retrospektive Bildanhänglichkeit zu koordinieren trachten.

III.

Ein Mitglied der Familie Rucellai, vermutlich Girolamo, hat um 1470 für die Familienkapelle in der Eremitenkirche zu Fiesole bei Francesco Botticini das Altarbild bestellt, bei dem es durch den Doppelanspruch von privater und offizieller Seite zu einem merkwürdigen bildtechnischen Arrangement kommt (Abb. 5). Der Stifter, der seiner Herkunft nach auf der Höhe Florentiner Geschmacksbildung gestanden haben muß, traf auf eine Klostergemeinschaft, deren strenge, einst durch Antonin geförderte Observanz eine asketische Forderung in die Florentiner Wohlstandsgesellschaft hineintrug; in ihrem Kloster, das Cosimo Medici ausbauen ließ, trafen sich vornehme Kaufleute am Abend vor ihrer Beichte zur Buße.[22] Diese Ambivalenz der Auftragssituation kommt in Botticinis Altarbild

5 Francesco Botticini, Der büßende Hieronymus und Heilige, London, National Gallery

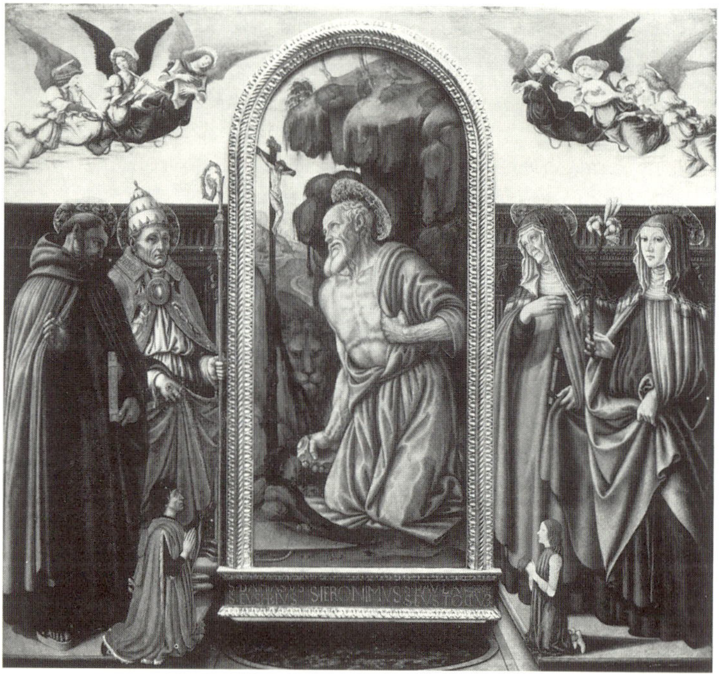

wohl schon darin zur Geltung, daß es einerseits am Typus der einheitlichen Altarpala festhält und andererseits doch nur mit Not den Eindruck vermeiden kann, es handle sich um ein Triptychon. Botticini hat das Hauptbild des büßenden Hieronymus mit einem eigenen Rahmen versehen und es so einer größeren querrechteckigen Tafel appliziert, auf welcher die Assistenzheiligen vor einer chorgestühlartigen Rückwand dargestellt sind. In dem Hauptthema des Bildes traf das pesönliche Repräsentationsziel des Stifters, dessen Namenspatron der Kirchenvater war, mit dem Reformziel des Klosters zusammen, das sich an den Normen des Heiligen orientierte. Das eingesetzte Bild des Hieronymus, das auch durch die Hintergrundslandschaft aus dem räumlichen Kontinuum ausbricht, ist etwas hochgerückt, so daß am unteren Rand des Rahmengemäldes die terrassenförmige Plattform entsteht, auf der der Stifter mit einem Familienmitglied niederknien kann[23]; seine Andacht kommt von außen, das Hieronymusbild verweigert ihm den sonst üblichen Zutritt, der die Identifikation von Stifter und Namenspatron ermöglichte. Auch daß die Auswahl der Assistenzheiligen strenger noch als es nach dem Tridentinum je gehandhabt wurde, dem Gesichtspunkt folgt, daß sie allesamt mit dem historischen Hieronymus in Berührung gekommen sein mußten, beschränkt die Gewohnheit der Stifter, in den beigegebenen Heiligen ihre Vorrechte und Vorlieben geltend zu machen. Die Askese des Hieronymus schließt hier gleichsam die Askese gegenüber privaten Repräsentationswünschen mit ein. Auch wenn mehr ein Ortszwang als ein Stilzwang wirksam war, so mögen doch solche Zusammenhänge jene Tendenz der italienischen Malerei um 1500 mit vorbereitet haben, die Burckhardt als eine »Vereinfachung im Sinne der mächtigern Wirkung des Entscheidenden« charakterisiert hat.[24]

Das Bildtabernakel wird immer auch Heiligenbilder als Einsatzbilder aufnehmen, einer ikonographischen Sonderform der »Sacra Conversazione« entsprechend, welche die Assistenzheiligen um einen Hauptheiligen gruppiert.[25] Wie aber die Darstellung der »Madonna e Santi« das bevorzugte Thema des Altarbildes bleiben wird, so wird auch das Bildtabernakel vornehmlich Madonnenbilder enthalten. Eine Bildkonstellation im Oratorium des Spedale di Orbetello zu Florenz stellt sich als eine ähnlich gelagerte Vorform des Bildtabernakels dar wie Botticinis Hieronymusaltar. Ein Künstler aus der Ghirlandaio-Werkstatt, den Berenson als Sebastiano Mainardi identifiziert hat, lieferte ein Madonnenbild, das vielleicht ein älteres ersetzen sollte (Abb. 6). Maria, in Halbfigur, hält mit ihrer Rechten das vor ihr auf der Brüstung stehende Kind

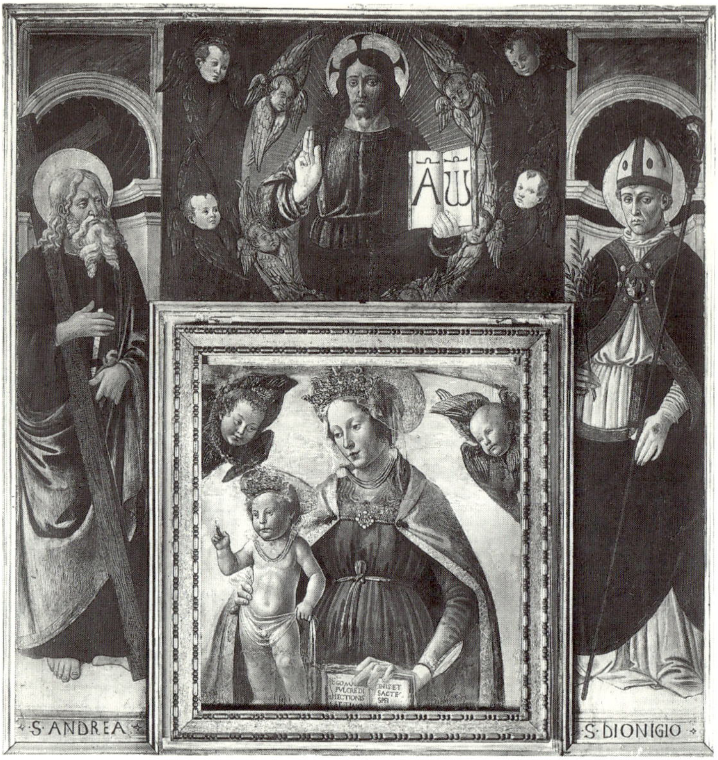

6 Madonnenbild und Rahmenbild mit Christus und Heiligen, florentinisch, 15. Jahrhundert, Florenz, Spedale dell'Orbetello

und mit ihrer Linken ein aufgeschlagenes Buch dem Betrachter entgegen; etwas demonstrativ Belehrendes schleicht sich in das Andachtsbild. Daß man die alten Frauen, welche das Spedale bewohnten, auf einen weiteren heilsgeschichtlichen Zusammenhang hinweisen wollte, wird auch aus dem Rahmenbild ersichtlich, welches ein anderer Künstler wohl gleichzeitig anfertigte.[26] Hier erscheint oben, in gleicher Breite wie das Madonnenbild und vor einer von Cherubim umgrenzten Mandorla der segnende Christus mit aufgeschlagenem Buch. Die schmalen seitlichen Bildflanken zeigen vor engen Nischen links den Heiligen Andreas, rechts den Heiligen Dionysius. Während ein breiter Rahmen das Madonnenbild durchaus für sich bestehen läßt, weist doch das Rahmenbild die Andacht auf eine weiterführende dogmatische Gedankenreihe. Vielleicht ist der Meister, der dieses Rahmenbild geliefert hat, der gleiche, dem auch das erste wirkliche Bildtabernakel zu verdanken ist.[27] Dieser »Meister von San Miniato« hat uns die älteste Formel überliefert, die allen künftigen Bildtabernakeln als Grundform zugrundeliegen wird (Abb. 7). Das Rahmengemälde umgibt das Einsatzbild in gleichmäßiger, nur unten, im Sinne einer Basisfunktion, gestreckter Breite. Der äußere Bildrahmen verläuft parallel zum inneren, er trägt die gleiche Blattverzierung wie dieser, doch ist dieser nur halb so schmal wie der innere. Das hohe Format des eingesetzten Madonnenbildes, das durch die Dreiviertelansicht Marias, die in ihrer linken Hand das fast nackte Kind stehen hat, bedingt ist, gibt eine entschiedene Achsenrichtung an, der auch die Komposition der Figuren auf dem Rahmengemälde gehorcht. Das steile Madonnenbild zwingt die drei mittleren Heiligen unten – Cosmas,

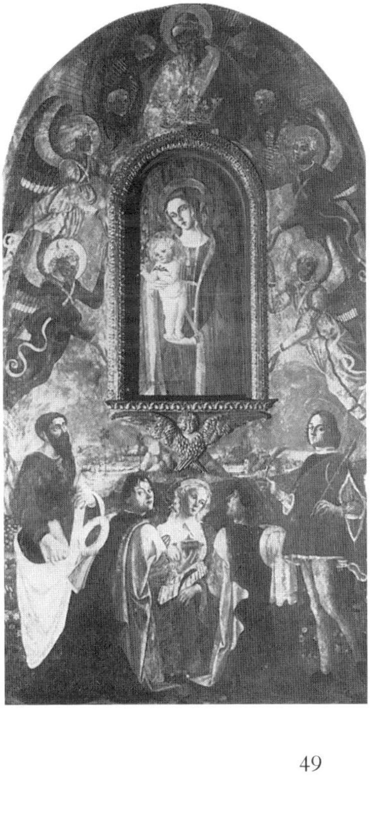

7 Meister von San Miniato, Bildtabernakel, San Miniato, Museum

Damian und Lucia – in eine verehrende Kniestellung und überschneidet oben den Kreis der Cherubimköpfe, wodurch die Halbfigur des krönenden Christus noch dem Bereich des Madonnenbildes halb zugeordnet erscheint. Die Heiligen Bartholomäus und Sebastian, welche aufrecht stehend die Gruppe der Knienden flankieren, geben den Auftakt zu der Bewegung, welche über die vier, paarweise zum Halten des Madonnenbildes bestellten Engel um das Mittelbild kreist. Die weit über Seen und Städte hinwegfliegende Landschaft bildet im Mittelgrund eine Bergformation, in die der geschnitzte Cherubimkopf, dessen Flügel den Rahmen des Einsatzbildes wie ein Fenster tragen, optisch verankert ist. Das klar durchdachte System dieser Beziehungen zwischen Einsatzbild und Rahmenbild aktualisiert sich in den männlichen Heiligen, deren Blicke sich kreuzweise in die Aufgabe teilen, den Betrachter zum Madonnenbild hinzulenken. Dieses Bildtabernakel war vermutlich von Anfang an für den Altar der Grabkapelle des Dominikanerklosters bei SS. Jacopo e Lucia in San Miniato al Tedesco bestimmt.[28] Die Gegenwart der Heiligen Cosmas und Damian erklärt sich wohl aus der Dependenz des Klosters von San Marco in Florenz.[29] Die Dominikaner wollten in dem Madonnenbild ein altvertrautes Andachtsmotiv wiederfinden, das sich zudem vor Goldhintergrund darbot. Diese altertümliche Bilderscheinung wird einer gegenwartsnahen »Sacra Conversazione« eingegliedert.[30] Repräsentationsbild und Andachtsbild sind so aufeinander eingestimmt, daß jenes sich einer gesammelten und intensivierten Frömmigkeitsform beugt und dieses auf die esoterische Isolation verzichtet und sich deutlich, indem es sich von Engeln tragen läßt, als ein bloßes Bild, als ein Moment des Andachtsweges zu erkennen gibt. Für die Themengeschichte des italienischen Altarbildes bedeutet das Bildtabernakel von San Miniato einen sehr konkret vollzogenen Schritt in Richtung jener bei Ghirlandaio und Cosimo Rosselli einsetzenden und bei Fra Bartolommeo und Raffael gipfelnden Wandlung von der »Madonna e Santi« zur »Madonna in Gloria«.[31] Im Unterschied zu dem in dem alten Schema der Assunta und Marienkrönung überlieferten »Doppelhergang«, in welchem »der Gegensatz zwischen Himmlischen, feierlich Symmetrischen und den tief und individuell bewegten Menschlichen in einem großen Ganzen« aufgehoben war, hat nach Burckhardt die Klassik, wo sie das Gerüst übernahm, eine neue Spannung, »eine ganz neue seelische Beziehung in das Bild« getragen.[32] Die Madonna wohnt nicht mehr unter den Menschen, verwandelt ihren Alltag nicht mehr in einen Feiertag, sondern erscheint den Heiligen am

Himmel auf Wolken als eine Verklärte und Erhöhte, der man sich in Sehnsucht, wie aus einem mißlungenen Diesseits, zuwendet.

Einen weiteren Hinweis darauf, daß das Bildtabernakel an jenem Auseinandertreten der Sphären seinen Anteil hat, vermittelt der Umstand, daß man den Anstoß zu Fra Bartolommeos entschiedener Trennung der Bildbereiche in seinem Umgang mit einem Relief Donatellos gesehen hat, welches der Maler mit einem Rahmenbild zu umgeben hatte.[33] Vasari hat die Entstehungsgeschichte ausführlich geschildert[34]; Pier del Pugliese beauftragte Fra Bartolommeo, das Relief einer *Madonna dell' Umiltà* von Donatello in ein Gemäldetriptychon einzubetten, das auf den Flügeln innen Christi Geburt und Beschneidung, außen die Verkündigung zu zeigen hätte. Dieses nach niederländischen Vorbildern hergestellte Hausaltärchen, dessen Bestandteile sich erhalten haben[35], muß nicht nur dem erlesenen Wunsche des Sammlers seine Entstehung verdanken, denn das von Vasari angegebene Motiv – »per maggiormente onorarla«[36] – läßt durchaus den Schluß zu, daß der Auftrag einem innigen Andachtsbedürfnis entsprang. Das Pugliese-Triptychon weist besonders deutlich darauf hin, daß das Bildtabernakel stets eine private Vorliebe für ein überliefertes Bild voraussetzt. Auch wo das Bildtabernakel zu einer offiziellen Stellung im Kirchenraum gelangt, bleibt seine Entstehung an traditionelle und retrospektive Bildvorstellungen gebunden. Vielleicht war es die ›Arte dei Consolari‹, die, als ihr der Erzbischof Francesco Todeschini Piccolomini für die Errichtung seiner Grabstätte die Kapelle im Sieneser Dom abhandelte, darauf bestand, daß die alte Trecento-Madonna an Ort und Stelle erhalten bliebe. Freilich gab es auch einen schönen Effekt, daß der monochrome Skulpturenaltar das farbenprächtige Madonnenbild umschloß wie eine Muschel die Perle.[37] – Ein Beispiel vom Jahre 1493 illustriert die Ambivalenz dieser Verhältnisse noch genauer. Die Äbtissin Scholastica des als streng geltenden Benediktinerinnenklosters San Mercuriale bei Pistoia wünschte auf dem Hochaltar der neuen Klosterkirche jenes Madonnenbild zu sehen, das seit einigen Jahren die Stadt in Aufregung versetzte.[38] Inmitten städtischer Fehden hatten sich auf der Stirn einer freskierten Madonna Schweißtropfen gezeigt, und auch die Prüfung des Feuchtigkeitsgehaltes der Wand durch eine städtische Kommission vermochte das apokalyptische Zeichen nicht zu entkräften.[39] Auf dem Altarbild für San Mercuriale (Abb. 8)[40] ist die Kopie des Freskos der *Madonna dell' Umiltà* materiell und kompositionell integriert in eine zeitgemäße »Sacra Conversazione«. Das Madonnenbild, das in die Tafel nicht eingesetzt,

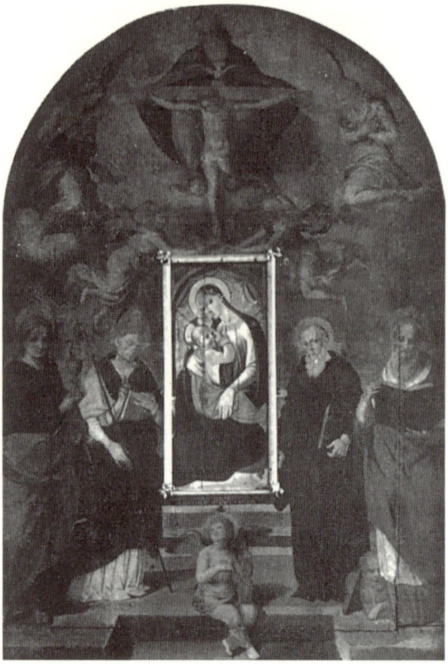

8 Bildtabernakel, toskanisch, 1493, Pistoia, S. Maria dell' Umiltà

sondern nur von einem Rahmen ausgegrenzt ist, nimmt vor einem Architekturbaldachin, zu dem Treppen hochführen, genau die Stelle ein, die üblicherweise Maria in den Darstellungen der »Sacra Conversazione« zugedacht ist. Auch der Engel, der im Vordergrund zu musizieren sucht, entstammt dem Arsenal der »Sacra Conversazione«, und von den Heiligen sind zwei – Hieronymus und Mercurialis – in das Studium der Bücher versenkt, während zwei weitere – Benedikt und Johannes der Evangelist – den Bildbetrachter ansprechen. Diese konventionelle Szene ist nach oben hin erweitert um zwei verehrende Engel, welche die Krone über das Madonnenbild halten und einen groß gegebenen Gnadenstuhl umkreisen. Durch diese thematische Umrahmung ist das städtische Signum eines Gnadenerweises der Muttergottes einem theologischen Programm eingegliedert, welches die emotionale Versenkung zu einer gedanklichen Besinnung objektiviert. Man wird dann auch bald das originale Gnadenfresko auf den Hochaltar einer Zentralkirche versetzen[41], ein Vorgang, den man vielleicht mit einem etwa gleichzeitigen in Loreto zusammensehen kann, wo die ›Santa Casa‹ durch eine neue architektonische Umrahmung dem Volk eher verhüllt als offen zugänglich gemacht wird. Möglicherweise entstand das Arrangement auf dem Hochaltar des Doms von Aquileia unter ähnlichen Gesichtspunkten. Dorthin hatte Pellegrino da S. Daniele 1502/3 das Polyptychon geliefert, das »aus vier großen Tafeln, drei Predellenbildern und zwei seitlichen Zwickeln besteht; auf den letzteren je ein Prophet mit Spruchband. Auf der oberen Tafel der auferstandene Christus, auf den drei unteren die Schutzpatrone von Rom (Petrus und Paulus), Aquileia (Hermagoras und Fortunatus) und Venedig (Markus und Theodorus). Auf den Predellen Szenen aus der Legende der aquileiensischen Kirche. Diese Altartafel war dazu bestimmt, die seit Jahrhunderten im Dom verehrte, jetzt in der benachbarten Seitenkapelle aufgestellte Madonnenstatue aufzunehmen. Die ursprüngliche Anordnung war so, daß man die mittlere untere Tafel durch einen Mechanismus wie einen Vorhang emporheben konnte, wodurch das in einer Nische stehende Marienbild sichtbar wurde; beim Hinaufziehen verschwand das Mittelbild hinter der oberen Tafel, die deshalb in der Rahmenarchitektur so hoch gehalten ist.«[42]

Könnte noch der Hochaltar in Aquileia wie die zufällige Zusammenfügung einiger membra disiecta erscheinen, so bietet sich doch in Bologna fast zu gleicher Zeit das Beispiel eines Bildtabernakels dar, durch das die Gattung für die Hochrenaissance gleichsam auf den Begriff gebracht wird. Wohl Erfahrungen verwertend, die Francesco Cossa mit einem Rahmenfresko für ein altes Madonnenwandbild in dem Bologneser Sanktuarium der *Madonna del Baraccano* gesammelt hatte[43], hat Francesco Francia dem Bildtabernakel einen neuen Sinn mitteilen können. Die Kapelle S. Maria degli Angeli, die ursprünglich durch Gaspare Nadi als selbständige Pfarrkirche errichtet worden war, ist 1505 mit der angrenzenden, ehrwürdigen Benediktinerinnenkirche SS. Vitale e Agricola baulich vereint worden, bei welcher Gelegenheit sie in einen Andachtsraum umfunktioniert wurde und ihre heutige Ausstattung erhielt. Bei der Neueinrichtung wurde die Südwand der Kapelle ganz zur Altarwand, deren Mittelpunkt eine trecentesk konzipierte Madonna des Eleusa-Typus aus dem Kreis des Sano di Pietro bilden sollte. Ihm gab Francia das Rahmenbild, während seine Schule die seitlich anschließenden Wandfelder freskierte und Andrea da Formigine die goldornamentierte architektonische Rahmenarchitektur lieferte, die durch vorgestellte Säulen das Bildtabernakel festlich hervorhebt (Abb. 9).[44] Genau in die Mitte des Rahmengemäldes gesetzt, ist das Madonnenbild, das von

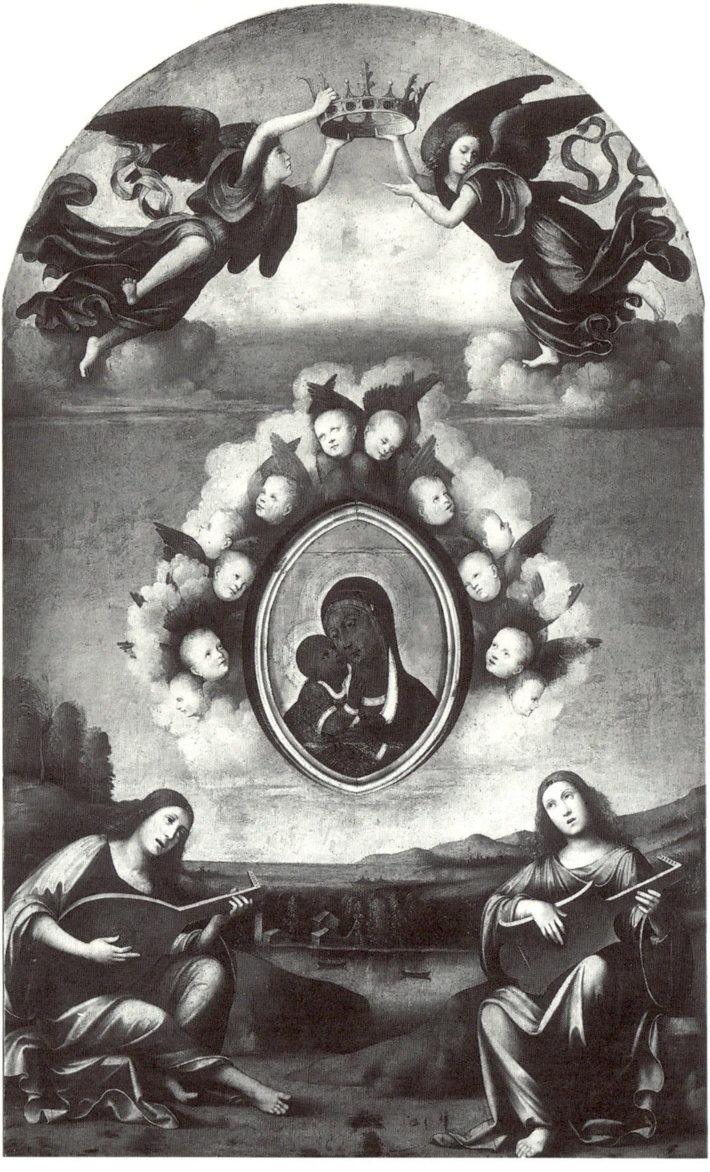

9 Francesco Francia, Bildtabernakel, Bologna, SS. Vitale e Agricola

einem spitzovalen Rahmen umgrenzt wird, durch das umfassende Rahmengemälde wie von einem Fruchtgehäuse umhüllt; oben kränzt es eine dichte Schar von Wolkencherubim. Die weitere Umgebung des Einsatzbildes leert sich zu unbewegter Stille. Eine fast kahle Hügellandschaft umgrenzt einen ruhigen See, auf dem zwei Boote hingleiten. In größtmöglichem Abstand, an der Peripherie des Rahmenbildes, lagern unten zwei musizierende, in hell gebrochenem Rot gekleidete Engel und schweben oben in flatternden Gewändern zwei weitere Engel hinzu, die Krone bereithaltend. Kein Blick dringt aus dem Bild auf den Beschauer; die feierliche Spannung, die es hervorruft, bezieht sich allein auf das eingesetzte Bild. Die musizierenden Engel unten verbinden sich mit den symmetrisch verteilten Cherubimreihen zu einem Dreieck, in dessen Spitze das Madonnenbild genau den Winkel besetzt. In den Engeln oben wiederholt sich die Spitze und gipfelt in der Krone, doch im Winkel bleibt sie leer, und der rechte Engel weist Maria ausdrücklich diesen Platz an. Von ihrer Mütterlichkeit möge Maria sich zur Himmelskönigin erheben. Auf dem Rahmenbild artikuliert sich die Erwartung, die in dem Einsatzbild eingeschlossene menschliche Intimität möge aus sich heraustreten und sich zum heilsgeschichtlichen Akt objektivieren.

Es ist eine Frage des künstlerischen Ranges, ob die im Bildtabernakel vorgegebenen Verhältnisse zu einer Sinngestalt verarbeitet sind, welche über die bloße Gattungsfunktion hinausweist und diese vergessen läßt. Daß nur das zweitrangige Werk sich in der Gattungsfunktion erschöpft, könnte das Rahmenfresko deutlich machen, mit dem Filippo da Verona im Anschluß an Francia 1511 in Padua ein altes Madonnenfresko umgeben[45], oder auch das Bildtabernakel, das Giacomo Francia für San Petronio in Bologna bewerkstelligt hat.[46]

Das Erscheinen von Stiftergruppen auf den Seitenfresken mit der Heimsuchung und der Geburt Christi weist darauf hin, daß auch Francias Bildtabernakel wohl der Anhänglichkeit der Besteller an das ältere Madonnenbild seine Entstehung verdankt. Ein gleicher Beweggrund bringt um 1525 in Florenz wohl eines der letzten rein privaten Bildtabernakel hervor.[47] Der Hauptaltar des Oratoriums S. Sebastiano (Abb. 10), unter dem die Familie Bini sich ihre Gruft einrichtete, ist ein Triptychon, das durch einen wuchtigen Rahmenaufbau so gegliedert ist, daß kannelierte Säulen die drei Kompartimente deutlich voneinander trennen. Das mittlere ist durch eine vorspringende Ädikula hervorgehoben, und in ihm hat eine trecenteske *Madonna dell' Umiltà* von Rossello

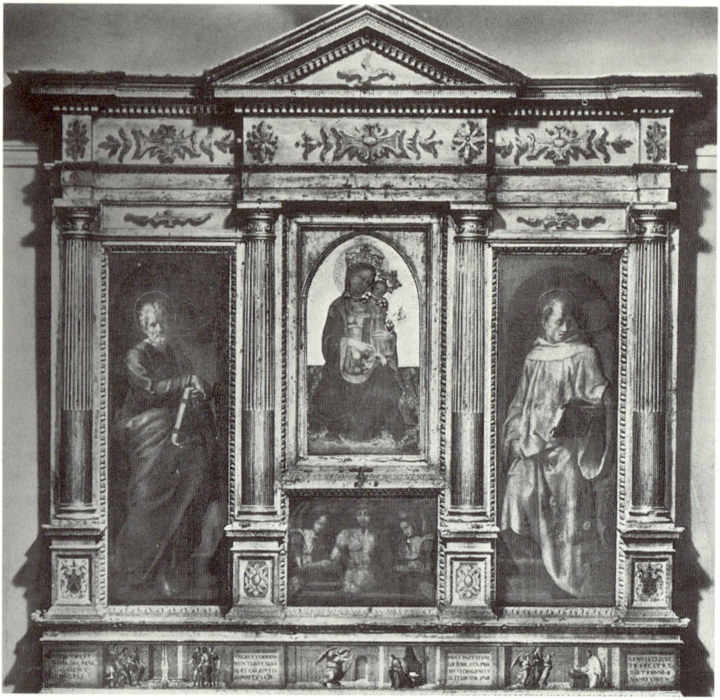

10 Bildtabernakel, toskanisch, um 1525, Florenz, Oratorio S. Sebastiano dei Bini

di Jacopo Franchi ihren Platz gefunden.[48] Ihr dient als Predella eine *Pietà,* die das Madonnenbild zugleich etwas höher rücken läßt als die Tafeln der Seitenkompartimente, für die aus dem Umkreis des Fra Bartolommeo die Namenspatrone des Stifters, Petrus und Bernhard, geliefert wurden.[49] Die Predellenbilder – Kreuzigung Petri, Verkündigung, Vision Bernhards – paraphrasieren die Themen des Hauptbildes und bekräftigen durch zahlreiche Inschriften im Sinne der funeralen Funktion des Altarraumes die eschatologischen Trosterwartungen. Dieses Bildtabernakel verweist noch einmal auf die Privatsphäre als den ursprünglichen Nährboden der Gattung.

Im Verlauf des 16. Jahrhunderts wird die Relevanz privater Auftraggeber zugunsten offizieller kirchlicher Instanzen zurückgedrängt. Zugleich kommen anstelle der privaten Bedürfnisse eines einzelnen Stifters die Bedürfnisse einer allgemeinen Frömmigkeit in der Altarkunst stärker zur Geltung. Sofern aber die Anteilnahme der Volksfrömmigkeit die konkrete Anwesenheit einer Bildreliquie fordert, bleibt eine Konfrontation mit den pädagogischen Absichten der Kirchenleitung möglich, und somit eine der Voraussetzungen des Bildtabernakels gegeben. Die bisherigen Grundformen des Bildtabernakels zeigen an, nach welcher Seite dieses jeweils tendiert. Wo das Bildtabernakel als Polyptychon oder Triptychon erscheint, ist das verehrte Bild deutlicher ausgesondert, hervorgehoben und dem Beschauer vor Augen gestellt. Wo dem Bildtabernakel die Form der einheitlichen Altarpala zugrundeliegt, zeigt sich das eingesetzte Bild aus größerer Distanz und unterliegt stärker der interpretierenden Vermittlung durch das Rahmengemälde. In beiden Fällen aber ist das verehrte Bild erhöht und entrückt zugleich, wird es dem Andächtigen aus dem Dunkel unkontrollierter Versenkung in die Helle verbindlichen Bewußtseins gehoben.

IV.

Als Karl V. im Jahre 1536 in Siena weilte, hat man ihm stolz die Grabkapelle der spanischen Garnison in S. Spirito vorgeführt, in der Sodoma soeben die Altarwand fertiggestellt hatte (Abb. 11).[50] Mittelpunkt des vielteiligen Ensembles bildete eine »immagine di Nostra Donna antica«[51], die später durch ein Heiligenbild aus dem 18. Jahrhundert ersetzt wurde. Es wäre interessant zu wissen, durch welches Madonnenbild das spanische Sendungsbewußtsein sich repräsentiert fühlte, doch es bekundet sich deutlich genug in dem furiosen Reiterbild des Titelheiligen Jacobus, der die Heiden gnadenlos zu Boden wirft und damit verwirklicht, was sich der Heilige Nicola da Tolentino links neben der Madonnentafel nur fromm gelobt; auch der Heilige Michael versetzt dem Drachen der Ketzerei einen letzten Stoß. Den Lohn spanischer Frömmigkeit nimmt der heilige Erzbischof von Toledo, Ildefons, entgegen, indem ihm als Anerkennung für seine mariologische Schrift, die in Spanien kanonisch wurde, von der Muttergottes die Kasel überreicht wird.[52] Von den Wandstreifen zu Seiten des Altarbildes treten die Heiligen Sebastian und Antonius als Zeugen hinzu. Ähnlich wie in Bregnos Altarwerk im Sieneser Dom wird hier das dreiteilige Altarbild mit halbrunder Lünette von einer illusionistisch freskierten Wandnische überwölbt. Wenn es sich auch um eines seiner »herrlichsten Arbeiten«[53]

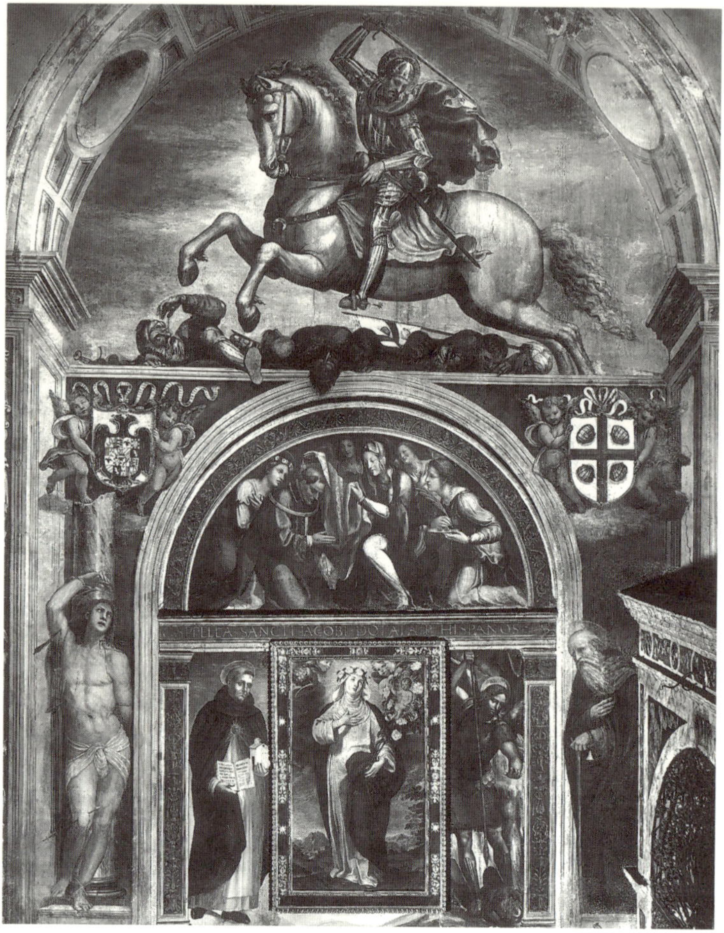

11 Sodoma, Bildtabernakel, Siena, S. Spirito

handelt, so ist doch Sodoma deutlich vom Geist der spanischen Kunstpolitik in Italien eingespannt worden. Das zweite Bildtabernakel, das Sodoma in Siena hinterließ, ist jedenfalls von anderen Vorstellungen bestimmt. Vasari beschreibt es kurz: »Un Dio Padre, che ha sotto una Vergine antica in tavola, con San Domenico, San Gismondo, San Bastiano e Santa Caterina.«[54] Ursprünglich war es in der Capella del Rosario rechts der Hauptapsis von San Domenico aufgestellt, wo auch heute noch das Einsatzbild, eine Madonna des Giovanni Fei, wohlrestauriert aufbewahrt wird, während Sodomas Rahmenbild in der Unterkirche eine erbarmungswürdige Schattenexistenz führt (Abb. 12).[55]

Wie zu einem Rundbogen sind die Figuren um das Madonnenbild geordnet. Dieses hängt über dem Erdgraben, der den Blick auf die Stadtsilhouette Sienas freigibt, und dessen Böschungen natürliche Standflächen abgeben, auf denen sich je zwei Heilige – wie im Anklang an eine altertümliche Manier – hintereinander hochstaffeln können. Gottvater hat sich aus dem Verband der Trinität – Christus und die Taube erscheinen en miniature in den oberen Ecken – gelöst und schwebt auf den Betrachter zu, in der Linken die Weltkugel haltend und die Rechte zu einem nervösen Segensgestus erhebend. Dominikus, aus einem offenen Buch dezidiert gen Himmel zeigend, ist wie eine Verkörperung des Verweises, daß das Bild nur das Buch der Ungebildeten darstellt. Durch eine geschulte Körperbewegung leitet der Sebastian das Sentiment weiter, welches Katharina einem Kruzifix zuwendet. Das nachdrückliche Pathos der Rahmenfiguren denunziert die verhaltene Zutraulichkeit der

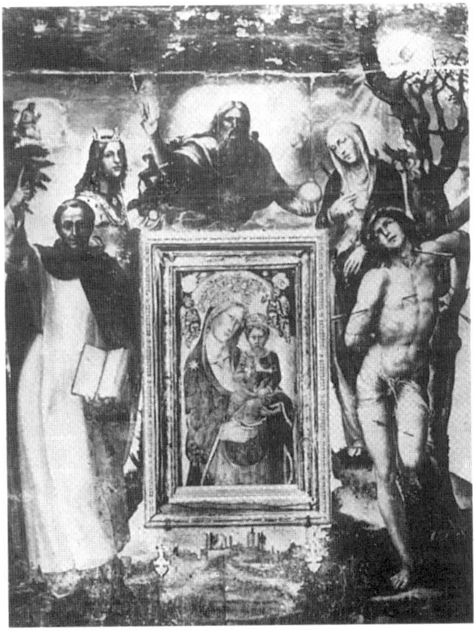

12 Sodoma, Bildtabernakel, Siena, S. Domenico

Madonna fast eines biederen Anachronismus. In solcher Zwiespältigkeit mögen sich die Zweifel niedergeschlagen haben, die an der Bildverehrung durch die Attacken der Protestanten hafteten; zugleich aber leistet das Rahmenbild eine seiner genuinen Aufgaben, im Sinne einer alten bildtheologischen Position, das verehrte Bild aus der Sphäre einer dingbezogenen Anbetung in diejenige einer theologisch relativierten Andacht zurückzuholen.

Das Tridentiner Konzil, das zur Beseitigung der Skrupel aufgerufen war, hat sich ausdrücklich zu jener kritischen und reformerischen Tradition bekannt. Das Dekret zur Bildverehrung, das in der letzten Sitzung des Konzils am 23. 12. 1563 verabschiedet wurde, hat einen streng monitorischen Charakter. Die Pariser Theologen, die den maßgeblichen Entwurf vorlegten, hatten ihre Argumente dem Zweiten Niceanum, Gregor dem Großen und Thomas von Aquin entnommen, und die Eindeutigkeit ihrer Stellungnahme ist in das endgültige Dekret übergegangen.[56] Als einschneidende praktische Maßnahme kam hinzu, daß nicht mehr bloß an das Kirchenvolk appelliert wurde, sondern daß den Bischöfen die Verantwortung dafür zugewiesen wurde, daß das unwissende Volk eindringlich über die relative Bedeutung der Bildverehrung aufgeklärt werde, damit sich weder im privaten, noch im kirchlichen Bereich die Mißstände, die Anlaß zu Kritik bieten könnten, wieder einstellten.[57] Diese konkrete Anleitung mag mittelbar durch Antonin[58], unmittelbar durch einen Beschluß der Mainzer Provinzialsynode angeregt worden sein, welcher anordnet, daß »man Bilder nicht anders denn zum Gedächtnis derer, die durch sie dargestellt sind, verehren solle; daß aber, falls irgendwo festgestellt werde, wie das Volk vor einem Bilde zusammenströmt und diesem eine göttliche Wirkkraft zuerkennt, man dieses Bild entweder entfernen oder durch ein anderes ersetzen solle«.[59] Paolo Sarpi wollte diesen Mainzer Beschluß gegen den seiner Meinung nach laxeren des Tridentinums polemisch ins Feld führen, doch mit Recht hat ihm der Kardinal Pallavicino darauf erwidert, daß jener Beschluß ganz auf der tridentinischen Linie läge, »denn gerade jener heidnische Kult ist es gewesen, den das Tridentinum verurteilt hat«.[60]

Vor allem seit Emile Mâles Buch über die Wirkung des Tridentinums auf die Kunst pflegt ein naives Vertrauen in den identischen Verlauf der Geschichte den tridentinischen Konzilsvätern gleichsam einen Zauberstab in die Hand zu spielen, welcher das katholische Volk in Trance versetzt und in einen wahren fetischistischen Taumel getrieben haben soll. Auch wenn es wirklich der Fall sein sollte – was noch durch keine Statistik festgestellt ist –, daß der Bilderkult nach 1563 stärker blühte als in früheren Epochen, dann ist dies nicht dem Erfolg, sondern dem Mißerfolg des tridentinischen Bilddekrets zuzuschreiben. Paolo Sarpi hat einen solchen Mißerfolg in der Tat behauptet, und der an der Entstehung des Dekrets maßgeblich beteiligte Kardinal Paleotti hat darauf geantwortet, daß eine gute Theorie durch eine fehlgelaufene Praxis noch nicht widerlegt sei.[61] Das Bildtabernakel aber schwimmt nicht, wie man gemeint hat, auf den Wogen eines durch das Tridentinum hervorgetriebenen Bilderkultes, vielmehr bot es sich den nachdenklichen Bischöfen als eine Vermittlungsform an, durch die ein verehrtes Bild öffentlich präsentiert und herausgestellt, zugleich aber auch angemessen interpretiert werden konnte. Es gehört fortan in die Reihe jener stren-

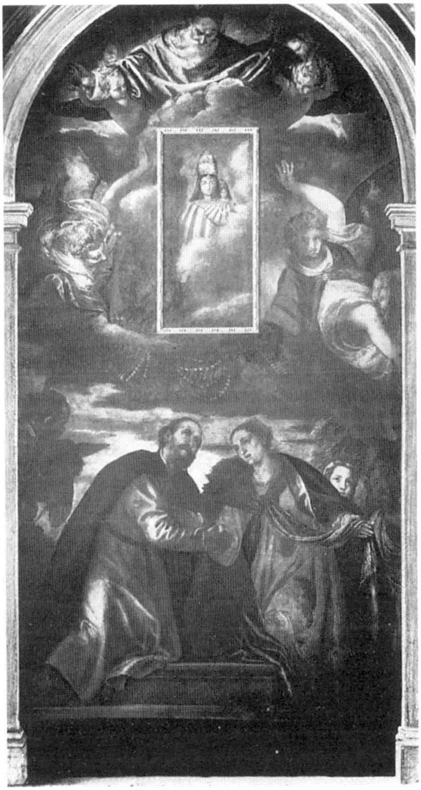

13 Paolo Veronese, Bildtabernakel, Venedig, S. Polo

gen und straffen Demonstrationsformen, durch welche die Kirche neue religiöse Impulse sowohl aktivierte wie regulierte.

Das Bildtabernakel aus San Polo zu Venedig von Paolo Veronese (Abb. 13), das ursprünglich wohl für die Trabantenkapelle rechts des Presbyteriums, wo die Casa di Loreto verehrt wurde, bestimmt war[62], bringt das Gnadenbild aus Loreto in Zusammenhang mit einer Historie, wodurch es einer Empfehlung des tridentinischen Bilderdekrets nachkommt.[63] Die Szene, die sich in der unteren Bildhälfte abspielt, ist wohl doch als die Begegnung von Joachim und Anna vor der Goldenen Pforte zu verstehen.[64] In ihr hat Gottvater, dessen souveräne Allmacht von oben her die Szene beherrscht, die Heilsgeschichte initiiert und als unmittelbare Folge davon präsentieren zwei Engel das Bild Mariä und ihres Kindes. Das Gnadenbild erscheint nicht als statisches Ziel kultischer Verehrung, sondern als »manifestazione della divina potenza«[65], als ein Beleg für die heilsgeschichtliche Tat Gottes.

Die bewegte Szene, welche Prospero Fontana auf dem Rahmengemälde zu einer *Pietà* des Orazio di Jacopo dargestellt hat, läßt sich nicht genau deuten[66], doch man könnte an einen Pilgerzug denken, der unterwegs durch die Vision der *Mater Dolorosa* überrascht wird, und auf welche die Teilnehmer reagieren[67] – es ist der dargestellte Leidensinhalt, der sie zu Boden wirft, weniger das alte Bild als solches. Paleotti, aus dessen Diözese Bologna das Bildtabernakel vermutlich stammt[68], hat die starke seelische Wirkung von Bildern und deren psychosomatische Voraussetzungen beredt analysiert[69], doch er hat strikt daran festgehalten, daß an der Materie des Bildes keinerlei Göttlichkeit haftet, und daß dessen Funktion, auf eine »andere Wahrheit« hinzuweisen, von zeitgenössischen Bildern ebenso wahrgenommen werden kann wie von althergebrachten, denn die Zeit kann keinem Bild irgendeine substantielle Qualität mitgeben, die den Christen zu einer dingbezogenen Anbetung veranlassen könnte: »Wer dies aber von Christen dennoch behauptet, der hält die Menschen für Tiere.«[70]

Aurelio Lomi hat in seinem Bildtabernakel für die Capella di S. Biagio, welche sich die Ragusaner in der Genueser Kirche S. Maria in Castello um 1581 neu ausstatten ließen, die pädagogische Funktion des Rahmengemäldes fast bis zur Provokation steigern dürfen (Abb. 14).[71] Aus mehreren Richtungen läßt er das Geschehen vom Rahmenbild her an das strenge Einsatzbild heranbranden. Der geschundene Blasius, dessen Martyrium die untere Bildhälfte in Anspruch nimmt, vermag doch aus seiner Stellung noch den Ausdruck demütiger Ehrerbietung darzu-

14 Aurelio Lomi, Bildtabernakel, Genua, S. Maria in Castello

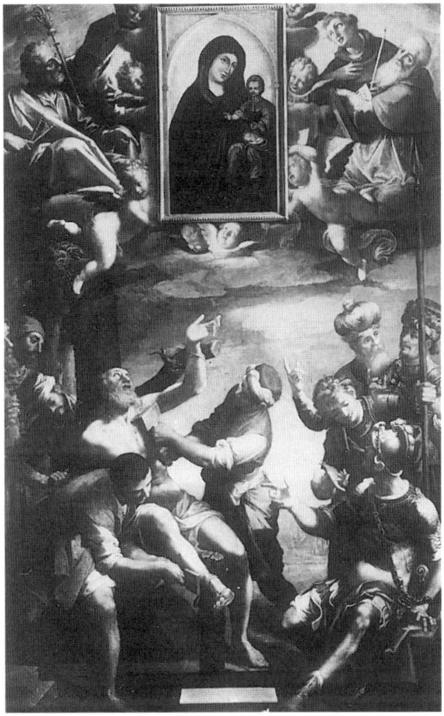

bringen. Um den Kaiser ist eine Diskussion im Gange, als solle das Bild der Madonna zu einer Machtprobe herausgefordert werden. Die Heiligen Petrus, Nikolaus, Hieronymus und Dominikus, die neben das sehr hoch gerückte, von eifrigen Putti getragene alte Madonnenbild zu sitzen kommen, sublimieren die Streitfrage ins Gedankliche. Lomi hat hier eine cinquecenteske Weiterentwicklung der »Sacra Conversazione« zur »Sacra Azione« aufgegriffen, worin bewegende Martyrien und Taten die meditierende Passivität der Heiligen ablöst. Im Rahmen eines Bildtabernakels rückt die aktivierte Handlung das eingesetzte Madonnenbild in die Rolle einer historischen Zeugenschaft, wodurch es eher Stoff zu geistlicher Überlegung als Anstoß zu introvertierter Versenkung bietet.[72]

Entgegenkommender gibt sich ein Bildtabernakel aus der Vasari-Schule, das eines der populärsten Gnadenbilder der Toskana enthält und das wohl um 1521 für das Oratorium in San Giovanni Val d'Arno geliefert wurde, nachdem dieses 1517 wegen des großen Zustroms zum wundertätigen Madonnenfresko erneut vergrößert werden mußte.[73] Nach dem Brand von 1596 hat Bernardo Buontalenti den imposanten Rahmen entworfen[74], dessen wuchtige vorgestellten Säulen, die einen mächtigen Segmentbogen tragen, dem Gnadenbild eine feierliche sakrale Aura vorlagern.[75] Das Rahmenbild selbst ist, wie schon bei Francia, allein Engeln überlassen, deren Lautenspiel hier von nackten Putti begleitet wird, sofern diese nicht zum Halten der Krone und des Bildes eingesetzt sind. Weniger lehrhaft als besinnlich, will das Rahmengemälde den Besucher in eine gelöste Feierlichkeit einstimmen.

In sein Bildtabernakel für die Chiesa del Carmine zu Siena vom Jahre 1595 hat Francesco Vanni die Unbefangenheit eingebracht, zu der eine nachtridentinische Theologengeneration die Kunst befreite (Abb. 15).[76] Er hat sein Rahmenbild für die in Siena hochverehrte *Madonna dei Mantellini*[77] in das Meditative gewendet und es in eine dienende Begleitrolle zurückgestuft. Das Madonnenbild erhielt einen goldenen Ädikularahmen, der es fest einschließt und das Rahmengemälde als Hinzugefügtes bestimmt. Von den vier, rhythmisch schön verteilten Putti sitzen zwei auf dem Rahmengiebel des Einsatzbildes und die zwei anderen schaffen den dunkelgrünen Vorhang beiseite, wodurch sich das Rahmenbild als ein bergendes Tabernakel zu erkennen gibt. Der strahlende Goldgrund des duecentesken Bildes verwandelt sich in der Dalmatika des Laurentius in ein festliches Goldorange. Das reine Rot, das Mutter und Kind kleidet, bricht sich in der Tracht Katharinas zu weichem Rosa. Das Madonnenbild liefert die Farbelemente, die das Rahmenbild demütig widerspiegelt. Auch in ihrer Gesprächshaltung reflektieren die Heiligen das Hauptthema.

Vanni stand in vielfältigem Kontakt zu den Persönlichkeiten, die das geistliche Leben um 1600 neu prägten. Federigo Borromeo hat den Künstler in Siena zweimal besucht.[78] Er, oder auch der Sieneser Erzbischof, der Oratorianer Francesco Maria Tarugi, mag Vanni an den Kardinal Cesare Baronio, der aus Filippo Neris Kongregation als eine der geistigen Potenzen Roms hervorgegangen war, weiterempfohlen haben. Bei Vanni bestellte Baronio das Bild für seine Heimatkirche zu Sora, welches den Kardinal neben Heiligen die *Madonna di Vallicella* verehrend zeigte; 1603 vermittelt Baronio dem Sieneser Künstler einen Auftrag für eines der Altarbilder in St. Peter, und das einzige Bild, das Baronio in seinem Testament erwähnt, ist eine Madonna von Vanni.[79] Doch dieser kunstgeschichtliche Verbindungsfaden, der auf das Bildtabernakel von S. Maria in Vallicella zu Rom zuführt, enthält auch die geistigen Implika-

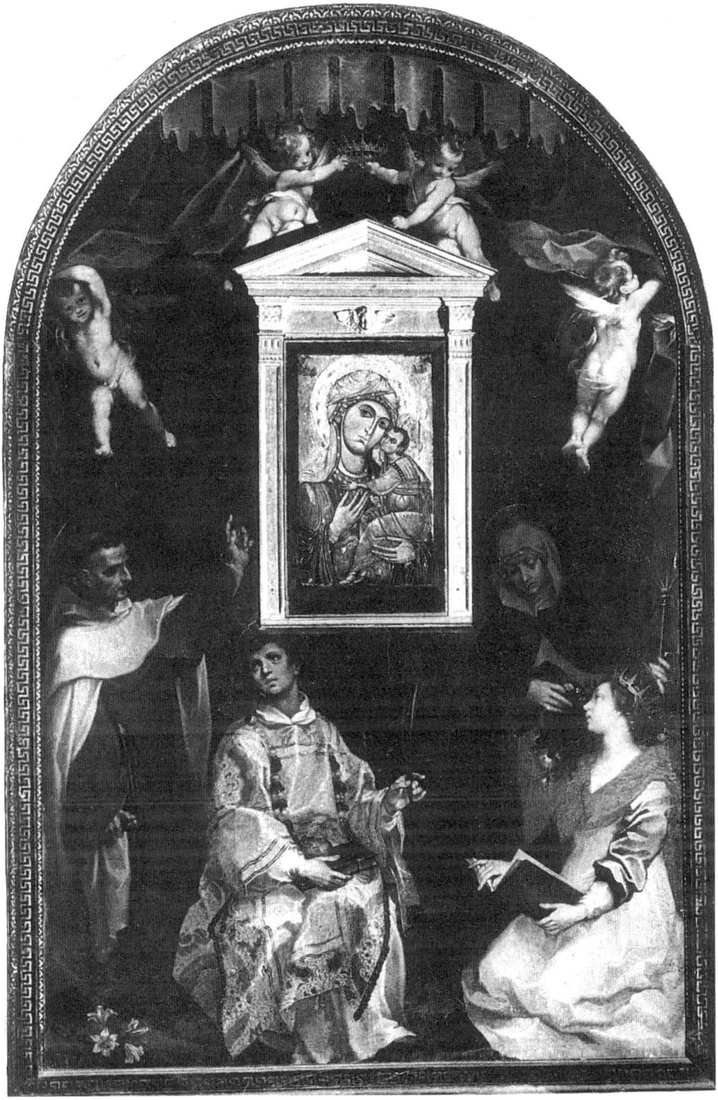

15 Francesco Vanni, Bildtabernakel, Siena, S. Maria del Carmine

tionen, die dem Künstler jenes Bildtabernakels den Boden bereiten. Federigo Borromeo, der sich an der Finanzierung der Tribuna der Oratorianerkirche beteiligt, und in dessen Haus an der Piazza Navona der Kardinal Baronio lange Jahre residiert hatte, erhebt in seinem Maleitraktat schon nicht mehr den Anspruch, neue »dogmata Fidei« zur Bilderfrage aufzustellen, sondern er beschränkt sich darauf, »pios tradere mores«.[80] Dieses historische, nicht mehr so sehr kultische Interesse, das auch Borromeos Kollektion von Heiligenporträts bestimmt, hat in Baronio einen Hauptvertreter gefunden. Als einer der ersten hat er die neu entdeckten Katakombenmalereien ausgewertet und ihm verdanken es die Oratorianer, daß sie zu den Mitbegründern der christlichen Archäologie gerechnet werden müssen.[81] Baronio hat dieses dokumentarische Interesse auch kritisch gewendet, wo er etwa ein Grundaxiom strenger Bildergläubigkeit: daß Lukas ein Maler gewesen sei, als eine fromme Legende entlarvte.[82] Die vorurteilsfreie, aufklärerische Geschichtsforschung bildete auch die Basis, auf der sich Baronio und Justus Lipsius, der sich wegen seiner Schrift über die »Virgo Hallensis« heftigen Angriffen ausgesetzt fand, freundschaftlich begegnen konnten[83], und von der aus begreiflich wird, daß der scharfsinnige Lipsius-Schüler Kaspar Schioppius über der Lektüre von Baronios »Annales Ecclesiastici« konvertierte.[84] Das kulturhistorische Bewußtsein, das die christliche Tradition als einen frei verwertbaren Anspruch versteht, erbringt auch dem Bildtabernakel eine ganz neue Unbefangenheit. Angesichts dieser Voraussetzungen und Anforderungen erscheint es kaum noch als Zufall, daß der Stifter des neuen Altarbildes für die römische Oratorianerkirche die einzige Bedingung stellt, daß es von Peter Paul Rubens zu malen sei.[85]

V.

Rubens' Altarwerk für SS. Maria in Vallicella e Gregorio Magno zu Rom, das heute als eines der best erforschten Einzelunternehmen nicht nur des Künstlers, sondern des Frühbarock überhaupt gelten darf, bildet eine Peripetie in der Geschichte des Bildtabernakels.[86] In einer außergewöhnlichen Fülle künstlerischen und archivalischen Materials ist die Auseinandersetzung mit der überlieferten Problematik der Gattung dokumentiert und schließlich zu einer künstlerischen Gestalt gereift, welche das Bildtabernakel befähigt, eine Grundform des barocken Altars zu werden.

Der Beschluß der römischen Oratorianer vom 2. 8. 1606, der die Verbringung des wundertätigen Gnadenbildes der *Madonna di Vallicella* auf den Hochaltar ihrer Chiesa Nuova anordnet, hat Diskussionen ausgelöst, die noch in einem Dekret vom Jahre 1612 festgehalten sind: »Oftmals ist darüber gesprochen worden, daß man die Madonna an den Ort zurückbringen wolle, woher sie weggenommen wurde, nämlich über den Altar nächst der großen Eingangstür.«[87] Seit 1581 war das Gnadenbild in der ersten Kapelle des linken Seitenschiffes verehrt worden, und dort war es möglicherweise schon in einem Bildtabernakel untergebracht. Denn am 2.9.1593 läßt der neu gewählte Superior der Kongregation, Cesare Baronio, zum Schutze der Bilder bei den neu einsetzenden Bauarbeiten in der Kirche anordnen, daß alle Gemälde in der Kirche abgedeckt werden sollten, »mit Ausnahme des Madonnenbildes, das man wegen der Verehrung, die das Volk ihm entgegenbringt, unverdeckt lassen soll; doch nur die Madonna, nicht auch das Bild«.[88] Ebenso bezeichnend wie dieser Zusatz, der ein Rahmengemälde meinen könnte, ist, daß die Ausnahmeregelung mit dem Hinweis auf die »devozione del Popolo« begründet wird. Es sind gewiß die gleichen Rücksichten auf das Frömmigkeitsbedürfnis des Volkes gewesen, welche 1606 die Widerstände gegen eine Versetzung des Gnadenbildes auf den Hochaltar hervorrufen werden.[89] Daß man sie dennoch vornahm, deutet auf sehr bestimmte Absichten.

Obwohl Baronio seit seiner Erhebung zum Kardinal 1596 nicht mehr unmittelbar die Leitung der Bruderschaft innehatte, blieb er doch nach innen und nach außen der spiritus rector der Kongregation. Diese Einflußnahme scheint Baronio in seinen letzten Lebensjahren, vor allem als er seit 1605 wieder bei den Oratorianern wohnte, intensiviert zu haben.[90] Da er sich stets die künstlerischen Belange der Bruderschaft hatte angelegen sein lassen, blieb er bis zuletzt der maßgebliche Ratgeber für künstlerische Fragen aus dem Oratorium.[91] Sein Testament vom 10.1.1606 belegt diese Seite seiner Zuständigkeit, und die Anregung, an die Stelle des bisherigen Altarbildes, das die Mariengeburt zeigte[92], ein neues zu setzen, kann als Konsequenz eines Passus' des Testamentes sich ergeben haben, worin es heißt, der Kardinal habe ursprünglich den Wunsch gehegt, in seiner Titelkirche SS. Nereo ed Achilleo beigesetzt zu werden, doch aufgrund der Bitten seiner Ordensgenossen habe er darin eingewilligt, daß seine Grabstätte in der Chiesa Nuova eingerichtet werde.[93] Nach seinem Tode am 30.6.1607 wurde ihm und seinem Freunde, dem Kardinal Tarugi, der sich 1606 von seinem Erzbischofsstuhl in Siena ebenfalls in das römische Oratorium zurückgezogen hatte, auf der Epistelseite der Kirchenapsis ein ehrenvolles Epitaph gesetzt.[94] In den Besprechungen über seine letzte Ruhestätte scheint Baronio mit den Patres übereingekommen zu sein, am Hochaltar ein grundlegendes Revirement vornehmen zu lassen, als dessen wichtigster Bestandteil das alte Gnadenbild über dem Hochaltar erscheinen sollte. In dieser neu zu erstellenden geistlichen Aura im Chorhaupt der Kirche sollte das Gnadenbild aus der Rolle einer zufälligen Beigabe der Oratorianerkirche in die Rolle eines Sinnbildes der Kongregation überwechseln. Darin bekundet sich das eigentümliche Verdienst des Baronio, der gemeinsam mit dem wendigen Kardinal Tarugi und gegen die Skepsis des Gründerheiligen Filippo Neri, der stets an dem spontanen Charakter der Bruderschaft festgehalten hatte, den Geist der Kongregation auf ein universales Reformziel verpflichtet hat.[95] Wie Baronio seine monumentale Kirchengeschichte, deren weltweiten Ruhm er der Idee des Oratoriums dienstbar zu machen wußte, unter das Zeichen der Vallicella-Madonna, die als »Signum Magnum« auf den Titelblättern seiner »Annales« figuriert, gestellt hatte, so sollte jetzt das Gnadenbild auch in das Zentrum der Mutterkirche rücken, wo seine Wirkung den Segen reflektierte, der über der ganzen Bruderschaft lag.[96] Diesem Bestreben, die *Madonna di Vallicella* in ein repräsentatives, öffentliches Emblem zu

16 Peter Paul Rubens, Sieben Heilige, Zeichnung, London, Sammlung Burchard

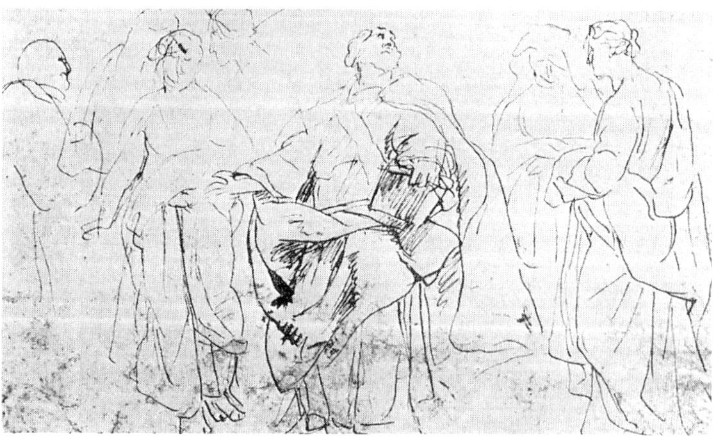

verwandeln, widersetzte sich das volkstümliche Verlangen nach einer möglichst intimen, taktilen Nähe zu dem wundertätigen Bild. Doch dieses Verlangen, dessen Gefahren Baronio und sein Mitstreiter Bellarmin sehr scharf gesehen haben, mußte den strengen Kardinal nur bestärken, das Gnadenbild dem Volke ferner zu rücken und aus dem Zusammenhang mit dem Altarsakrament der Eucharistie wirksam werden zu lassen, aus welchem Zusammenhang jede Bild- und Reliquienverehrung erst ihre kultische Relevanz bezog.[97] Die Versetzung des Gnadenbildes bedeutet im Hinblick auf die Frömmigkeitsbedürfnisse des Volkes einen reformerischen Akt; in ihm ist die der Geschichte des Bildtabernakels immanente Antinomie gegenwärtig. Und es war die Aufgabe des Altarbildes, die neuen Beziehungen, in die das Gnadenbild in der neuen Umgebung gesetzt war, dem Volke zu verdeutlichen und zu erläutern.

So wie Rubens auf Kardinalsebene an den wichtigsten Auftrag, der in Rom damals zu vergeben war, herangekommen ist, so stehen ihm bei den Vorarbeiten zu seinem ersten Altarbild für die Vallicella zunächst wohl die Wünsche des Kardinals Baronio vor Augen. In einer ersten, rasch skizzierten Zeichnung tastet sich der Künstler an sie heran (Abb. 16)[98]. Er ordnet sieben Heilige im Sinne einer oberitalienischen Abwandlung der »Madonna in Gloria«; ein Heiliger tritt als Hauptträger des Geschehens hervor, während die übrigen Heiligen mehr als Begleitpersonen hinzukommen.[99] Indem Rubens seinem Hauptheiligen die Gestik und die Erscheinung des Homer aus Raffaels Parnaß zugrundelegt[100], läßt er ihn als einen inspirierten, mit Vollmacht predigenden Vermittler vor die Gläubigen treten. Diese Figur stellt mit Sicherheit den Heiligen Gregor dar, dessen Dominanz der Hauptgesichtspunkt in der Komposition des ersten Altarbildes bleiben wird. Die Hervorhebung dieses Heiligen ergab sich primär daraus, daß Gregor neben der Madonna der zweite Patron der römischen Oratorianerkirche war. Doch Baronio ist es gewesen, der dieses Doppelpatronat, wenn nicht gar angeregt, so doch in besonderer Weise mit ihm sich identifiziert hat. Ein Jahr nach dem Umzug in die neue Kirche berichtet Baronio von seinem Glück darüber, daß man Gregor zum Mitpatron der Kirche machen konnte, denn es sei am Namenstag dieses Heiligen gewesen, daß er sechs Jahre zuvor von schwerer Krankheit genesen sei, und überhaupt habe er sich immer als einen Schüler dieses Kirchenvaters, von dem er auch Reliquien besitze, betrachtet.[101] Als Baronio 1577 in San Giovanni dei Fiorentini, wo die Oratorianer zuerst untergekommen waren, die Abschiedspredigt hielt, soll sich eine Taube

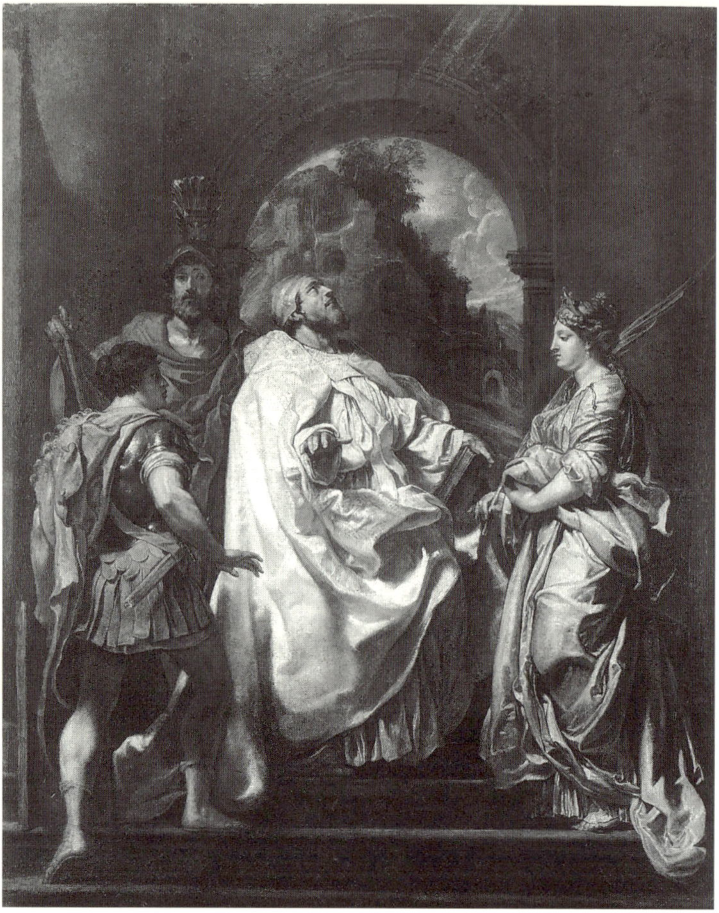

17 Peter Paul Rubens, Die Heiligen Gregor, Domitilla, Maurus, Papianus, Staatliche Museen zu Berlin, Gemäldegalerie, Stiftung Preußischer Kulturbesitz

in der Kirche niedergelassen haben und nach Abschluß des Gottesdienstes zur Chiesa Nuova vorausgeflogen sein.[102] Die Taube war das Attribut Gregors des Großen, und unter Anspielung auf Baronios Bevorzugung dieses Heiligen wurde der Leiter des Oratoriums nach seiner Ernennung zum Protonotar des Papstes Clemens VIII. als »figliuolo della Colomba« begrüßt.[103] Im Hinblick darauf, daß Baronio ein Memorandum über das Amt des Papstes aus der Sicht Gregors verfaßt hatte, mag Federigo Borromeos Vermutung, daß bei einer Wahl des Baronio ein zweiter Gregor auf den Papstthron gelangt sein würde, wohl begründet gewesen sein.[104] In seiner Titelkirche SS. Nereo ed Achilleo, wo seiner Überzeugung nach Gregor eine Homilie gelesen hatte, ließ Baronio den Papst an hervorgehobener Stelle malen, »wie er vom Throne herab predigt, und um und unter ihm das Volk zuhört; das hat dem Papst so gut gefallen, daß viele Kardinäle, in deren Kirchen Gregor ebenfalls Homilien gelesen hat, mich nachahmen wollen«.[105] Und als Baronio die Oratorianer ersuchte, seine letzten Lebensjahre unter ihnen verbringen zu dürfen, tat er es unter dem Versprechen, »dem Volke die Dialoge Gregors zu erläutern«.[106] Diese Absicht des Kardinals hat Rubens mit seiner ersten Zeichnung gleichsam untermalen wollen, doch tut er es so, wie er es gelegentlich auf eine andere Zeichnung geschrieben hat: »liegerissimamente da primo colpo per dimostrar solo il pensiero mà poi si farebbono li dissegni come anco la pittura con ogni studio e diligenza.«[107] Eine erste in diesem Sinne vorgenommene Detaillierung ist in einer Zeichnung zur Heiligen Domitilla überliefert.[108] Als habe er sich nur schwer von einer geistreichen Formulierung trennen können, hat Rubens an dieser Figur lange festgehalten, bis er deren statuarische Selbstbezogenheit schließlich doch auflockerte. Die Zeichnung ist fast wörtlich übertragen in das Berliner Modello, welches der Künstler wohl der Kongregation nach der Sitzung vom 2.8.1606 als den geforderten Beweis seines Könnens vorgelegt hat.[109] Obwohl es sich nur um eine Probearbeit handelte, hat Rubens doch die einschlägigen ikonographischen Elemente des künftigen Altarbildes zu einem präzisen Gedankengefüge geordnet. Gregor ist jetzt ganz ins Profil gewendet (Abb. 17). Er tritt nicht mehr aus dem Bild heraus auf die Gemeinde zu, sondern bleibt im Bilde und agiert stellvertretend für die Gemeinde. In dem Heiligen Maurus links hat Rubens die bildöffnende Vermittlergestalt aus Correggios *Madonna di San Giorgio* (Dresden) in eine eher bildsperrende Rückenfigur umgewandelt, die Gregors Entfaltungsraum gleichsam abschirmt.[110] Gregor reagiert nicht direkt auf das Gnadenbild, das als vorgegebene Bekannte ausgespart bleiben konnte, sondern auf den von oben rechts eindringenden Lichtstrahl, der ihn von dem Bilde ablenkt und ihn auf die ursprüngliche Quelle der bildlichen Gnadenvermittlung hinweist. In Gregors Gestus, mit dem noch Heinrich IV. im Medicizyklus das Bild seiner künftigen Frau begrüßen wird, mischt sich etwas von dem Fürbittegestus, den Rubens später auch die Heiligen Ignatius und Franz von Xavier vollziehen lassen wird.[111] Mit dieser allein auf das Geschehen um das Gnadenbild gerichteten Aktion und Reaktion Gregors ist dessen Aussagefunktion zu einer bildtheologischen Position gewendet. Gregor galt, vor allem auch seitdem das Tridentiner Bilderdekret seine Kernsätze wieder aufgegriffen hatte, als der exemplarische Vertreter einer reinen christlichen Bildlehre, und als solcher spielt er in der gegenreformatorischen Kontroverstheologie eine wichtige Rolle.[112] In seiner Kirchengeschichte hat Baronio Gregors Stellungnahme zu den Bildern ausführlich behandelt und bei dieser Gelegenheit die historiographische Ebene durchbrochen, um zu fragen: »Wer unter den Christen ist heute noch so töricht und verblendet, daß er, wenn er sich vor einem Bilde niederkniet, sagen würde, er bete die über das Holz des Bildes gepinselten Farben an?«[113] Die Warnung vor einem Rückfall in die heidnisch-antike Idolatrie ist wohl nicht grundlos ein Topos zumal der gegenreformatorischen Bildtheologie geworden.[114] Und stets wird auf Gregor den Großen als denjenigen Papst hingewiesen, der die christliche Bildlehre gegen den antiken Bildkultus nicht nur theoretisch, sondern auch praktisch durchsetzte.[115] Wenn die Arkadenöffnung zwischen rahmenden Halbsäulen, vor der Rubens Gregor erscheinen läßt, als die Umdeutung einer Travée des Tabulariums am Kapitol angesehen werden kann, und wenn der Landschaftsausblick den Palatin meint, wie er vom Tabularium aus sich darbietet, dann wären die Schauplätze angegeben, auf denen nach einer alten Überlieferung Gregors Kampf gegen die Idolatrie sich abgespielt hätte. Denn auf dem Kapitol und dem Palatin hat Gregor, einem in der Gegenreformation wiederbelebten locus classicus gemäß, die antiken Bibliotheken vernichtet »et Ymagines ydolorum truncari fecit.«[116] Die antikisierte Drapierung der Heiligen Domitilla, Maurus und Papianus verdeutlichte wohl Gregors genuin christliche Bilderfahrung, die nach Rubens' Berliner Modello von der Imago weg zum Licht als der ursprünglichen göttlichen Wirkquelle führt.

Die Gegenwart der Soldatenheiligen Maurus und Papianus auf dem Hochaltar der Vallicella verwies auf die Reliquien, die seit 1590 in dem Altar der Kirche aufbewahrt wurden, wodurch die Oratorianer zum Kult dieser Heiligen, deren Bildnisse man an hohen Festtagen vor dem Hauptportal der Kirche ausstellte[117], angehalten waren. Dagegen waren weder von Domitilla, noch von den Heiligen Nereus und Achilleus, welche Rubens der Flavierin bald zugesellen wird, Reliquien in der Chiesa Nuova vorhanden.[118] Sie repräsentieren auf dem Altarbild das geistliche Legat, das Baronio persönlich in das Oratorium eingebracht hat, indem er seine Titelkirche, in die er die Reliquien der Heiligen Domitilla, Nereus und Achilleus feierlich hatte überführen lassen, in die Obhut der Oratorianer gab.[119] Da sie zugleich den Ort beschwören, an dem Baronio ursprünglich begraben sein wollte, wird nachdrücklich deutlich, wie sehr die markante Persönlichkeit des Baronio für Rubens' erstes Altarwerk bestimmend war.

Wenn ein Stich des J. B. de Wit als eine ungefähre Wiedergabe einer ersten Zeichnung von Rubens angesehen werden darf, die den Gesprächen über das Berliner Modello vor der offiziellen Auftragserteilung Rechnung trug[120], dann hätte der Künstler die lehrhafte Exklusivität des Berliner Modello in leichter lesbare, erzählerische Formen gekleidet. Dadurch, daß einerseits Maurus und Papianus dem Heiligen Gregor, andererseits Nereus und Achilleus der Heiligen Domitilla wie höfisches Begleitpersonal zugeordnet sind, inszeniert Rubens ein Zusammentreffen zweier Gruppen nach dem altvertrauten Schema einer Begegnung vor der Pforte. Statt der fast enigmatischen Andeutung von historischen Schauplätzen erscheint die Architektur zum Hofe eines Palastes umgestaltet. Die päpstliche Mitra akzentuiert Gregors hierarchische Stellung deutlicher als die Kalotte. Durch eine leichte Wendung des Unterkörpers zum Betrachter vollzieht Gregor seine Unterweisung wieder mehr zur Gemeinde hin. Die Taube übernimmt die Funktion des Lichtstrahls. Über dem Torbogen erscheint mit der ovalen Kartusche ein erster Vorschlag zur Plazierung des Madonnenbildes, zu dem Nereus und Achilleus hochblicken, und das von Putti mit Fruchtgirlanden geschmückt wird. Dieses Ehrungsmotiv sowie die Anordnung des Bildes an der Rückwand eines Hallenprospektes bringen traditionelle Elemente in die Komposition.[121] Die Auflockerung der Szene im Sinne einer »istoria« berücksichtigt Gregors Diktum, wonach das Bild das Buch der geistig Armen ist und beherzigt Bellarmins Ansicht, wonach auch noch in der Darstellung eines Einzelheiligen eine Historie mit angelegt sein sollte.[122]

Die Zeichnung in Montpellier, die Rubens auf der Sitzung vom 25.9.1606 den Oratorianern wohl als einen offiziellen Entwurf vorgelegt hat, geht noch weiter in dieser Richtung (Abb. 18)[123]. Gregor, jetzt auch mit Zepter in der Rechten, hat sein Buch einem Putto überlassen, ein anderer Putto macht sich an der Schleppe zu schaffen, ein dritter drän-

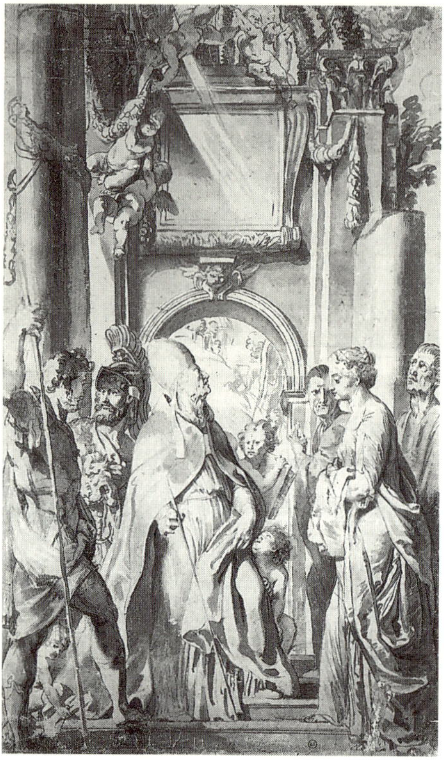

18 Peter Paul Rubens, Die Heiligen Gregor, Domitilla, Maurus, Papianus, Nereus und Achilleus, Montpellier, Musée Fabre

gelt sich an ihn heran, um den Papst, den jetzt weder Taube noch Lichtstrahl anrufen, auf das Bild aufmerksam zu machen, zu dem sich Gregor aus einem Vorwärtsschreiten jäh zurückwendet. Auf Seiten Domitillas ist Nereus hervorgetreten und versucht die Kaisertochter ins Gespräch zu ziehen oder auf das Bild hinzuweisen, das auch Achilleus wahrnimmt. Maurus und Papianus haben die Hellebarden gewechselt und in ihren betonten antikisierten Physiognomien erscheinen sie noch ausdrücklicher in der Rolle einer tuschelnden Leibgarde. Die Puttenschar hat ihre Schmucktätigkeit verlegt. Sie ergänzen die recht verfallene Säulenhalle zu einer Girlandenlaube, womit sie der Madonna eine ähnliche Ehrung bereiten, wie sie auf Mantegnas *Madonna della Vittoria* erstellt worden war.[124] Während sich die Heiligenszene zu einer Peripetie zuspitzt, erscheint das Madonnenbild selbst, für das als Alternative des verein-

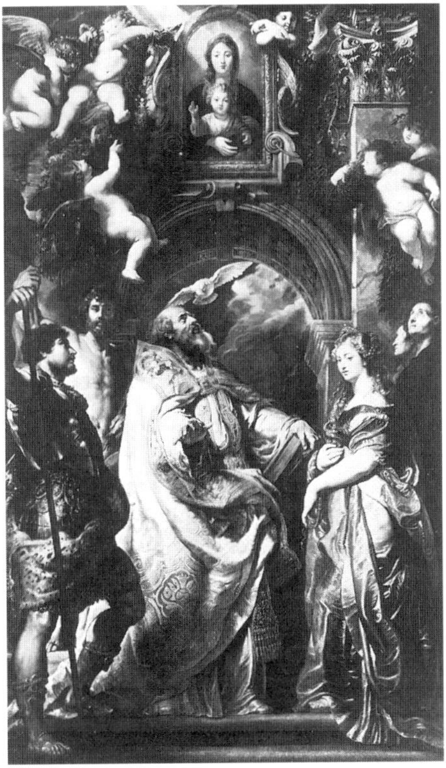

19 Peter Paul Rubens, Die Heiligen Gregor, Domitilla, Maurus, Papianus, Nereus und Achilleus vor dem Bild der Madonna di Vallicella, Grenoble, Musée de Peinture et de Sculpture

fachten quadratischen Rahmens auch ein ovaler Umriß vorgesehen ist[125], jetzt buchstäblich in einem neuen Lichte. Der Himmelstrahl ist wieder eingeführt, doch kommt er nicht von der Seite und trifft nicht mehr direkt auf Gregor, sondern er haftet nur noch am Gnadenbild. Durch ihn ist das Gnadenbild ausgezeichnet und wird es erst ins rechte Licht gerückt, denn ohne diese »manifestazione della potenza divina«, die das Bild erst bemerkenswert macht, wäre Gregor seinen Weg wohl weitergegangen. Die Lehre vom bildlichen Prototyp ist zum »Falken« einer »istoria« geworden.

Die Endfassung des ersten Altarbildes, das sich heute in Grenoble befindet, koordiniert die wesentlichen Ergebnisse der Vorarbeiten zu einer ebenso eindringlich wie gelassen sich darbietenden Bildwirkung (Abb. 19). Die Travée des Tabulariums aus dem Berliner Modello ist zu einem monumentalen Triumphbogen weiterentwickelt, dessen Attikazone an hervorgehobener Stelle das Madonnenbild präsentiert. Dieses ist nicht mehr beiläufiger Schmuck einer Hallenarchitektur, sondern ein zentrales Moment des architektonischen Bedeutungsträgers, der das Bild bis an die vorderste Bildebene vorschiebt. Der Triumphbogen bietet einen angemessenen Rahmen für die jetzt aus sich heraustretende römische Kaisertochter Domitilla, deren Reliquien Baronio in einem feierlichen Zug über die Via Sacra durch die Ehrenbögen ihrer flavischen Ahnherrn hatte leiten lassen.[126] Der Bogen erinnert zugleich an Baronios Bemerkung, daß ihm mit der Übertragung der Titelkirche SS. Nereo ed Achilleo nunmehr ein anspornendes Vierergespann vor Augen stünde, denn die Heiligen Nereo und Achilleo bildeten zusammen mit Domitilla und Gregor eine »Quadriga«, auf deren Ruhmeswagen Maria die Zügel halte.[127] Die architektonischen Glieder des Triumphbogens dienen zur strengen Abgrenzung der oberen Sphäre des Madonnenbildes von der unteren der Heiligen. In Höhe des Bogenansatzes schließen sich die Köpfe der Heiligen nahezu isokephal zu einer Horizontalen zusammen. Erzählerische Motive sind nach oben verlegt, unten taucht kein Putto mehr auf, wie ja auch die Einwirkung des Lichtstrahls auf die obere Bildhälfte beschränkt bleibt. Die Taube wird von aufsteigenden Wolken in die Bogenöffnung getragen, wo sie Gregor, dessen bares Haupt sie mit ihrem Flügel fast berührt, wie zur Zwiesprache über das Zeichen, das am Gnadenbild geschieht, aufsucht. Die rechte Hand Gregors mit dem deutenden Zeigefinger leitet den Gnadenerweis an die Gläubigen weiter, und Domitilla begleitet Gregors Fürbittegestus zur Gemeinde hin mit einem zuversichtlichen Blick, den auch Papian, der, seines martialischen Aufzuges entkleidet, durch den nackten Oberkörper zum Wahrheitszeugen herangereift ist, bekräftigt. Papians Hand an der Hellebarde trifft sich wie im Fächerspiel mit der des Heiligen Maurus; beide haben sich von der Gefolgschaft Gregors freigemacht, sie sind ihm nur noch im geistigen Sinne zugeordnet. Wie Papian und Domitilla Gregors Bewegungsäußerung zur Gemeinde hin begleiten, so folgen, in chiastischer Entsprechung, die Blicke der Heiligen Maurus und Achilleus Gregors Hinwendung zu dem Geschehen, das über ihnen das Gnadenbild in eine neue Würde einsetzt. Das Bild der Madonna ist am Triumphbogen von dem Rollwerk der Kartusche festgeschraubt, ganz im Gegensatz zu einer überlieferten Disposition, in der die Attikazone des Triumphbogens lediglich als Folie für die visionäre Erscheinung des Bildes diente.[128] Den Eifer der schmückenden

Putti hat Rubens zu einer novellistischen Einlage genutzt. Während die beiden rechts mit ihrer Dekorationsarbeit fertig sind und sich Ruheplätze gesucht haben, wächst unter den dreien links der Tatendrang und müssen sie sich anfeuernde Zurufe von rechts gefallen lassen. Das erzählerische Motiv lockert das zeremonielle Ehrungsritual. Mit dem Putto, der sich oben hinter dem Gnadenbild verkrochen hat, und der mit dem rechten Ärmchen durch das Madonnenbild hindurchgreift, auf seine Weise die Verlegenheit seiner Gehilfen kommentierend, hat sich Rubens einen geradezu kecken Kunstgriff für den Hinweis einfallen lassen, daß es sich bei dem Madonnenbild um eine »mit Farbe bepinselte« Leinwand handelt.[129] Denn daß dem Gnadenbild als Bild nur deshalb Ehre gebührt, weil ein göttlicher Ratschluß es zufällig ausgezeichnet hat, ist auch hier, wie schon in der Zeichnung in Montpellier, durch einen intensiven, gezielt hinweisenden Lichtstrahl deutlich gemacht.

Diese bildtheologische Insistenz auf strenge Unterscheidung hat wohl auch auf die künstlerische Formensprache zurückgewirkt. Die entschiedene Trennung zwischen der erzählenden Sphäre des Madonnenbildes und der mehr sachlich angelegten der Heiligen entspricht der individualisierten, streng ausgesonderten, charaktereigenen Prägnanz, in der die einzelnen Figuren gegeben sind. Keine emotive Bewegung reißt die Heiligen aus der Verantwortung zu verbindlicher Stellungnahme. Die verhaltenen kommunikativen Ausdrucksgesten vollziehen sich aus einer subjektiven Bestimmtheit, die ihnen zugleich das Objektive und Exemplarische mitteilt, das Rubens diesen Heiligen, denen er ganz zuletzt noch die Märtyrerpalmen aus der Hand legte, ausdrücklich zugebilligt hat.[130] Die durch stoffliche Kontrastwirkung, durch Lichtführung und plastische Modellierung immer deutlicher herausgearbeitete körperliche Dichtigkeit der einzelnen Heiligen; die eigene feste Standfläche, die sie auf den Treppenstufen vor dem Triumphbogen, der als Rückhalt unten entbehrlich wird, beziehen; die greifbare Konsistenz, welche die Heiligen kennzeichnet, dies alles bezeichnet zugleich das Maß der künstlerischen, geistigen und geistlichen Selbstverantwortung, dessen man sich im humanistischen Umkreis von Rubens damals neu bewußt wurde, und das sich hier, dank der Förderung Baronios, ein Denkmal setzen konnte. Diese Selbstbestimmung, die sich in dem Gemälde objektiviert hat, macht es begreiflich, daß Rubens das Bild schließlich mit nach Antwerpen nahm, um es über dem Grabe seiner Mutter neu zur Wirkung kommen zu lassen.[131]

VI.

Rubens hatte das Altarbild Mitte Juni 1607 soweit fertig, daß er nur noch die Versetzung des Gnadenfreskos abzuwarten brauchte. Da er selbst angibt, daß die Überführung erst Mitte September vorgenommen werden könne, ist zu vermuten, daß die Patres das Gnadenbild bis zum Hauptfest ihrer Kirche, der Geburt Mariä am 8. September, an dem bisherigen Ort belassen wollten.[132] Doch bereits Ende Juni stirbt der Kardinal Baronio, der geistige Mentor von Rubens' Altarschöpfung, welche nun gleichsam in einem geistigen Vakuum hing. Sofort mischen sich denn auch in das allgemeine Mißvergnügen darüber, daß das neue Altarbild bei seiner Aufstellung Ende Dezember durch die starken Lichtreflexe ungenießbar war, erneut diejenigen Stimmen, denen sowohl die Entfernung des Gnadenbildes als auch die rationale, distanzierende Intention des Altarblattes Unbehagen verursachen mußte. In dem Dekret vom 30.1.1608, in dem die Ergebnisse der Beratungen nach dem Eklat festgehalten sind, ist nicht, wie Rubens es vereinfachend drei Tage später an Chieppio berichtet, davon die Rede, daß die Patres eine Wiederholung des ersten Altarbildes auf Licht resorbierendem Schiefer haben wollten, vielmehr wird dort der Wunsch geäußert, der Künstler möge die Komposition »von der Mitte nach oben hin« verändern, »denn so wie er es gemacht hat, hat es nicht gefallen«. Die wörtliche Formulierung – »mutandolo circa l'inventione del mezzo in sopra« – bezieht sich nicht nur auf den oberen Bereich der Madonna, sondern auf das wesentlichste Moment der Gesamtkomposition, auf die Beziehung der Heiligen unten zu dem Madonnenbild oben, in der die aufgeklärte Bildlehre des Baronio zur Anschauung gebracht war.[133] Diese zunächst nur negative Forderung der Patres, die wohl noch innerhalb des gegebenen kompositionellen Rahmens zu realisieren war, wendet Rubens, der die neuen Überlegungen wohl sogleich als eine Chance zu neuer Bewährung aufgriff, in seinem Brief an seinen Interessenvertreter in Mantua, Chieppio, positiv zu einer »libertà di variare ... la copia«[134], worin sich das Vertrauen in seine künstlerische Fähigkeit, das je Gegebene sich anzuverwandeln, manifestiert.

Wenn die Absicht der Patres auf eine unmittelbarere, emotional nachvollziehbare Beziehung der Heiligen zum Gnadenbild zielte, dann ist die Skizze aus der Sammlung A. Seilern das einzige bildliche Zeugnis, welches diesem Wunsch im Rahmen der bisherigen Bildanlage weit entgegenkam (Abb. 20).[135] In ihr sind die Heiligen allesamt von

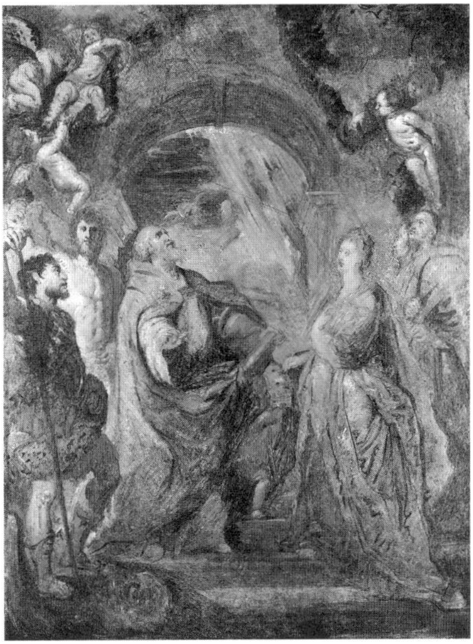

20 Peter Paul Rubens, Die Heiligen Gregor, Domitilla, Maurus, Papianus, Nereus und Achilleus, London, Sammlung Graf Seilern

Wallungen des Gefühls belebt, die sie ganz dem Gnadenbild zuwenden. Allseits einbrechende Lichtfluten reißen Domitilla aus ihrer vornehmen Gelassenheit, lösen ihre Hände zu gefühlvollem Gestus und zum sensiblen Halten des Palmenwedels, strecken gleichsam ihren schlank gewordenen Körper in dem mit schnellen Faltenbahnen hochgeführten Gewand und lassen sie den Blick sentimental zum Bild der Madonna emporrichten. Da alles Licht auf Domitilla fällt, tritt auf Seiten Gregors die Taube in flatternde Aktion. Barhäuptig, seine linke Hand erregt um das Buch pressend, hat Gregor seine Mitra einem wieder herabgestiegenen Putto überlassen und wendet sich mit gerecktem Hals, aus zielstrebig gerafftem Mantel, wie nach plötzlichem Anruf, zu dem Madonnenbild hoch. Während Papian im wesentlichen der gleiche bleibt, ist Maurus ebenfalls von seiner Gelassenheit zu neuer Gespanntheit geweckt. Seine Gestalt reckt sich schlanker an der Hellebarde hoch, seine Linke hat sich von dem enger herangezogenen Tigerfell zurückgezogen, seine Rechte steigert die Konsonanz mit Papians Linken zum staccato, sein struppigeres Haar intensiviert den schmachtenden Blick. Auch bei Achilleus unterstreicht ein empfindsames Händespiel den mit

Staunen erfüllten Blick. Der Triumphbogen ist höher, weiter und luftiger geworden, souverän übersteigt er die Heiligenszene. Die Bogenöffnung fängt eine weite Himmelslandschaft ein, die zusätzliche Lichtstrahlen von oben nach unten einströmen läßt. Das Gnadenbild wäre höher, feierlicher und lockerer eingebunden gewesen, Licht und Girlanden hätten es wie zum Feste zubereitet. Die Puttengruppen, deren liebenswürdiger Erzählzusammenhang erhalten bleibt, rutschen um einiges tiefer, wodurch sie einerseits das Madonnenbild in einsamer Höhe größere Autonomie gewinnen lassen, andererseits die Trennung der Bildbereiche verschleifen helfen, indem sie die Blickbahnen, die von den seitlichen Heiligen her aufsteigen, unmittelbar nach oben weiterleiten. Rubens hat durch bravourös eingesetzte Ausdrucksmittel die Grundzüge seiner prima idea wohl noch zu retten versucht. Möglicherweise fällt in diese Zeit auch ein Versuch, den Triumphbogen ganz preiszugeben und das Madonnenbild über verzückten Heiligen von einer Engelschar auf Wolken herantragen zu lassen.[136] Doch mußte Rubens bald gewahr werden, daß der neu zu erstellende Bildsinn kaum mit den Elementen, die dem ersten gedient hatten, künstlerisch zu bewältigen war. Vielleicht kam aus dem Oratorium der Wink, der den Künstler auf die Möglichkeiten hinwies, welche die von Zuccari und Pomarancio geschaffenen Kompositionen mit den um ein Emblem versammelten Engelsscharen für seine neue Aufgabe anboten. Solche Anregungen führten den Künstler zugleich zur Tradition des Bildtabernakels hin, das mit Vasaris und Francias Beispielen (vgl. Abb. 9) bereits die Verehrung des Einsatzbildes durch Engel vorgeführt hatte.[137] In der Tat scheint Rubens erst jetzt konkret mit der Gattung des Bildtabernakels konfrontiert worden zu sein. Weder technische noch ikonographische Anhaltspunkte lassen darauf schließen, daß in dem ersten Altarbild das Gnadenbild anders denn als Kopie erscheinen sollte.[138] Zwar weist sowohl das Dekret vom 2.7.1606 als auch Rubens' Bemerkung gegenüber Chieppio, wonach das Altarbild erst nach der Überführung des Gnadenbildes, mit dem es zusammenhinge, enthüllt werden könne, unmißverständlich darauf hin, daß das Gnadenbild im Bereich des Hochaltars gegenwärtig sein sollte, doch über die Form seiner Bezugsetzung zum Altarbild schweigen sich die Quellen aus.[139] Eine radikale, aber vom theologischen Standpunkt durchaus denkbare Möglichkeit wäre gewesen, das Gnadenbild, für das ja auch kaum ein Rahmenbild vorstellbar war, welches es ästhetisch nicht disqualifiziert hätte, ganz hinter dem Altarbild verschwinden und es von der Kopie im

Altarbild vertreten sein zu lassen. Eine zweite, und wahrscheinlichere Möglichkeit könnten Rubens eigene Worte andeuten, wonach »la Madonna va commessa nella sommità del quadro mio«, wenn man unter »sommità« jenen Aufzug über dem Altarbild verstehen kann, in den später der Kruzifixus des Berthelot gehängt wurde.[140] Wenn die Patres in ihrem Dekret vom 24.4.1608 feststellen, der Künstler wolle nunmehr die Madonna in »die Mitte des Bildes« setzen, dann meinen sie damit die Umwandlung des ersten Altarbildes in ein Bildtabernakel, das ihrem Wunsche nach einer eindeutigen Präsentation des Gnadenbildes entgegenkam.[141] Nicht nur war darin vielleicht die Erinnerung an die ursprüngliche Unterbringungsweise in der Seitenschiffkapelle aufbewahrt worden. Vielmehr ließ die neue ikonographische Disposition, in der das Hauptbild die Engel um das Gnadenbild geschart zeigen sollte, während die Heiligen ganz ausschieden, um auf Seitenbildern links und rechts vom Hochaltar in eine räumliche und geistige Distanz zum Gnadenbild zu rücken, das Beziehungsfeld in Erscheinung treten, das auch in früheren Bildtabernakeln durch die Triptychon- oder Polyptychonform einer stärkeren Hervorhebung des Gnadenbildes gedient hatte (vgl. Abb. 10, 11). Von Baronios Konzeption blieb schließlich nur soviel übrig, daß man die Heiligen Domitilla, Nereus und Achilleus an der Wand der Epistelseite anbrachte, wo auch das Epitaph für den Kardinal gesetzt war. Es waren weder ikonographische Einzelheiten, die das erste Altarbild revisionsbedürftig machten, noch auch formale Bedenken seitens der Patres oder des Künstlers, die einen künstlerischen Neuansatz provozierten, sondern es war eine grundsätzlich neue geistliche Funktion, welche die Patres dem Altarbild zugedacht hatten, die den Künstler vor eine neue praktische, ikonographische und künstlerische Aufgabe stellte.

Rubens' Rahmenbild (Abb. 21) versetzt das Gnadenbild in eine rein himmlische Umgebung, deren Boden die Wolken, deren Bewohner die Engel und deren Agens die Lichtmassen sind. Hatten Zuccari und Pomarancio in einer ähnlichen ikonographischen und kompositionellen Konstellation den Gegenstand der Verehrung fixiert, an den Himmel geheftet, und hatten sie ihm, ähnlich wie Francia (vgl. Abb. 9) und Vasari, die Engel im Sinne eines festgelegten Zeremoniells zugeordnet, so weiß Rubens die vielfältigen Vorgegebenheiten zu einer nahezu dramatischen Handlung zusammenzubinden. Himmlische Lichtfluten brechen und spalten die dichte Wolkendecke auf, lösen das Gnadenbild aus deren festem Verband und lassen Wolkenbahnen hervorquirlen, von

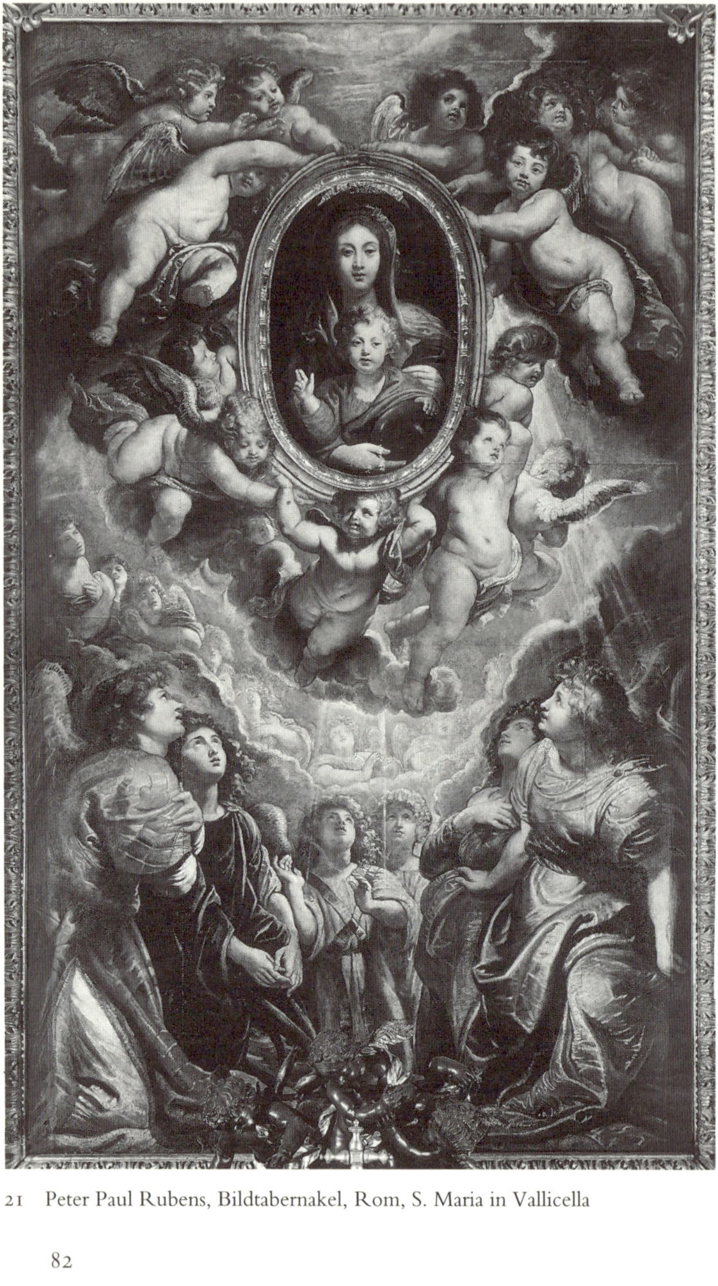

21 Peter Paul Rubens, Bildtabernakel, Rom, S. Maria in Vallicella

denen aus die Schar der Putti mit Eifer, Ernst und Geschicklichkeit den Weitertransport des Madonnenbildes besorgen. Während das Gnadenbild auf Reisen geschickt wird, bleiben die himmlischen Heerscharen zurück. Die Cherubim formieren sich zu einer Ehrencour und entfalten in grüßenden, freudigen und wehleidigen Ausdrucksgesten die ganze Skala der Abschiedsrhetorik.[142] Das Gnadenbild ist im Begriff, in den Kirchenraum geflogen zu werden, und so stehen jetzt im Chorraum links und rechts des Altars unter den Seitenfenstern jeweils in Dreiergruppen die sechs Heiligen zum festlichen Empfang bereit. Gregor ist in eine Reihe mit den Heiligen Maurus und Papian getreten, sein Gesichtsausdruck verklärt sich, ein Putto trägt ihm die Mitra voraus. Gegenüber versuchen die Heiligen Nereus und Achilleus die sehnsüchtiger Erwartung hingegebene Domitilla mit sprechenden Gesten auf die momentane Gegenwart der Madonna hinzuweisen. Putti sind bestellt, die Heiligen festlich zu bekränzen und den Weg mit Palmen und Blumen zu bestreuen.[143]

Eine Reihe von Zeichnungen und Skizzen hat die sinnfällige Prägnanz des Endergebnisses vorbereitet. Die Zeichnung der Albertina (Abb. 22) zeigt das Madonnenbild aus größerer Ferne, wie es tief im Himmelsraum heranschwebt. Entsprechend ist die Anstrengung der Putti gesteigert; sie hängen in drei Trauben an dem Bild, ein großer Cherubim hat sich ihnen oben rechts helfend zugesellt, ein anderer fliegt verkündigend voraus. Die Cherubim, die im Vordergrund knien, erwarten die Ankunft mit leidenschaftlicher Erregung.[144] In der Farbskizze der Wiener Akademie ist das Bild weiter nach vorne gebracht, die antreibende Kraft des Lichtes ist etwas gedämpft, doch die Putti rücken etwas dichter um das kleine gefaßte Madonnenbild zu einer konzentrierteren Aktion. Die Wolken sind allenthalben von den himmlischen Hierarchien besetzt, die vorderen Cherubim haben sich in Reih und Glied geordnet, der ekstatische Gestus des vorderen Engels rechts mildert sich zu einem Gruß- und Geleitgestus.[145] – In der Endfassung sind die Ansätze geklärt. Das Gnadenbild ist jetzt an der vordersten Bildebene angekommen. Die Zahl der tragenden Putti ist um einen vermehrt, die der verabschiedenden Engel von acht auf sechs reduziert und zu klaren Zweiergruppen geordnet. Der zweite Cherubim von links hat seinen bewegten Gestus der ausgestreckten Arme mit demjenigen der fromm über den Knien zusammengeführten Hände, in dem der rechts weggefallene Cherubim sich geäußert hatte, vertauscht. Auch der Gestus der über der Brust wie zur Anbetung zusammengelegten Hände, der ein-

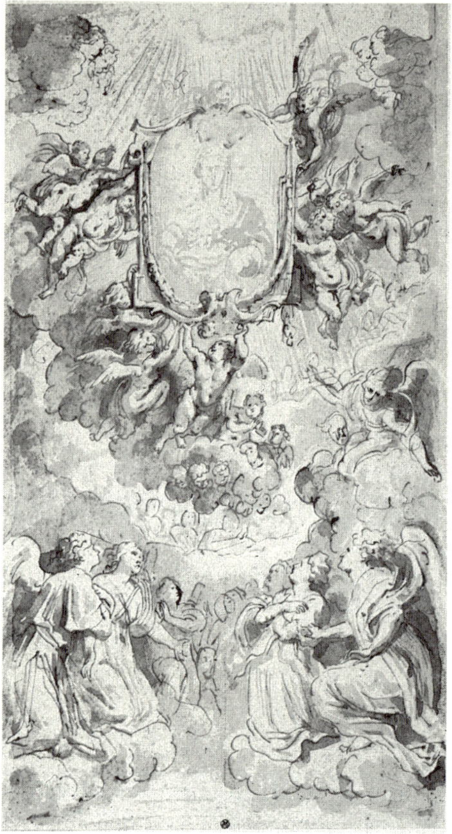

22 Peter Paul Rubens, Zeichnung zur Madonna di Vallicella, Wien, Graphische Sammlung Albertina

zige, mit dem Pomarancio monoton seine Cherubim zu versehen vermochte, wurde von Rubens eliminiert.[146]

In zwei Blättern aus London haben sich auch Vorzeichnungen zu den Heiligenbildern erhalten. Das eine, noch ohne die kränzenden Putti, spiegelt wohl ein früheres Planungsstadium wider, in dem Rubens die Heiligen, wohl in Korrelation zur Albertina-Zeichnung, einheitlicher in eine stärkere Gefühlsrichtung bringt. Der Putto mit der Mitra steht still, wo er in der Endfassung kräftig voranschreitet. Gregor hätte sein Buch unter den Arm genommen, mit schmachtendem Blick hätte er die weit geöffnete Hand erwartungsvoll ausgestreckt, wo er in der Endfassung das Buch wieder vorstemmt, durch den bauschigen, reich verzierten

Mantel wieder an Konsistenz gewonnen hat, und wo er mit der Rechten die Fahrt des Madonnenbildes zur Gemeinde hin weiterleitet. Auch Maurus wandelt sich von einem raffaelesken, hingebungsvollen Jüngling zu einer stämmig gelassenen Vermittlergestalt. Nach dieser Londoner Zeichnung liegt noch eine Arbeitsschicht, die in Zeichnungen aus Chantilly und London dokumentiert ist, welche den Heiligen die eindringliche Gelassenheit geben, die sie dann in der Endfassung voll besitzen.[147]

Das Madonnenbild selbst, dessen Rahmen Rubens in der Albertina-Zeichnung und in der Skizze der Akademie noch phantasievoll variiert hatte, hat in der Endfassung (vgl. Abb. 21) einen einfachen, schmucklosen Rahmen erhalten. Vielleicht weniger aus kultischen als aus ästhetischen Gründen hat man sich, wie 1502 in Aquileia, im römischen Oratorium dazu entschlossen, vor das originale, an der Rückwand der Apsis befestigte Gnadenfresko (Abb. 23) einen kupfernen Einsatzschild zu setzen, der das Madonnenbild in Rubens' Komposition vertrat.[148] Rubens' Bildidee forderte das Madonnenbild in der vordersten Bildebene. Die Kopie der *Madonna di Vallicella* ist gegenüber derjenigen im Grenobler Bild kräftiger herausmodelliert und nach vorn geholt. Die Nikopoia des Originals (Abb. 23) ist zu einer Hodegetria umgestaltet; die menschliche Selbstverständlichkeit fügt sich williger in die Atmosphäre des Rahmenbildes als die majestätische Strenge des Originals. Rubens eliminiert aus dem alten Bild die herrschaftlichen Attribute; die Krone fällt ebenso weg wie die Heiligenscheine und die den Thronteppich haltenden Engel. Die thronende Madonna wird zu einem Halbfigurenbild, das nicht mit der Kniepartie des thronenden Christus abschließt. Am unteren Rand schiebt sich der Arm der Maria so entlang, daß ihre Hand den gegenüber Grenoble wesentlich vergrößerten Weltball, der im Original in Christi Schoß ruht, bequem erreichen kann. Der Arm Mariä ist auch die Brüstung, auf die das Kind seinen Ellenbogen stützen kann, um den Segen mit kindlicher Unbefangenheit, nicht mehr mit herrschaftlich gewaltiger Hand zu spenden.[149] Auch farblich hat Rubens das Madonnenbild seiner Himmelslandschaft angepaßt. Das Tizianrot im Kleid des linken Cherubim im Vordergrund kehrt in dem Hemd, das dezente Violett des rechten in dem Obergewand des Christuskindes wieder. Das tiefe Blau von Marias Kleid ist eine Konzentration der blauen Abstufungen in der Engelreihe und am Himmel. Das goldgelbe Haar des Kindes findet sich jenseits des goldenen Rahmens wieder in der Engelcour und an den Wolkenrändern, die vom göttlichen Lichte gestreift werden.

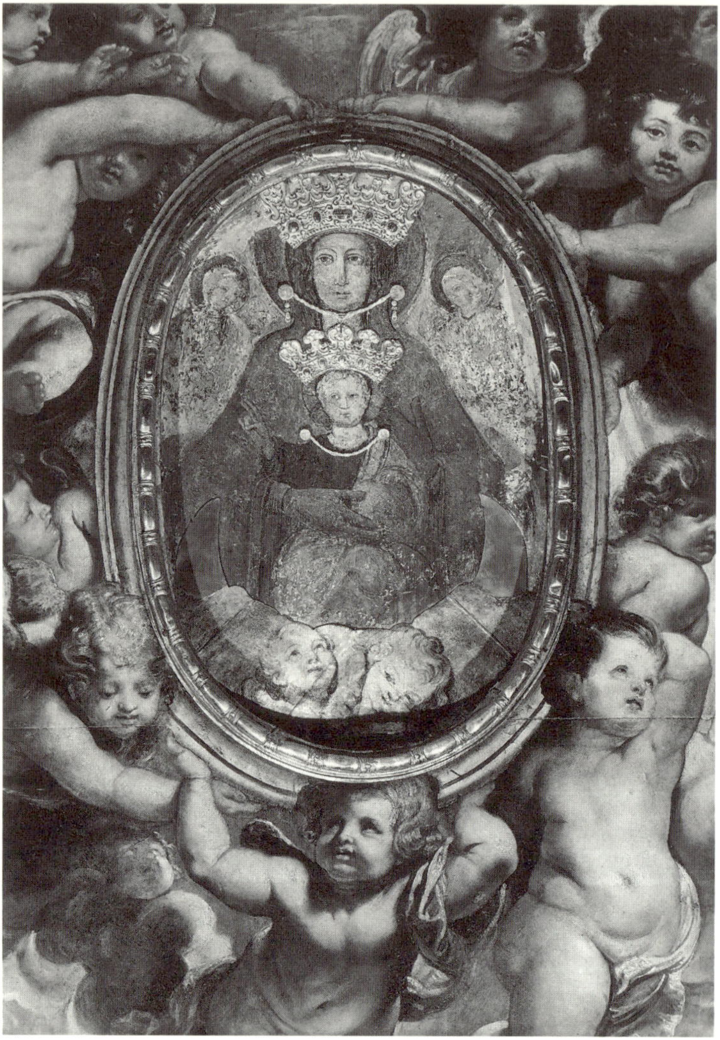

23 Gnadenbild der Madonna della Vallicella, Fresko, Rom, S. Maria in Vallicella

So erscheint das Madonnenbild wie eine Partikel des Himmels, die in die Welt entsendet wird. Blickt man aus der Perspektive der Gattungsgeschichte auf Rubens' Bildtabernakel zurück, so ist es dem Bildtabernakel von Francesco Francia (vgl. Abb. 9) am nächsten verwandt. Beide Künstler haben die vorgegebene Spannung zwischen Einsatzbild und Rahmenbild so gewendet, daß dieses jenes gleichsam aus sich herauslockt. Hatte jedoch Francia diesen Gedanken innerbildlich angelegt und das Madonnenbild in die Atmosphäre des Rahmenbildes eingesenkt, so treibt Rubens das Gnadenbild aus dem Rahmenbild geradezu heraus und läßt er Heilige auf gleicher Ebene mit den Beschauern antreten, um diesen den Vorgang zu vermitteln und nahezubringen. Dieser energetische Zug bezeichnet zugleich eine epochale Wende in der allgemeinen Geschichte des christlichen Altarbildes: Es bietet sich nicht mehr als ein passives Verehrungs- oder Repräsentationsziel an, welches die Initiative des Gläubigen voraussetzt und erwartet, sondern als ein aktives Energiezentrum, das selbst auf die Gläubigen hinwirkt. Diesen bis in das 18. Jahrhundert hinein gültigen Gehalt, welcher der positiven Seite von Rubens' Denken entsprach wie das erste Altarbild der kritischen, gewinnt der Vallicella-Altar nicht mehr dank seiner Zugehörigkeit zur Gattung des Bildtabernakels, vielmehr hat Rubens ihm diese Bedeutung *trotz* jener Zugehörigkeit abgewonnen. Ein Kunstwerk, das sich in der bloßen Gattungsfunktion auflösen ließe, bliebe in seinem Wert auf den zufälligen Gebrauchswert reduziert. Der Nutzen einer Gattungsgeschichte der Kunst beruht nicht darin, daß sie Gesetze bereitstellt, unter die das Kunstwerk sich subsumieren ließe. Der Rang eines Kunstwerks läßt sich eher daran messen, ob und wie weit es die festgesetzten Schranken der Gattung zu übersteigen vermag.

Anmerkungen

Diese Arbeit entstand im Zusammenhang mit meinen Untersuchungen zur Entstehung und Entwicklung der »Sacra Conversazione«. Dem Vorstand des Vereins zur Erhaltung des Kunsthistorischen Instituts in Florenz danke ich, daß er mich durch ein zweijähriges Stipendium gefördert, dem Direktor des Florentiner Instituts, Herrn Professor Dr. Ulrich Middeldorf, daß er durch sein anregendes Interesse sowie durch seine vertrauensvolle Liberalität Einfluß auf meine Arbeit genommen hat. Herrn Dr. J. Müller Hofstede, Bonn, habe ich für freundliche Hilfe bei der Beschaffung der Rubens-Photos und für stete Gesprächsbereitschaft zu den Fragen dieser Arbeit zu danken.

1 Unter diesem Namen hat K.-A. Wirth im Reallexikon zur Deutschen Kunstgeschichte, Bd. IV, Stuttgart 1958, Sp. 1006 bis 1019 die Gattung eingeführt. Da Wirth die Geschichte der Gattung erst mit Fontana und Rubens einsetzen läßt, schließt diese Studie ab, wo der Artikel im RDK anfängt.

2 Das Bild von 1782 aus dem Museum in Weimar wurde von Wirth (s. Anm. 1), Sp. 1013 in diesem Zusammenhang erwähnt und abgebildet. Daneben könnte dann aber etwa auch Botticellis Brustbild eines Jünglings aus den Uffizien genannt werden, dem ein Medaillon mit dem Bildnis Cosimo Medicis eingesetzt ist. Vgl. R. Salvini: Tutta la Pittura del Botticelli, Mailand 1958, Bd. 1, Abb. 47.

3 Das Bestimmungswort in dem Kompositum ist so verstanden worden von P. Schubring: Cassoni, Leipzig 1923, Nr. 593, 665, 698 u. ö.; von M. Wackernagel: Der Lebensraum des Künstlers in der Florentinischen Renaissance, Leipzig 1938, S. 184, und auch noch von H. Hager: Die Anfänge des italienischen Altarbildes, München 1962, Unterschrift unter Abb. 182: »Retabel als Träger eines Einsatzbildes«.

4 Vgl. G. Richa: Notizie Istoriche delle Chiese Fiorentine, Bd. X, Florenz 1754, S. 187f., wo er zu unserer Abb. 10 den Archivar Cambiagi zitiert: »tabernaculo di un' Immagine di Maria ...«. Vgl. auch »Guida artistica di Siena«, 1883, S. 152 über unsere Abb. 12: »la Vergine che è nel tabernaculo ...«, und über den gleichen Gegenstand »Guida da Siena«, 1905, S. 100: »un tabernaculo che richiude una Madonna«. – Die Patres von S. Martino in Siena bezeichnen so auch heute noch ein in ihrer Kirche befindliches Bildtabernakel des Gamberelli.

5 Hager (s. Anm. 3), S. 52, Abb. 55; weitere Beispiele ebda., S. 46ff.

6 Eine Zusammenstellung und Besprechung toskanischer Beispiele bringt H. Caspary: Das Sakramentstabernakel in Italien bis zum Konzil von Trient, Diss. München 1964, S. 68ff.

7 Vgl. D. Westphal, in: Bull. Intern. de l'Acad., Yougoslave à Zagreb, Bd. IX, 1937, S. 12, Abb. 16. – Den Hinweis auf dieses Beispiel verdanke ich Herrn Dr. Wolfgang Wolters.

8 Vgl. etwa Antonin: Summae Sacrae Theologiae, Venedig 1582, Pars III, tit. 12, cap. 7, § 2, S. 174. Oder Gabriele Paleotti: Discorso intorno alle Imagini Sacre e Profane (1582), hrsg. v. P. Barocchi, Bari 1961 (= Tratatti d'Arte del Cinquecento, Bd. II), Kap. XXXI, S. 251. Und Caspary (s. Anm. 6), S. 88ff.

9 Vgl. zur Geschichte des Bildes R. Kennedy: Alessio Baldovinetti, New Haven 1938, S. 165ff., 192f. Kennedy bemerkt, es handle sich um eine Art von »picture-tabernacle«.

10 G. Baglione: Le vite de' Pittori ..., Neapel 1733, S. 247: »... e sonvi intorno diversi puttini, e da basso alcuni Angeli in ginocchione, che addorano il SS. Sacramento, e reveriscono la B. Vergine«. – Zur Abbildbarkeit Gottes vgl. Antonin (s. Anm. 8), III, 12, 9, § 1: »Sed quia in nouo testamento Deus factus est homo, potest in imagine corporali adorari«.

11 Thomas von Aquin: Summa Theologica, 2 II 94 2 ad 1; 94,4r; 103,2r.

12 Paleotti (s. Anm. 8), Kap. XXXII, S. 257.

13 Interessant und richtig ist in diesem Zusammenhang die Argumentation bei H. Hager (s. Anm. 3), S. 107: »Dieser Umtand der Ablösung des historischen Bildes durch einen Nachfolger scheint Garrison undenkbar zu sein. Seine Auffassung jedoch, daß man das sogenannte ›wundertätige Bild‹ wegen seiner ›Verdienste um den Sieg von Monteaperti‹ nicht hätte ersetzen wollen, beruht auf einer unzutreffenden Vorstellung von den bildtheologischen Anschauungen und kulturgeschicht-

lichen Gepflogenheiten des Mittelalters. Da Bilder nicht Träger autonomer Wirkfähigkeit sind, ist die Ersetzung von verehrten Ikonen durch Nachfolger, auf die dann die Verehrung übertragen wird, ein häufig zu beobachtender Vorgang ...« Unsere Frage muß sein, seit wann und warum die Bildverehrung am überlieferten Objekt sich festklammert.

14 Vgl. W. und E. Paatz: Die Kirchen von Florenz, Frankfurt/M., Bd. IV, 1952, S. 499f.

15 Vgl. Hager (s. Anm. 3), S. 134, 150 und Abb. 182.

16 Zu dem Londoner Bild Pisanellos vgl. R. Brenzoni: Pisanello, Florenz 1952, Taf. XLV. Zur Madonna vgl. die Louvre-Zeichnung: M. Fossi Todorow: I Disegni del Pisanello, Florenz 1966, S. 160, Nr. 285 v. Daß dem Madonnenbild deutlich der byzantinische Eleusa-Typ zugrundeliegt, festgestellt bei R. Dölling: Byzantinische Elemente in der Kunst des 16. Jahrhunderts, in: Aus der Byzantinischen Arbeit der DDR, Bd. II, 1957, S. 159. – Die Stelle aus G. Dominici: Governo di Cura Familiari, abgedruckt in: Prosatori volgari del Quattrocento, besorgt von C. Varese, Mailand-Neapel 1955, S. 25f.

17 Antonin (s. Anm. 8), III, 12, 9, § 1, wo Thomas' Stellungnahme paraphrasiert und die Entscheidung Gregors d. Gr. zustimmend kommentiert wird. Vgl. auch § 4: »... duplex est motus in imaginem. Unus est ipsam imaginem inquantum est quaedam res, puta lignum vel lapis et huiusmodi. Alius in imaginem inquantum imago est representativa alicuius. Et inter hos motus est ista differentia, quia primus motus quo quis monetur in imaginem prout est quaedam res est alius a motu qui est in rem cuius, scilicet est imago. Secundus motus qui est in imaginem inquantum imago est unus et idem cum illo qui est in re. Igitur si consideramus imaginem Christi et sanctorum inquantum est quaedam res, puta lignum vel pictum vel sculptum, sic nulla reverentia est exhibenda, quia reverentia non debetur nisi rationali creaturae. Sed si consideramus imagines Christi vel sanctorum repraesentatas si reverentiam et adorationem exhibere debemus sicut in ipsis. ... Et sicut intelliges illud, venerabiles imagines Christiani non Deos appellant nec serviunt eis ut Deis, nec spem salutis ponunt in eis, nec ab eis expectant futurum iudicium, scilicet prout sunt quaedam res, sed memoriam et recordationem primitiuorum venerantur eas et adorant, idest inquantum imagines.«

18 Vgl. Jacob Burckhardt-Gesamtausgabe, Bd. XII, Berlin–Leipzig 1930, S. 379 in dem Altarbild-Aufsatz die Beobachtungen »zu dem großen allgemeinen Phänomen, dem Mächtigwerden eines Privatgeschmackes in der Kunst ...« – Zum Folgenden vgl. auch S. Ringbom: Icon to Narrative, Åbo 1965, S. 30ff.

19 Burckhardt (s. Anm. 18), S. 311ff., 338 in dem Aufsatz über »Die Sammler«.

20 Zu dieser retrospektiven Strömung vgl. E. Kühnel: Francesco Botticini, Straßburg 1906, S. 24f.

21 Die beiden großen Arbeiten Burckhardts über »Das Altarbild« und »Die Sammler« beschreiben jeweils die offizielle und die private Geschmacksströmung. Sie sind als Pendants zu verstehen, die stets aufeinander hinweisen: »Die alte unleugbare Anlage der Nation, welche die große kirchliche und öffentliche Kunst ... geschaffen und getragen hatte, traf jetzt, wie es scheint, mit einer Wendung im Privatleben und in der Denkweise vieler Einzelnen zusammen ...« (Die Sammler, S. 379). Vom Hausaltarbild betont B., daß ihm »ein sehr großer seelischer Einfluß auf das Altarbild zuerkannt werden muß«, indem etwa »das Liebliche und Mütterliche eher vom Hausaltar auf den Kirchenaltar übergegangen ist als umgekehrt«; von

ihm erwartet B. auch für das erzählende Altarbild »einen besonders deutlichen Wink« (Das Altarbild, S. 41, 104f.). Vom Bildtabernakel lassen sich auch einige Angaben über »die große vorgängige Hauptfrage« zu den Auftragsverhältnissen, die B. ausklammern mußte, erschließen. – Wölfflin hat diesen grundlegenden Aufsätzen nur die formalen Kriterien für die Klassik bis in Einzelheiten entnommen, nicht jedoch die in ihnen enthaltenen historischen Perspektiven.

22 Vgl. zur Geschichte des Oratoriums Angelo M. Bandini: Lettere XII della Città di Fiesole (1786), Siena 1800, S. 139 und Dionisio Brunori: L'Eremo di S. Girolamo di Fiesole, Fiesole 1920, S. 31f. – Zu dem Bild auch Kühnel (s. Anm. 20), S. 31f. und Martin Davies, Cat. Nat. Gal.: The Earlier Italian Schools, London 1951, Nr. 227.

23 Brunori (s. Anm. 22), S. 32 meint, es handle sich um die Frau des Girolamo di Piero Cardinale Rucellai, Marietta Pazzi, weil die Ehe kinderlos blieb. Nach Auskunft von Luigi Passerini: Genealogia e Storia della Famiglia Rucellai, Florenz 1861, S. 57, Taf. VII könnte es sich bei dem Stifter allerdings auch um jenen anderen Girolamo Rucellai handeln, der von 1428 bis 1516 gelebt hat, und der von zwei Frauen eine Tochter und zwei Söhne hatte.

24 Burckhardt: Das Altarbild (s. Anm. 18), S. 37. Vgl. dazu auch G. Passavant: Andrea Verrocchio als Maler, Düsseldorf 1959, S. 40ff.

25 Bildtabernakel mit eingesetzten Heiligenbildern: S. Lorenzo in Bagno a Ripoli (Foto Sopraintendenza Florenz Nr. 841); Chioggia, S. Giacomo (Foto Caprioli); Florenz, S. Marco von Matteo Rosselli nach einem Vorgänger von Simone Ferri (vgl. Paatz, s. Anm. 14, Bd. III, S. 26, 43); das gleiche Dominikusbild eingesetzt bei Paolo de Matteis in Rom, S. Maria sopra Minerva, Cap. S. Domenico; eine Reihe solcher Bildtabernakel findet man in S. Michele in Foro zu Lucca, wo sich auch eines der schönsten Beispiele eines Altarbildes findet, auf dem nur Heilige erscheinen; es stammt von Filippino Lippi. Die Heiligen um einen Hauptheiligen geschart findet man vor allem in Venedig (B. Vivarini, Frarikirche; Cima, Mailand, Brera, Nr. 176; Mantegna, ebda., Nr. 200), aber auch in der Toskana (R. del Garbo, Abtei von Vallombrosa, 1500; oder Andrea del Sarto, Uffizien, Nr. 8395). Hier liegt wohl auch der ikonographische Stammbaum für Dürers *Vier Apostel.*

26 Über die Zuschreibungen vgl. B. Berenson: Florentine School, London 1963, Bd. I, S. 126, 145, sowie Paatz (s. Anm. 14), Bd. IV, S. 478, Anm. 11.

27 Die Zuschreibung an den gleichen Künstler bei Berenson (s. Anm. 26), S. 147. Zum Œuvre des Meisters vgl. Thieme-Becker: Künstler-Lexikon, Bd. 37 (1950), S. 298.

28 Vgl. dagegen G. Rondoni: Arte e Storia nel Convento e Chiesa de' SS. Jacopo e Lucia di S. Miniato al Tedesco, in: Misc. Stor. del Valdelsa, Jg. XII, 1904, S. 11f., wo aufgrund der Tatsache, daß Giovanni Chiellini (gest. 1461!) in SS. Jacopo e Lucia eine Cosmas und Damian geweihte Kapelle besaß, vermutet wird, das Bild stamme dorther. Eine Stiftung Chiellinis aber kann das Bild nicht sein – wie im Bol. d. Accad. degli Enteleti, Nr. 38, 1966, S. 19 angegeben wird. Aus der Kirche SS. Trinità der Misericordia kam das Bild in das Museum zu S. Miniato.

29 Vgl. G. Piombanti: Guida alla Città di S. Miniato al Tedesco, San Miniato 1894, S. 63.

30 Das Alinari-Foto Nr. 42693 von 1930 enthält bezeichnenderweise die Angabe, die Madonna stamme von Agnolo Gaddi.

31 Zur »Madonna in Gloria« vgl. H. Wölfflin: Die Klassische Kunst, 7. Aufl.

München 1924, S. 138; B. Berenson: The Drawings of Florentine Painters, 2. Aufl. Chicago 1938, Bd. I, S. 148 sowie M. Putscher: Raphaels Sixtinische Madonna, Tübingen 1955, S. 76ff. – Zur Herleitung von der »Madonna dell' Umiltà« M. Meiss: The Madonna of Humility, in: Art Bull. XVIII, 1936, S. 447f. und jetzt mit wichtigen ergänzenden Beispielen M. Boskovits: Der Meister der Santa Verdiana, in: Mittlgn. d. Kh. Inst. in Florenz, Bd. XIII, 1967, S. 31ff., bes. S. 40, Anm. 19.

32 Burckhardt: Das Altarbild (s. Anm. 18), S. 47, 93f.

33 G. Swarzenski: Donatello's *Madonna in the Clouds* and Fra Bartolommeo, in: Bull. of the Mus. of Fine Arts Boston, Bd. XL, 1942, S. 67, 76 (»anticipation of Sistine Madonna«).

34 Giorgio Vasari: Le Vite de' più eccellenti Pittori, Scultori e Architettori, hrsg. v. G. Milanesi, 2.Aufl. Florenz 1906, Bd. IV, S. 176f. und Bd. II, 416f. (im folgenden zitiert als »Vasarie-Milanesi«).

35 In den Uffizien, Florenz, Nr. 1477. Der Zusammenhang wurde erkannt von H. Kauffmann: Donatello, 2. Aufl. Berlin 1936, S. 69 und Anm. 213; Swarzenski, der die Zusammenhänge weiter verfolgte, bildet auf S. 69 eine Rekonstruktion des Ensembles ab, die dann auch den kritischen Erwägungen von H. Janson: Donatello, Princeton 1957, Bd. II, S. 86ff. standgehalten hat.

36 Swarzenski (s. Anm. 33) hat vor allem ästhetische Motive auf Seiten des Auftraggebers vermutet. Doch vgl. zu Pugliese als Auftraggeber Wackernagel (s. Anm. 3), S. 282f.

37 Vgl. V. Lusini: Il Duomo di Siena, Siena 1911, S. 108ff. L. hat wegen der nischenartigen Vertiefung vermutet, ursprünglich sei für diese Stelle eine Skulptur geplant gewesen. Doch ist das Grabmal, das die Piccolomini ihrer Mutter in Rom, S. Agostino, einrichten ließen, in gleicher Weise mit einem Madonnenbild versehen. Vgl. Caspary (s. Anm. 6), S. 79f.

38 Das Gemälde kam nach Aufhebung des Klosters 1808 in die Kirche S. Maria dell' Umiltà, in deren Sakristei es sich heute befindet. Vgl. G. Tigri: Pistoia e il sua territorio, Pistoia 1854, S. 217. – Zu S. Mercuriale G. Dondori: Della Pietà di Pistoia, Pistoia 1660, S. 121ff.

39 Darüber ausführlich G. Beani: S. Maria dell' Umiltà, 2. Aufl. Pistoia 1889, S. 17ff.

40 Die Inschrift auf dem Bild nennt das Datum 1493 sowie die Äbtissin Scholastica als Auftraggeberin.

41 Baubeginn 1494 unter Ventura Bitoni und dann Vasari; der Hochaltar von Pietro Tacca. Vgl. Beani (s. Anm. 39), S.27ff.

42 So beschreibt Peter Tiegler, der mich freundlicherweise auf dieses einzige Beispiel vor Rubens, in dem ein Einsatzschild Verwendung gefunden hat, aufmerksam machte, das Altarwerk in Reclams Kunstführer: Oberitalien Ost, Stuttgart 1965, S. 47.

43 Vgl. E. Ruhmer: Francesco del Cossa, München 1959, Abb. 45. Über die Geschichte des Gnadenfreskos vgl. U. Beseghi: Introduzione alle Chiese di Bologna, Bologna 1956, S. 208ff.

44 Vgl. Vasari-Milanese, Bd. III, S. 545; C. Malvasia: Le Pitture di Bologna, Bologna 1686, S. 82; A. di Paolo Masini: Bologna Perlustrata, Bologna 1666, S. 352 und J. Burckhardt: Cicerone, Leipzig 1925, S.796. Von den Seitenfresken wird die Geburt Christi allgemein Giacomo Francia, die Heimsuchung dem Bartolommeo Ramenghi zugeschrieben. Zur Rahmenarchitektur vgl. J. B. Supino: L'Arte nelle Chiese di Bologna, Bologna 1938, S. 146.

45 Foto Sansoni Nr. 3285. In der Eremitanikirche.

46 Foto Anderson Nr. 6137. In der ersten rechten Seitenschiffkapelle von San Petronio; Zur Geschichte Beseghi (s. Anm. 43), S. 24.

47 Zur Geschichte des Oratoriums vgl. Paatz (s. Anm. 14), Bd. V, S. 90ff.; zum Hochaltar ebda. S. 93f.

48 Sie wurde 1931 gestohlen und ist jetzt durch eine Madonna des gleichen Künstlers ersetzt. Richa (s. Anm. 4), Bd. X (1762), S. 188 meinte wohl diese Madonna, die er Fra Angelico zuschrieb: vgl. Paatz (s. Anm. 14).

49 Die Inschrift am Boden besagt: »S. Bernardi et Petri de Binis et suorum MDXXV«.

50 Vgl. A. Jansen: Leben und Werke des Sodoma, Stuttgart 1870, S. 159ff.; E. Carli im Katalog der »Mostra delle opere di Sodoma«, Vercelli-Siena 1950, Nr. 29–31, wo die Vermutung ausgesprochen wird, die Tafeln des Nicolo da Tolentino und des S. Michele hätten zeitweise als Türen gedient. – Das Dokument, das die Einrichtung des Altares im April 1530 meldet, ist publiziert bei H. Cust: G. A. Bazzi, London 1906, S. 197.

51 Vasari-Milanesi, Bd. VI, S. 392.

52 Wohl weil es sich um eine der ersten Darstellungen des Heiligen in Italien handelte, ist der Heilige oft mit dem späteren Heiligen Alfonso verwechselt worden. Wenn H. Cust (s. Anm. 50) das Dokument vom 26.4.1530 richtig gelesen hat, dann läge die Verwechslung schon früh vor; vermutlich aber ist die Stelle aufgrund der falschen Angabe bei C. Faccio: Il Sodoma, Vercelli 1902, S. 162ff. auch falsch gelesen worden. Von dem Pferd soll Karl V. gesagt haben, er gebe für ein solches Tier gerne seinen ganzen Marstall her. – Auf dem Buch des Nicola die Inschrift: »Veritatem Meditabitur Guttur Meum et Labia Mea Detestabuntur Impium«.

53 Burckhardt: Der Cicerone (s. Anm. 18), S. 895.

54 Vasari-Milanesi, Bd. VI, S. 395.

55 Es scheint schon länger in verwahrlostem Zustand zu sein, denn ein »Prophet von Siena«, der nach E. Jacobsen: Sodoma und das Cinquecento in Siena, Straßburg 1910, S. 55 dargestellt gewesen sein soll, war wohl auch damals nur noch in der Phantasie zu erschließen. – Vgl. im übrigen zum Aufbewahrungsort und zur Geschichte des Bildes P. I. Urgieri Azzolini: Le Pompe Sanesi, Pistoia 1649, Bd. II, S. 354; G. della Valle: Lettere Sanesi sopra le Belle Arti, Rom 1786, Bd. III, S. 236; Faccio (s. Anm. 52), S. 150. Über die Benennung siehe Anm. 4.

56 Vgl. H. Jedin: Entstehung und Tragweite des Trienter Dekrets über die Bildverehrung, wiederabgedruckt in: Ders.: Kirche des Glaubens, Kirche der Geschichte, Freiburg 1966, Bd. II, S. 481ff. Obwohl dieser Aufsatz, der seit seinem Erscheinen 1945 auch von kunstgeschichtlicher Seite immer wieder zitiert wird, an Deutlichkeit nichts zu wünschen übrig läßt, hat er m. W. nie Anlaß gegeben, die nachtridentinische Kunst differenziert zu sehen.

57 Vgl. den vollständigen Text bei J. D. Mansi: Sacrorum Conciliorum Nova et Amplissima Collectio, Bd. 33, Paris 1902, Sp. 171/72.

58 Vgl. den Antonintext in Anm. 17. – Diese von Jedin (s. Anm. 56), S. 498 als »hochbedeutsame« Neuerung des Trienter Dekrets herausgestellte Maßgeblichkeit des Bischofs auch betont bei E. Kirschbaum: L'influsso del Concilio di Trento nell' arte, in: Gregorianum, Jg. 26, 1945, S. 104.

59 Zitiert nach P. Sarpi: Istoria del Concilio Tridentino, London 1757, Bd. I, S. 533.

60 Sarpi, ebda., Bd. II, S. 728, 776; Sforza Pallavicino: Istoria del Concilio di Trento, Mailand 1844, Bd. III, S. 216 und Bd. VI, S. 243ff.

61 Sarpi (s. Anm. 59), Bd. I, S. 533; Paleotti (s. Anm. 8), Bd. III, S. 263: »quando una cosa per sé stessa è buona, o indifferente, non deve esser vietata, si bene alcuni di quella si servissero male«. Emile Mâles an sich bewundernswertes Werk über »L'art religieux après le Concile de Trento«, Paris 1932, bedürfte einer grundlegenden Revision, die nicht so sehr vom hegelschen Geschichtsbegriff getragen wäre, welcher nichts zuläßt, was nicht dem Begriff subsumiert werden kann, und die zu sehen vermag, daß nicht alle ikonographischen Phänomene nach dem Tridentinum neu sind, sondern sich einer alten, andauernden innerkatholischen Reformtendenz anschließen, was Kirschbaum (s. Anm. 58), S. 108 mit Recht gegen Mâle geltend macht. Dazu gehört auch das Bildtabernakel, das von Wirth (s. Anm. 1) geradezu als eine unmittelbare Konsequenz des Trienter Dekrets postuliert wird, wobei aber, wie so oft, immer auch davon ausgegangen wird, das Tridentinum habe die volkstümliche Bildeuphorie fördern und steigern wollen. Gegen diese Unterstellung, welche paradoxerweise den Konzilsvätern nichts anderes als den nur positiv gewendeten protestantischen Vorwurf eines Götzendienstes unterschiebt, ist das eindeutige Urteil Jedins festzuhalten: »Es (sc. das Konzil) legt offensichtlich sehr großen Wert darauf, daß bei der Ausübung des kirchlichen Lehramtes außer der Relativität der Bilderverehrung, das heißt ihrer Beziehung auf die Urbilder, ihr religionspädagogischer Wert in den Vordergrund gestellt wird« (s. Anm. 56, S. 495 und ebda. die Kontinuität dieser Bemühung in der katholischen Kirche seit dem Mittelalter; vgl. auch S. 466, 468ff. – hier die Wendung, daß es sich um ein »katholisches Traditionsgut« handelt –, S. 472, 475ff.). Es kann also keine Rede davon sein, das Tridentinum »exalta sans cesse le culte des images« (Mâle, s. Anm. 61, S. 24), ebensowenig kann von einer »Anbetung« irgendeines Gnadenbildes, wie es in der kunstgeschichtlichen Literatur so oft heißt, gesprochen werden (gegen den Terminus wendet sich auch das Lexikon für Marienkunde, Bd. I, Regensburg 1958, S. 193), vielmehr richten sich alle offiziellen Bemühungen gegen den potentiellen Mißbrauch des Bildkultes durch eine irregeleitete Volksfrömmigkeit: Jedin (s. Anm. 56), S. 468, 495f., und über das allgemeine Phänomen ders., in: Das Weltkonzil von Trient, Freiburg 1951, Bd. I, S. 30 (Zustimmung zu Kirschbaums Kritik an Mâle, unter dessen Eindruck auch Jedin noch 1945, s. Anm. 56, S. 496 stand). Zum Phänomen der Volksfrömmigkeit im Barock vgl. G. Schreiber: Der Barock und das Tridentinum, in: Das Weltkonzil von Trient, Freiburg 1951, Bd. I, und L. A. Veit/L. Lenhart: Kirche und Volksfrömmigkeit im Zeitalter des Barock, Freiburg 1956.

62 Es muß wohl bald in die linke Kapelle gekommen sein, wo es alle Guiden vom 17. bis zum 19. Jahrhundert erwähnen, was aber bei deren gegenseitiger Abhängigkeit durch eine Verwechslung verursacht worden sein kann. Vielleicht hat es eben nur A. M. Zanetti: Della Pittura Veneziana, Venedig 1771, S. 190, wo es als in der rechten Kapelle befindlich genannt wird, wirklich selbst gesehen. Es ist auch nicht ganz sicher, aber doch höchstwahrscheinlich, ob die *Madonna di Loreto* schon immer in dem Bilde saß, und es mag nur die dem 19. Jahrhundert befremdliche Bildform gewesen sein, die in dem Sammelband »Venezia e sue Lagune«, Venedig 1847, Bd. II, S. 335 von der »barbarie di chi annestovi l'immagine di Maria Lauretana« die Rede sein ließ. Der Bildbestand läßt nicht erkennen, daß ein späterer Eingriff stattgefunden hat.

63 Mansi (s. Anm. 57): »... quod si aliquando historias, et narrationes Sacrae Scripturae, cum indoctae plebi expediet, exprimi, et figurari contingerit ...« Vgl. hierzu Anm. 122.

64 Seit C. Ridolfi: Le maraviglie dell' arte (1648), hrsg. v. Hadeln 1914, S. 325 wurde die Szene als »Sposalizio di Maria con S. Gioseffo« angesprochen, bis wieder A. M. Zanetti: Descrizione di tutte le publiche Pitture della Città di Venezia, Venedig 1733, S. 264 genauer hingesehen und darin die Begegnung zwischen Joachim und Anna erkannt hat; er selbst hat sie dann 1771 (s. Anm. 62) aber wieder falsch benannt, obwohl Pier A. Pacifico: Cronica Veneta, Venedig 1736, S. 352 seine Umbenennung übernommen hatte. G. Fiocco: Paolo Veronese, Bologna 1928, S. 187 und mit ihm M. Muraro: Nuova Guida di Venezia, Florenz 1953, S. 274 sehen, gewiß fälschlich, eine Heimsuchung dargestellt. Es ist jedoch sicher die Begegnung zwischen Joachim und Anna, die auch Beccafumi in einem Lünettenfresko im Spedale di Santa Maria della Scala zu Siena ohne die Goldene Pforte dargestellt hat. Vgl. auch die Anm. 65.

65 Paleotti (s. Anm. 8), S. 229. – In dem Bild des Frankfurter Städel (Inv. Nr. 837) des Macrino d'Alba ist ja die Begegnung von Joachim und Anna auch als Initiation des Heilgeschehens gesehen, indem Maria, wie in Verkündigungen Christus, en miniature von Gottvater herabgeschickt wird.

66 Das Bildtabernakel des Fontana, heute im Wilhelm Bode-Museum zu Berlin, ist von Wirth (s. Anm. 1) in die Geschichte des Bildtabernakels eingeführt worden und es blieb das früheste bisher bekannte Beispiel der Gattung. Es ist zuerst beschrieben in dem von Bode und Tschudi besorgten »Verzeichnis der im Vorrat der Galerie befindlichen Gemälde«, Berlin 1886, S. 172, Nr. 1516: »In einer Landschaft kniet links ein Papst, nach dem oberen Bild weisend; dahinter 6 vornehme Frauen. Rechts 9 Männer in Verehrung, darunter ein Fürst. Oben Engel in Wolken«. Es kam 1821 aus der Slg. Solly in das Berliner Museum, von dem es 1837 an das Breslauer Museum weitergegeben wurde. Das »innere Bild« wurde damals dem Simone da Bologna gegeben, was vielleicht den vagen Rückschluß erlaubt, daß Solly das Bild aus Bologna bezogen hat.

67 H. Voss, in: Thieme-Becker, Bd. XII (1916), S. 186 mag das Bild nicht zufällig mit Fontanas ebenfalls in den Berliner Beständen (Nr. 344) befindlichen *Anbetung der Könige* verwechselt haben, eine auf den ersten Blick naheliegende Identifizierung des Themas, die auch A. Venturi: Storia dell' arte italiana, Bd. IX (1933), S. 689 übernommen hat. Wirth (s. Anm. 1), und J. Müller Hofstede, in: Nederl. Khist. Jaarb., Jg. 17, 1966, S. 13, Abb. 6 sehen Stifter und Heilige dargestellt, ohne allerdings einen zu identifizieren; falsch ist die dort gewählte Bezeichnung einer »Anbetung » (s. oben Anm. 61).

68 Leider ist es mir nicht gelungen, diese Vermutung zu erhärten. Es würde voraussetzen, daß man das Thema auch schon früher falsch gelesen hat, wenn man es als das ebenfalls signierte Bild Fontanas zur »istoria de' Magi« identifizieren wollte, welches C. Malvasia: Le Pitture di Bologna, 5. Aufl. Bologna 1766, S. 243 in der Kirche der *Madonna delle Grazie* gesehen hat; noch schwieriger wird die Identifikation dadurch, daß das von Malvasia erwähnte Bild in der Kapelle der Familie Magi hing. Es soll dann in die Kirche S. Salvatore gelangt sein, wo es sich heute jedoch nicht mehr befindet.

69 Paleotti (s. Anm. 8), S. 230.

70 Paleotti (s. Anm. 8), S. 134, wo unter Berufung auf Plato festgestellt wird: »sempre la imagine presuppone un'altra cosa anteriore«. Und S. 260: »... e chi vuole avere questo concetto tratta gli uomini da bestie«.

71 Zur Geschichte der Kirche, der Kapelle und des Bildes vgl. Anon: La Basilica di S. Maria in Castello in Genova, Turin 1910, S. 55ff.

72 Die Geschichte des Hl. Blasius enthielt selbst als Hauptmotiv die Weigerung, antike Idola anzubeten: vgl. J. de Voragine: Legenda Aurea, Berlin 1963, S. 210–214.

73 Zur Geschichte des Oratoriums vgl. E. Baldi: L'Oratorio della Madonna delle Grazie in San Giovanni Val d'Arno, Florenz 1914. Eine Abbildung des Bildtabernakels findet sich im Erstdruck des vorliegenden Aufsatzes, Münchner Jahrbuch der Bildenden Kunst, Bd. 19, 1968, S. 75.

74 Baldi, ebda., S. 21f. berichtet von einem durch einen Brand nötig gewordenen Altarumbau nach 1521, der demnach schon eine Art Bildtabernakel gewesen sein müßte. Was und wie dann 1596 Buontalenti das Erhaltene verarbeitet hat, ist mir nicht ganz klar geworden. Nach Baldi, S. 41, 61 hätte Giulio Parigi die Arbeit Vasaris restauriert.

75 Nach Baldi, S. 62 hätte erst Pignoni die angefügten Seitenkompartimente mit Leinwänden der Hll. Laurentius und Johannes d. Ev. versehen.

76 Das Bild ist signiert und datiert. Es hing ursprünglich über einem der Seitenaltäre der einschiffigen Kirche: vgl. G. della Valle (s. Anm. 55), Bd. III, S. 148; H. Voss: Die Malerei der Spätrenaissance in Rom und Florenz, Berlin 1920, Bd. I, S. 512.

77 Über die Madonna vgl. E. B. Garrison: Italian Romanesque Panel Painting, Florenz 1949, S. 65, Nr. 125. – Der Halbbruder des Francesco Vanni, Ventura Salimbeni, hat für die Chiesa del Triano bei Montefollónico ein Bildtabernakel geliefert; es enthält eine trecenteske Madonna und zeigt auf dem Rahmenbild oben die Trinität, unten Engel: vgl. F. A. Riedl: Zum Œuvre des Ventura Salimbeni, in: Mitteilungen d. Khist. Inst. in Florenz, Bd. IX, 1960, S. 244, Abb. 26. Eine Abbildung des Bildtabernakels findet sich im Erstdruck des vorliegenden Aufsatzes (s. Anm. 73), S. 89.

78 Im Jahre 1605 und 1610: vgl. C. Barbieri: Il Cardinale Federigo Borromeo a Siena, in: Boll. Senese di St. Patria, N. S., Bd. III, 1932, S. 73ff.

79 Über den Kardinal Tarugi siehe Anm. 95. Über das Bild in Sora berichtet Urgieri Azzolini (s. Anm. 55), S. 372, worauf im Zusammenhang mit Rubens zuerst J. Hess: Contributi alla Storia della Chiesa Nuova, in: Scritti in Onore di Mario Salmi, Bd. III, Rom 1963, S. 238 aufmerksam gemacht hat. – Zu dem Vanni in Baronios Nachlaß s. unten Anm. 91.

80 Federigo Borromeo: De Pictura Sacra, hrsg. v. C. Castiglioni, Sora 1932, S. 51. Über die vielfältigen und lebhaften Beziehungen zwischen Baronio und Borromeo vgl. G. Calenzio: La Vita e gli Scritti del Cardinal Cesare Baronio, Rom 1907 (im folgenden zitiert als »Calenzio«); S. 263 (Baronio widmet Borromeo den zweiten Band seiner »Annales Ecclesiastici«); S. 617ff. (Baronio wohnt seit Juni 1601 im Haus des Borromeo an der Piazza Navona); S. 622ff., 639ff. (die Leute, die sie sich gegenseitig empfehlen); S. 934 (Brief Baronios vom 23. 3. 1596 mit dem Dank für Borromeos Spende von 4000 scudi für die Tribuna der Chiesa Nuova); S. 398 (das Dekret bezüglich der Spende Borromeos).

81 Calenzio, S. 209ff. – Die aus dem gegenreformatorischen Impuls hervorgegangenen archäologischen Interessen münden dann in der »Roma Sotterranea« des Antonio Bosio (Rom 1632), von der Rubens in seinem Brief vom 4. 9. 1636 an Peiresc spricht: Ch. Ruelens/Max Rooses: Codex Diplomaticus Rubenianus (hier zitiert als CDR), 6 Bände, Antwerpen 1887–1909, Bd. VI, S. 165.

82 Vgl. Borromeo (s. Anm. 80), S. 29 den Kommentar des Herausgebers; ferner Acta Sanctorum, Oktober VIII, 1868, S. 296.

83 Über Baronios Beziehungen zu Lipsius vgl. Calenzio, S. 345, 840. Über Lipsius' »Virgo Hallensis«, welche einen Stich enthält, die dem Arrangement eines Bildtabernakels nahekommt, vgl. M. Warnke: Kommentare zu Rubens, Berlin 1965, S. 85, Anm. 84.

84 Dazu Calenzio, S. 551ff. und S. 758. – Über Schioppio und die Gebrüder Rubens vgl. Warnke (s. Anm. 83), S. 28ff. und K. Gerstenberg: Rubens im Kreise seiner römischen Gefährten, in: Zeitschr. f. Kunstg., Bd. I, 1932, S. 99ff.

85 Die Frage, wer der Gönner war, der Rubens zu dem Auftrag verholfen hat, scheint mir noch nicht ganz befriedigend beantwortet. M. Jaffé: P. P. Rubens and the Oratorian Fathers, in: Proporzioni, Bd. IV, 1963 (im folgenden zitiert als »Jaffé«), S. 213f., 215ff. hat mit guten Argumenten den Genueser Kardinal Jacomo Serra als den Stifter der 300 scudi namhaft gemacht. Die Tatsache, daß Rubens sich noch am 28. 1. 1608 wegen einer Restzahlung für das Altarbild an Serra wendet, sowie die gelegentliche Einschaltung Serras bei finanziellen Transaktionen der Oratorianer, lassen in der Tat ein gewisses Engagement Serras erkennen. Doch frage ich mich, ob dieses weiter ging, und Serras Rolle nicht auf die eines redlichen Finanzmaklers beschränkt blieb. Jedenfalls lassen sich keinerlei Beziehungen Serras sowohl zu Rubens wie zu den Oratorianern erschließen, die über die finanzielle Ebene hinausgingen; außerdem könnten sich die Interventionen Serras aus seiner Funktion als päpstlicher Tesoriere erklären. Dagegen wäre mit dem Kardinal Bartolomeo Cesi eine besser konturierte Gönnerfigur gegeben: die Cesi hatten sich seit eh und je für die Ausstattung der Tribuna materiell engagiert (vgl. Calenzio, S. 934f.) und Bartolomeo, der mit Lipsius enge Verbindungen pflegte, hatte den Freund der Gebrüder Rubens, Jan de Hemelaer, zu seinem Bibliothekar berufen (vgl. R. S. Magurn: The Letters of P. P. Rubens, Cambridge, Mass. 1955, S. 22). Engeren Kontakt hatte Rubens auch mit dem Kardinal Scipione Borghese (vgl. CDR I, S. 380), den Jaffé, S. 216 als einen der Juroren, die nach dem Kontrakt vom 25. 9. 1606 das Altarbild zu schätzen hätten, ansieht; der zweite Kardinal, der als Schätzer nach Jaffé in Frage kam, war Baronio. Borghese und Baronio kommen als Gönner immer noch eher in Frage als Serra; doch ich möchte es mit Ruelens (CDR I, S. 359f.) wieder für am wahrscheinlichsten halten, daß der Förderer von Rubens aus der Familie der Cesi kam.

86 Vgl. Wirth (s. Anm. 1), Sp. 1011ff.

87 Jaffé, S. 211 u. 219 hat die Dekrete vom 27. 3. 1612, denen ähnliche am 9. 7. 1611 vorausgegangen waren und am 12. 8. 1615 folgten, sowie alle das Altarbild der Vallicella betreffenden Dokumente publiziert. G. Incisa della Rocchetta: Documenti editi e inediti sui quadri del Rùbens nella Chiesa Nuova, in: Rendic. della Pontif. Accad. Romana di Archeologia, Bd. III, 1962/63, S. 161ff. hat Jaffés Transkriptionen in Einzelheiten korrigiert und seinen Dokumenten einige weniger wichtige hinzugefügt.

88 Calenzio, S. 399 zitiert das Dekret: »Che li quadri o pitture delle capelle della Chiesa nostra s'apprino la mattina à hora delle Messe, et le feste: ma il resto del tempo stiano sempre chiusi per conservarli; eccetto però il quadro della Madonna che per divozione del Popolo si lasserà scoperto; solo la Madonna et non tutto il quadro.« Auch Calenzio hat dabei an ein Rahmenbild gedacht. – Ich kann nicht mit Sicherheit feststellen, ob es schon vor 1606 in Rom eine Tradition des Bildtabernakels gab, aber es scheint doch so, als habe die Bildform damals gerade im Wirkungskreis der Filippiner in der Luft gelegen. Ich nenne folgende Beispiele, die vor 1606 liegen könnten: 1. In die mit Neri eng verbundene Kirche SS. Trinità dei Pel-

legrini überführte man 1562 ein wundertätiges, zuvor an einer Hauswand befindliches Madonnenfresko, welches nach einer Urkunde von 1566 über dem Hochaltar angebracht war (vgl. M. Armellini: Le Chiese di Roma, Rom 1942, Bd. I, S. 498). Ob G. B. Ricci da Novara (1537–1627) es schon vor 1606 mit dem Rahmenbild umgeben hat, wie es sich bis heute erhalten hat, und das die Hll. Joseph und Benedikt mit zahlreichen Putti zeigt, oder ob er es erst 1614 im Zuge der Erneuerung der Kirche tat, konnte ich nicht feststellen (vgl. E. Fortini: Descrizione della SS. Trinità dei Pellegrini, Rom 1853, S. 12f.; aus G. Baglione: Le vite ..., Rom 1935, S. 148 scheint hervorzugehen, daß das Bildtabernakel während des Pontifikats Clemens' VIII. († 1605) hergestellt wurde). – 2. Piero Bombelli: Raccolta delle Imagini della Beatissima Vergine ornate della Corona d'Oro, Rom 1792, Bd. I spricht auf S. 155 von dem »ovato«, in den Rubens das Madonnenbild der Vallicella einließ; auf S. 115 berichtet er, daß man in die Kirche der Madonna dell' Orazione e Morte ein Straßenbild überführte, »che nel 1577 solennemente trasportarono e collocarono nell' Ovato fabbricato a bella posta sopra l'Altar Maggiore« (Vgl. auch H. Hager: S. M. dell' Orazione e Morte, Rom 1964, S. 12, Abb. 4 und A. Bevignani, in: Archivio della Soc. Romana di Storia Patria, Bd. XXXIII, 1910 mit dem Hinweis auf S. 13, daß Federigo Borromeo den Grundstein der Kirche legte) - 3. Über das Bildtabernakel in der Capella della Compagnia del Carmine, die 1596 in der Kirche S. Martino al Monte eingerichtet wurde, und für die nach Baglione ebda., S. 104 Girolamo Massei (1530–1610) das Altarbild gemalt hat, welches das jetzige Bildtabernakel gewesen sein könnte, vgl. Boaga, in: Campitolium, Bd. XXXI, 1956, S. 278. – 4. Das Bildtabernakel in der von den Filippinern errichteten Kirche S. Giuseppe a Capo le Case wird von F. Titi: Nuovo Studio di Pittura ... delle Chiese di Roma (1675), Rom 1721, S. 364 dem Andrea Sacchi zugeschrieben; es fällt also nicht mehr in die Zeit vor der Errichtung des Hochaltarbildes der Vallicella.

89 Schon Jaffé hat aus den späteren Dekreten (s. Anm. 87) geschlossen, daß auch schon 1606 solche Widerstände vorhanden waren, und H. Hager hat, völlig einleuchtend, darauf hingewiesen, daß dabei das entscheidende Motiv das Verlangen des Volkes gewesen ist, das Bild in leicht zugänglicher Nähe zu haben. Hagers Gedankengang ist mitgeteilt bei J. Müller Hofstede: Zu Rubens' zweitem Altarwerk für Sta Maria in Vallicella, in: Nederl. Kunsthist. Jaarboek, Bd. XVII, 1966 (im folgenden zitiert als »Müller Hofstede 1966«), S. 49.

90 Calenzio, S. 729ff.

91 Über Baronios Verhältnis zur Kunst vgl. neben unserer Anm. 79 folgende Angaben des Calenzio, S. 77 (B. beschreibt am 26. 1. 1564 die Standarte, die er für Sora malen ließ: »In tutta Roma non ho visto niuno di tanto bello artificio«, und am 9.4.1594 an seinen Vater über den gleichen Gegenstand: »Vedete di ponerlo in loco, che stia bene; e fategli una croce di castagna alla semplice, per che tanto più è di divotione, quanto più si accosta al naturale«); S. 321 (Papst Gregor XIV. erbittet sich von Neri ein Bild Gregors d. Gr. aus der Vallicella, das ihm B. denn auch überreicht); S. 380 (B. nach dem Tode Neris an die Neapolitaner Bruderschaft: »habbiamo destinato mandare alla buona memoria del nostro Padre, quale è una Pietà in marmo di mezzo relievo«); S. 388 (s. unten Anm. 117); S. 396 (die Bautätigkeit unter B. an der Chiesa Nuova); dazu auch Hess (s. Anm. 79); S. 477ff. (Baronios ausführlicher Bericht an Talpa vom 22.2.1597 über die Neuausstattung von SS. Nereo ed Achilleo, s. unten Anm. 105); S. 780f. (Am 8.11.1606 holen die Patres den Rat Baronios darüber ein, wo man die Lampe über Neris Grab anbringen solle),

S. 630 (die Patres wenden sich am 9.1.1602 an B. mit der Bitte, beim Papst anzufragen, wo, während Caravaggio in der Capelle di Pietà seine Grablegung malte, die Messe abzuhalten sei); S. 963 (Ein Zusatz zum Testament vom 10.1.1606 registriert »un avello di Marmo di porfido negro, et in essi si collochino i corpi delli SS. Martiri Papia et Mauro sotto l'altar Maggiore«); S. 965 (In einer weiteren Zusatzbestimmung, die B. am 26.5.1607 festlegen ließ: »Codicellando lasso che il quadro grande della S. Madonna, che sta in sala fatto dal Vanni sia messo nel Oratorio piccolo delle Vallicella, a quale dono et lasso«).

92 Vgl. L. Ponelle/L. Bordet: Saint Philippe Néri et la Société Romaine de son Temps, 2. Aufl. Paris 1958, S. 365; Jaffé, S. 211 und Hess (s. Anm. 79), S. 238. – Zu dem Eindruck, den das Altarprojekt damals machte, sei das von P. Romano: Il Quartiere del Rinascimento, Rom 1938, S. 52 wiedergegebene Dokument vom 31.1.1596 zitiert: »I Preti della Chiesa Nuova, detta la Vallicella, hanno cominciato a fabbricare un superbo e sontuoso altare con marmi e pitture, il quale sarà il maggiore della chiesa, non dissimile da quello del Gesù, attendendosi tuttavia a fabbricare la loro Casa et a finire la chiesa con molta spesa, aiutandoli in ciò con la liberalità grande mons. Cesi, vescovo di Todi.« Diese Stelle bekräftigt eine öfters in der Literatur konstatierte Affinität der Chiesa Nuova zu Il Gesù (etwa Hess, s. Anm. 79, S. 218; siehe auch unten Anm. 137). Im Hinblick darauf, daß sämtliche Altäre der Vallicella ursprünglich streng auf das Leben Mariä programmiert waren, bedeutet die völlige Neuerung des Hochaltarbereichs eine um so größere Willensentscheidung.

93 Vgl. Calenzio, S. 958ff., und auch Acta Sanctorum, Mai III, S. 13.

94 Vgl. E. Strong: La Chiesa Nuova, Rom 1923, S. 78. – Tarugi starb am 11.6.1608: über ihn vgl. A. Cistellini, in: Enciclop. Cattolica, Bd. X, 1957, Sp. 1779. Dem Tarugi überläßt Baronio testamentarisch »la casa ch'oggi abito della Congregatione per il tempo ch'o pagato la pigione« (Calenzio, S. 965).

95 Es gibt viele Anhaltspunkte für diese Kurswendung: B. gibt dem Oratorium bald nach Neris Tod die Satzung, die er bis dahin zurückgestellt hatte, weil, wie B. am 15.10.1588 schreibt, man »solange Neri lebt, nicht anders verfahren kann« (Ponelle/Bordet, s. Anm. 92, S. 319). B. aber teilt am 10.6.1595 Talpa die Meinung des Papstes mit, »che vi sia nella Chiesa universale questa forma di Clero Secolare« (Calenzio, S. 379). In das gleiche Jahr fällt die Gründung des Oratoriums in Palermo (Calenzio, S. 370f.). 1586 war auf Baronios Initiative hin von Tarugi das Oratorium in Neapel gegründet worden; mit Tarugis Episkopat in Avignon greift die Bewegung 1572 nach Frankreich über. Dies alles geschah, obwohl, wie Federigo Borromeo sagt, »der sel. Neri weder in Rom, noch in Neapel eine Kongregation hatte haben wollen« (Ponelle/Bordet, S. 269). Ponelle und Bordet haben diese Neuorientierung des Oratorium seit 1575 sehr klar herausgearbeitet, und in diesem Zusammenhang auch die Reibungen zwischen Baronio und Neri gesehen (S. 165ff., 374ff.), die Calenzio gerne hagiographisch verschleiert; doch unterschätzen Bordet und Ponelle den Anteil, den Baronio an dieser Entwicklung hatte, zugunsten desjenigen des Tarugi; sie verzeichnen Baronios Bild, wenn sie diesen als eine naiv-bäurische Figur, als den »montagnard de Sora« (S. 167) charakterisieren.

96 Auf diese propagatorischen Zusammenhänge hat Müller Hofstede 1966, (s. Anm. 89), S. 50 nachdrücklich hingewiesen.

97 Müller Hofstede (s. Anm. 89) hat diese Antinomie gesehen, sie jedoch nicht an das Bild getragen, sondern sie wieder in einen »Kultus wundertätiger Marien-

bilder, der zahlreiche hervorragende Geister jener Zeit erfüllte« (S. 46) aufgehen lassen. Von daher ergibt sich auch die Fehlinterpretation des Grundsatzes »honor refertur ad prototypa« (S. 54), der gerade nicht an einer materiellen bildlichen Tradition haftet, sondern der jene Antinomie überhaupt erst setzt: »Christianorum vero non ita; venerantur enim imagines sacras, sed relatione quadam et analogia, et habitudine ad earum prototypa, quae referunt, et repraesentant« (Baronio: Ann. Eccles., hrsg. v. Theiner (1864), Bd. I, S. 427). Zu Bellarmins Bilderlehre vgl. Disputationum Roberti Bellarmini De Controversiis Christianae Fidei, Neapel 1852, Bd. II, Buch II, vor allem die Stellen: S. 476 (»... prohibetur ... solum ... imago,... quae habetur pro Deo«); S. 489 (die Wunder, die durch Bilder geschehen, sind ein »testimonium Dei«); S. 498 (imaginem non esse honoris capacem propter se, et ideo non honorari imagines absolute, sed relative ad prototypum); in Kap. 21 diskutiert Bellarmin ausführlich die Frage, ob dem Bild nicht durch die Weihe oder die Überlieferung auch materiell ein »honor minoris« zukomme, eine Frage, die schon auf dem Tridentinum aufgetaucht war; seine Antwort ist konziliant, aber eindeutig: »Imagines sive honorentur proprie, sive per se, sive per accidens, semper honorari propter exemplar«. Die Lukasbilder spielen hier ebensowenig wie bei Baronio eine Rolle. – Zur Analogie Bild – Eucharistie s. oben Anm. 10 und Bellarmin ebda., Bd. III, S. 317. – Über die engen Beziehungen zwischen Baronio und Bellarmin vgl. Calenzio, S. 505ff. Hinzuzuziehen wäre auch die Bildlehre des Paleotti (s. Anm. 8, 70), von dem 1607 gesagt wird, er habe sich mit Baronio stets einig gefühlt: »dum vixit, unum, doctrinae, ac pietatis lumen clarissimum suspiciebat« (Calenzio, S. 796).

98 Aus der Slg. Burchard, der die Zeichnung in den Sitzungsberichten der Kunstgeschichtl. Gesellschaft, Berlin am 8.10.1926, veröffentlicht hat. Entgegen der Funktion einer Stichvorlage, die H. G. Evers: Rubens und sein Werk, Brüssel 1944, S. 119 ihr beigelegt hat, folge ich der Einordnung der Studie, wie sie zuerst Müller Hofstede gegeben hat: Rubens first Bozzetto for Sta Maria in Vallicella, in: Burl. Mag., Bd. CVI, 1964 (im folgenden zitiert als »Müller Hofstede 1964«), S. 446.

99 Beispiele des Typus, der wohl vom venezianischen Devotionsbild abgeleitet ist, siehe bei A. Venturi: Storia dell' Arte Italiana, Bd. IX, Teil IV, Mailand 1992, Abb. 111, 151, 154 (Moretto da Brescia); Bd. IX, Teil III, Abb. 662 (Dosso Dossi). Müller Hofstede 1964, S. 446 wies außerdem auf Tizians *Madonna di S. Niccolò* im Vatikan hin).

100 Vgl. E. Camesasca: Tutta la Pittura di Raffaello, 2. Aufl. Mailand 1962, Bd. II, Abb. 44.

101 »S. Gregorium papam suscipimus patronum, cuius reliquiae quadam miraculo ad me pervenerunt: in die eius liberatus a morbo, sub eius famulatu perpetuo mansi« (nach Calenzio, S. 139, Anm. 11). Zu dem Doppelpatronat vgl. auch Strong (s. Anm. 94), S. 49 und Ponelle/Bordet (s. Anm. 92), S. 292.

102 Dies berichtet Paolo Aringhi in seiner Vita des Baronio, die er Mitte des 17. Jahrhunderts verfaßt hat: Calenzio, S. 131.

103 So G. B. Vitelli 1595: Calenzio, S. 427. – Über die Taube als Attribut Gregors vgl. Baronio: Ann. Eccles., hrsg. v. Theiner, Bd. XI, 1867, S. 49f.

104 »et existimo ego, valde similem fuisse futurum Gregorio Magno ...« (nach A. Saba, s. Anm. 82, S. 269). – Zu dem Memorandum vgl. Müller Hofstede 1964, S. 446. – Neri pflegte Baronio zu sagen: »Tu non sarai Papa per la tua severità« (Calenzio, S. 256).

105 Baronio am 22.2.1597 in seinem ausführlichen Bericht an Talpa: Calenzio, S. 475; und ebda. Anm. 16 über die wissenschaftliche Kontroverse zu dieser Behauptung Baronios.

106 G. Bernabei in seiner Vita des Baronio (1651), zitiert bei Calenzio, S. 804: »e promise che venuto ad abitar tra noi voleva spiegare al popolo i dialoghi di san Gregorio«. Über die Gelegenheit, die ihm das Amt eines verwaltenden Abtes von S. Gregorio Magno al Monte Celio bot, seine Nachfolgeschaft zu demonstrieren, vgl. Calenzio, S. 566ff. Über die wissenschaftlichen Auseinandersetzungen darüber, ob Gregor dem Benediktinerorden angehörte – was Baronio verneinte – vgl. Calenzio, S. 647ff. – Die Funktion der Predigt bei den Oratorianern ist vonTarugi eindrucksvoll geschildert worden: Calenzio, S. 132ff.

107 Diese Notiz von Rubens' Hand auf der Zeichnung Nr. 40 bei G. Glück/F. M. Haberditzl: Die Handzeichnungen von P. P. Rubens, Berlin 1928, S. 32.

108 Ebenfalls aus der Slg. Burchard. Zur Diskussion der Zeichnung vgl. J. S. Held: Rubens Selected Drawings, London 1959, S. 127, Nr. 74 und Müller Hofstede 1964, S. 447, dem ich in der Einordnung der Zeichnung folge.

109 Das Bild befindet sich jetzt in der Gemäldegalerie Berlin-Dahlem. Es wurde von Burchard (s. Anm. 98) bekannt gemacht als die »früheste Fassung des Themas«, dann aber von Evers (s. Anm. 98) in die Reihe der »Abänderungsversuche« des ersten Altarwerks gesetzt; doch hat dann E. Haverkamp-Begemann im Katalog »Olieverfschetsen van Rubens«, Rotterdam 1953, Nr. 3 aufgrund der Tatsache, daß Nereo und Achilleo fehlen, richtig geschlossen, daß es sich um eine der ersten Vorstudien handelt, was sich durch den von Jaffé, S. 228 dokumentierten Vertrag vom 25.10.1606, der dann ausdrücklich die Darstellung dieser Heiligen verlangt, dahingehend präzisieren ließe, daß es sich vielleicht um das Probestück handelt, das die Patres laut Kontrakt vom 25.9.1606 (Jaffé, S. 212) zu sehen wünschten. – Ein zweites Exemplar dieses Modello kam aus der Slg. Kisters (Kreuzlingen, Schweiz) in das Museum der Sadt Siegen (vgl. B. Roedig, Ausstellungskatalog »Rubens«, Siegen 1967, S. 22, mit Farbabbildung); K. Arndt, in: Kunstchronik, Bd. XI, 1958, S. 355 hielt das Siegener Bild für eine Kopie nach dem Berliner Modello, doch Müller Hofstede 1964, S. 424ff. sieht in ihm eine dem Berliner Modello vorausgehende Studie des Künstlers, die er dann seinem mutmaßlichen Gönner Jacomo Serra (s. Anm. 85) geschenkt haben könnte.

110 Die Anlehnung an die *Madonna di San Giorgio* (Dresden) festgestellt bei Jaffé, S. 227; vgl. auch Müller Hofstede 1964, S. 447, Anm. 31. – O. Benesch: Neue Beiträge zum Werk des Rubens, in: Walter Friedlaender zum 90. Geburtstag, Berlin 1965, S. 43, Abb. 3 glaubt in dem Männerkopf aus dem Museum Nancy eine Vorstudie für den Gregor erkennen zu können. Zur Erscheinung Gregors bei Rubens vgl. die ausführliche, anhand älterer Bildzeugnisse gegebene Beschreibung des Papstes in Baronio (s. Anm. 103), Bd. XI, 1867, S. 51, eine Stelle, die Rubens bekannt gewesen sein muß. Da Gregor mit einer »barba paterno more subfulva et modica« erscheint, ist der Streit um Gregors Bart (vgl. Hess, s. Anm. 79, S. 23/8 und Müller Hofstede 1966, S. 2, Anm. 6) gegenstandslos.

111 Daß die Madonna als Bezugsobjekt vorauszusetzen ist, vermutet auch Müller Hofstede 1964, S. 446. – Die Sinnprägnanz dieser Gestensprache sowie der emblematische Einsatz der Landschaft, aber auch die Malweise, rücken dieses Modello in nächste Nähe zu dem Kölner Freundschaftsbild, das in den gleichen Monaten entstanden sein muß; Rubens' Gesten gehen nie ins Leere und fügen sich nicht beliebigen Allgemeinplätzen: Vgl. Katalog der Niederländischen Gemälde im Wallraf-Richartz-Museum, Köln 1967, S. 94f.

112 Weil Calvin das »picturas esse liber idiotarum« so interpretiert hatte, daß Gregor sich grundsätzlich gegen die Bilder wende; dagegen argumentiert Bellarmin (s. Anm. 97), S. 480, 488. Vgl. ferner Paleotti (s. Anm. 8), S. 148, 207 (dazu Kommentar, S. 640); F. Zuccaro: L'idea de' Pittori (1607), Florenz 1961, S. 252 (»Gregorio con bellissima metafora lo nominò Libro delli idioti«); den Ausspruch Giulio Romanos vor der Congregatione der Staccata in Parma am 12.9.1542: »a V. S. no' debbo esse nouo che le picture son scritture del volgo et ignoranti« (L. Testi: S. Maria della Staccata in Parma, Florenz 1922, S. 279).

113 C. Baronio (s. Anm. 103), Bd. X, 1867, S. 603f.: »Haec (Gregor) ad Serenum, quod et servat Ecclesia, saepius jam admonita non picturam ipsam adorandam, sed quem eadem pictura reddit, quasi praesentem alloqui et venerari. Quis Christianorum adeo obtusus ingenio et captus mente reperiatur, ut eum ante imaginem sterniter, dicat se adorare colores illos in imaginem super tabulam ductos? Cum e contra ratione prototypi eam venerari et adorare debere consentiat«. Vgl. auch Paleotti (s. Anm. 8), S. 260: »oggi, Dio grazia, nel popolo cristiano ordinariamente non è ... alcuno ... che si inganni in credere ch'una statua di pietra sia un vero santo ...«

114 Vgl. Bellarmin (s. Anm. 97), S. 480; Baronio (s. Anm. 103), Bd. I, S. 428: »discrimen hoc inter sacras imagines Christianorum et idola Ethnicorum«. Nach Paleotti (s. Anm. 8), S. 131 »la intenzione nostra è di riformare il cattolico«, dessen Bildlehre die Mitte hält zwischen antiker Idolatrie und häretischer Bildfeindlichkeit; dem Christen sind Bilder »cose del culto esteriore« (S. 213). Das Trienter Bilderdekret weist ausdrücklich die Art »velut olim fiebat a Gentilibus, quae in idolis spem suam collocabant« zurück: Mansi (s. Anm. 57).

115 Hierfür und für das folgende ist wichtig der Aufsatz von T. Buddensieg: Gregor the Great, The Destroyer of Pagan Idol, in: Journ. of the Warb. & Court. Inst., Bd. XXVIII, 1965, S. 44ff.

116 Buddensieg verfolgt das Schicksal der Legende bis zur Gegenreformation; das Zitat von Andrea Dandolo bei Buddensieg, S. 48. – Die Verurteilung der Antike impliziert diejenige der fetischistischen Tendenzen im katholischen Volk: Ein Dekret der Congregatione dei Riti vom 23. 5. 1596 »ordinava la remozione dai loghi sacri (le sacre immagini antiche), quando non possono essere reitegrate, per evitare il disprezzo sulla religione cristiana« (Carlo Borromeo: Arte Sacra, hrsg. v. E. Costantini, Mailand 1952, S. 115). – Über die Palatinlandschaft vgl. Evers (s. Anm. 98), S. 113; daß ihr Sinn vor allem auf die mit dargestellte Kirche S. Teodoro berechnet sei (Müller Hofstede 1964, S. 448), erscheint mir weniger evident.

117 Dekret vom 7. 1. 1594: »à 29 di Genaro ... si facci festa solenne ... ornando la porta di festoni, et metendovi li santi dipinti (delli Santi Papia e Mauro) sopr' un cartone« (Calenzio, S. 388).

118 Dieser Sachverhalt schwebte bisher im Unklaren: Müller Hofstede, der zuerst den Zusammenhang der Heiligen mit Baronios Reliquientransaktionen erkannte, weist 1964, S. 446, Anm. 21 einerseits darauf hin, das die feierliche Translation der Reliquien der Hll. Nereus, Achilleus und Domitilla in Baronios Titelkirche führte, und übernimmt andererseits die Angabe bei Strong (s. Anm. 94), S. 75, wonach sich Reliquien dieser Heiligen im Hochaltar der Vallicella befänden. Der gleiche Widerspruch bei Müller Hofstede 1966, wo auf S. 2 davon berichtet wird, daß Baronio die Reliquien »feierlich in die Chiesa Nuova hatte überführen lassen«, auf S. 37, Anm. 76 es aber richtig heißt, Baronio habe die Reliquien »in seine Titelkirche« einholen lassen. – Sowohl aus Baronios eigenem Bericht vom

22. 2. 1597 an Talpa (Calenzio, S. 473ff.) wie auch aus der »Historia Translationis« in den Acta Sanctorum, Mai III, S. 16 geht eindeutig hervor, daß die triumphale Einholung in Baronios Titelkirche SS. Nereo ed Achilleo führte. Auch die Köpfe der Heiligen können damals noch nicht in der Vallicella gewesen sein (Müller Hofstede 1964, S. 449). Die bei Jaffé, S. 236, Anm. 25 im Dekret vom 4.2.1604 erwähnten Reliquienbüsten aus Silber sind ebenfalls für die Titelkirche bestimmt gewesen: Das geht aus Baronios Testament hervor, wo die Restschuld für die Anfertigung dieser Büsten erwähnt wird und Baronio zugleich feststellen läßt, die Oratorianer sollten nicht in »cosa alcuna per la chiesa sua titolare« aufkommen müssen (Calenzio, S. 963 und Acta SS., ebda.). Es gab später noch Kardinäle aus dem Oratorium, die SS. Nereo ed Achilleo zur Titelkirche hatten (Strong, s. Anm. 94, S. 122, 155), und die den Oratorianern vertraglich von Baronio zugesicherte Verfügungsfreiheit (Acta SS., ebda.) über die Reliquien seiner Titelkirche mochte Aringhi, zu dessen Zeit die Büsten wohl in die Vallicella kamen, berichten lassen: »donò egli alla nostra Chiesa le teste ...« (Calenzio, S. 858). – Über die Hl. Domitilla vgl. Baronio (s. Anm. 103), Bd. I, S. 88ff., über Gregors Beziehungen zur Devotion der drei Heiligen vgl. Müller Hofstede 1964, S. 449. – Die persönliche Anteilnahme Baronios hat Müller Hofstede 1964, S. 447, Abb. 8 auch bildlich belegen können mit dem Hinweis auf das Andachtsbild auf dem Stich, den Galle 1602 nach einem Porträt des Francesco Villamena von Baronio in seinem Studiolo angefertigt hat; die Inschrift darauf fixiert die geistige Situation, aus der heraus das erste Altarbild von Rubens erwachsen ist: »Historia et pietate micat Baronius: alter Lumen ab alterius lumine sumit honos.«

119 Vgl. Calenzio, S. 474ff.

120 Von Burchard zuerst herangezogen (s. Anm. 98), von Evers (s. Anm. 98), S. 111f., Abb. 17 in seine Rekonstruktion der Genesis einbezogen, von Jaffé, S. 239, Anm. 89 als gleichzeitig mit der Montpellier-Zeichnung (Abb. 18) erachtet, ist der Stich von Müller Hofstede in seiner Bedeutung für die Genesis des ersten Altarbildes eingehend gewürdigt worden (1964, S. 448f.).

121 Vgl. *Die Verkündigung* von Perugino in Fano, wo Gottvater in einem Medaillon am Hallengewölbe erscheint (E. Camesasca: Tutta la Pittura del Perugino, Mailand 1959, Abb. 86); und Beccafumis Vision der Hl. Katharina, Siena, Dom-Museum, wo die Muttergottes ebenfalls in der Gewölbezone einer Halle erscheint.

122 Bellarmin (s. Anm. 97), S. 484 in Abwehr des protestantischen Vorwurfs, die »imagines solitariae« leisteten im Gegensatz zu den »istoriae« der Anbetung und somit der Idolatrie Vorschub: Bellarmin betont, schon durch ihre Attribute enthielten auch die Einzelfiguren »quasi per compendium aliquam historiam«. S. auch Anm. 63 und zu Gregors Diktum die Anm. 112.

123 Publiziert von Jaffé, S. 229, Abb. 13 und von ihm auch in dieser Funktion bestimmt; vgl. auch Müller Hofstede 1964, S. 449f.

124 Vgl. E. Tietze-Conrat: Mantegna, New York 1955, Abb. 126.

125 Dazu Jaffé, S. 229 und ergänzend Müller Hofstede 1966, S. 56.

126 H. G. Evers: P. P. Rubens, München 1942, S. 53f. überzieht die Bedeutung des Triumphbogens zu einer »rangschaffenden Form«, während Müller Hofstede 1964, S. 448 und 1966, S. 37 in ihm eine negative Bedeutungsform wiedergegeben sieht, der, weil er ruinös dargestellt sei, das durch das Christentum zum Verfall bestimmte Heidentum repräsentiere. Der Mitarbeiter Baronios, dem dieser auch die Niederschrift einer Vita der Heiligen übertrug, Gallonio, berichtet, wie

der Zug mit den Reliquien durch die Bögen des Septimus Severus, Titus und Konstantin führte »affinchè per tal guisa il Campidoglio, ricostrutito già de Flavio Vespasiani, dopo più di quindici secoli, fosse testimone della gloria della Santa nepote di quel Principe, e sotto gli archi del debellatore dei giudei e del vincitore dei tiranni di Roma, ambedui della Famiglia dei Flavi, servisseri ancora una volta a decorare il trionfo della loro augusta congiunta, divenuta martire di Gesù Cristo« (Calenzio, S. 478). – Über einen entsprechenden Zug Pius II. und das Triumphbogenmotiv im Zusammenhang mit dem Altarsakrament vgl. Caspary (s. Anm. 6), S. 99ff.

127 Baronio (s. Anm. 103), Bd. X, S. 459.

128 Das früheste Beispiel wohl das Mosaik des Marientodes in der Capella dei Mascoli, San Marco zu Venedig (Tietze-Conrat, s. Anm. 124, Abb. 60). Es hängt eng zusammen mit Mantegnas Marientod im Prado (Nr. 248), das damals noch in Mantua war, und das Rubens wohl noch ganz gesehen hat (die glückliche Rekonstruktion von R. Longhi in: Pan, 1934, S. 503ff.). Eine interessante Vorprägung ist auch Beccafumis Bild im Dom-Museum zu Siena: Der Hl. Paulus sitzt lesend, erhöht, vor einem Arkadenbogen, in dessen Zwickel ein Bild von Madonna und Kind angebracht ist, und von dem Putti den Vorhang wegziehen (vgl. A. M. Francini Ciaranfi: Beccafumi, Florenz 1966, Abb. 15).

129 Das Zitat aus Baronio siehe Anm. 113. – Müller Hofstede 1966, S. 62f. sieht in diesem Zug einen »kleinen Notbehelf«, den Rubens bei einer Veränderung und Erhöhung der oberen Zone des Triumphbogens – das Pentimenti ist deutlich sichtbar – »in Kauf« genommen habe. Doch dieser »unregelmäßige Zug« paßt vorzüglich in den Erzählzusammenhang, in dem die oberen Putten gegeben sind, und er wäre doch wohl, wenn Rubens ihn nicht so verstanden hätte, leicht zu beseitigen gewesen.

130 Die Übermalung der Palmen durch Rubens festgestellt von Jaffé, S. 231. – Rubens schreibt an Chieppio am 2. 2. 1608 (CDR I, S. 404), die Figuren seien als Heilige so allgemein gehalten, daß sie austauschbar seien; zugleich betont er deren »varietà«. – Ich glaube nicht, daß für die Heiligengruppierung der Terminus einer »Sacra Conversazione« angemessen ist (vgl. etwa Jaffé, S. 229, Müller Hofstede 1966, S. 63).

131 Schon diese Tatsache zeigt an, daß Rubens selbst mit seinem Bild schwerlich je unzufrieden war, wie Oldenbourg meinte, und wie es letztlich auch Evers' und Müller Hofstedes Beurteilung des Planwechsels vom ersten zum zweiten Altar zugrundeliegt. Da zu den sachlichen Einzelheiten im folgenden immer wieder Stellung genommen wird, sei hier nur eine grundsätzliche Bemerkung zu den unterschiedlichen Beurteilungen über die Ablösung dieses ersten Altarbildes erlaubt. Auf der einen Seite behauptet die Forschung, die Patres seien mit ikonographischen Details unzufrieden gewesen (Hess, Held, Incisa della Rocchetta, Jaffé) und hätten Rubens quasi gezwungen, sein Altarbild zurückzuziehen. Auf der anderen Seite (Evers und besonders nachdrücklich Müller Hofstede 1966) sieht man in dem Schritt vom ersten zum zweiten Altar eine rein künstlerische Entscheidung von Rubens, die dieser »aus eigenem Impuls« getroffen und seinerseits den Patres quasi aufgezwungen hätte. Diesen gegensätzlichen Standpunkten liegt jeweils eine andere Auffassung vom Verhältnis des Künstlers zum Auftraggeber zugrunde. Mir scheint, die Theologen der Gegenreformation hätten darüber klarer, illusionsloser und auch historischer gedacht: Paleotti spricht in seinem Discorso (s. Anm. 8), S. 210 von einer »divisione assai usata da' dottori, che serve molto alla chiarezza di questo che

si tratta. Dicono essi che altro è il fine dell' opera, altro è il fine dell' operante; e cosi noi diremo che altro è il fine del pittore, come artefice, et altro il fine di essa pittura. Il fine del pittore, come artefice, sarà col mezzo di quella arte fare guadagno, o acquistarsi laude o credito, o fare servigio altrui, overo lavorare per suo passatempo o per simili altre cause«. Vom Standpunkt des Zweckes des Werkes seien dies »fine secondarie«, denn »quando siano regolate con le debite circonstanze – della persona, del luogo, del tempo, del modo e del resto che si richiede«, strebt auch der Künstler, als Christ, die »gloria divina« an. Es läßt sich anhand von Rubens' Briefen zum Vallicella-Altar im einzelnen belegen, wie strikt er seine Interessen »come artefice« wahrte (s. Anm. 133), wie er Gewinn, Reputation und Form als sein Eigenrecht ansah. Inhaltliche Kritik seitens der Patres konnte ihn, als Künstler, nicht treffen: »non resta punto discreditato per esser … refiutato dalla Chiesa a quale era donato« (Rubens über Caravaggios Marientod, CDR, Bd. I, S. 364). Paleottis klare Distinktion, der auch die berüchtigten nachtridentinischen Bildvorschriften entspringen, befreit den Künstler von der Last der Verantwortung, das christliche Weltgewissen zu repräsentieren, und gibt ihm seine einzig legitime Form-Aufgabe zurück.

132 Jaffé, S. 218 und Müller Hofstede 1966, S. 55f. haben aus dieser Verzögerung, die Rubens an Chieppio am 9.6.1607 (CDR, Bd. I, S. 376) mitteilt, auf Widerstände im Oratorium geschlossen, welche die Überführung des Gnadenbildes wieder in Frage gestellt hätten. Es ist möglich, daß sich die Gegenpartei den Termin ausbedungen hat, doch glaube ich nicht, daß die Versetzung des Gnadenbildes selbst, wenigstens zu Lebzeiten Baronios, je in Frage gestellt war (s. unten Anm. 141).

133 Daß der konkrete Anlaß, der zur Zurückziehung des Altarbildes führte, die starken Lichtreflexe waren, ist eine feststehende, durch Rubens' eigenen Bericht an Chieppio (2. 2. 1608; CDR, Bd. I, S. 403ff.), durch Magnos Brief (CDR, Bd. I, S. 401ff.) sowie durch Bagliones Zeugnis sicher belegte Tatsache, und Müller Hofstede 1966, S. 1ff. hat gewiß recht, wenn er die Unterstellung, Rubens habe Chieppio falsche Tatsachen vorgespiegelt, zurückweist. Dieser Sachverhalt traf Rubens in seinem »onore« als Künstler. Ebenso aber vertritt er sein Interesse am »guadagno« (s. Anm. 131), wenn er versucht, das Bild an Vincenzo Gonzaga zu verkaufen; der Vorstoß wird mit dem Motiv des »onore« gekoppelt: »Non giudico però conveniente al honor mio che in Roma siano due tavole simili di mia mano« (CDR, Bd. I, S. 403). Man kann aber wohl nicht so weit gehen und sagen, daß die Absage seitens der Gonzaga den Künstler von sich aus zu der Notwendigkeit führte, auf eine ganze neue Komposition des Bildes zu reflektieren. Denn an eine getreue Kopie hat wohl auch im Oratorium kaum noch jemand gedacht; vielmehr ist erkennbar, daß die Patres den Anlaß benutzten, um die Funktion ihres Altarbildes neu zu überdenken. Insofern kam das Interesse des Künstlers mit demjenigen der Auftraggeber zusammen. Der Passus im Dekret vom 30. 1. 1608: »poichè quello che ha fatto non è piaciuto« ist eindeutig und kann nicht als die private Meinung des »Schriftführers« gelten (Müller Hofstede 1966, S. 6). Er zeigt, daß die Patres auf einer Kopie nicht bestanden haben können. Der Einwand wandte sich gewiß nicht gegen den Künstler, sondern gegen die rigorose Rationalität des Baronio, die in dem Bild zur Geltung kam. Daß die Kritik ebensowenig ikonographische Details (wie die Nacktheit des Papian, die Zurücksetzung der Hll. Nereo und Achilleo, die Schönheit der Domitilla, den Bart des Gregor) meinen konnte, hat Müller Hofstede 1966 überzeugend dargelegt. – Daß man mit »del mezzo in sopra« nicht so sehr den Bereich des Madonnenbildes meinte, sondern die Relation zwischen unten und

oben, zeigt auch die Formulierung im Vertrag vom 25. 9. 1606: »in mezzo S. Gregorio Papa, di sopra la Madonna Sma«. (Jaffé, S. 212).

134 Der Passus im Brief vom 23. 2. 1608 (CDR, Bd. I, S. 412): »gli Padri mi concedono libertà di variare alquanto segondo il capriccio mio la copia da esso«, kann angesichts der im Dekret vom 31. 1. 1608 (s. Anm. 133) formulierten Änderungswünsche seitens der Patres nicht anders verstanden werden, als daß diese Freiheit sich nur innerhalb des Rahmens der »debite circonstanze« (s. Anm. 131) und nur auf der Ebene der künstlerischen Gestaltung bewegen konnte. Niemand um 1600, auch Chieppio nicht, wird diese libertà als einen »ganz in Rubens' eigenen Ideen gründenden Inventionsprozeß, ... der durch keinerlei Eingriffe von Seiten der Patres beeinflußt wurde« (Müller Hofstede 1966, S. 4) verstanden haben. Ich bekenne, daß ich hier die betreffenden, von andern Gesichtspunkten her getroffenen Urteile in meinen »Kommentaren zu Rubens«, Berlin 1965, S. 43f., 52 mehr korrigiere und differenziere als begründe.

135 Diese Skizze, die ebenfalls von Burchard (s. Anm. 84) bekannt gemacht wurde, ist bei dem allgemeinen Revirement, das gegen Evers' Genesis-Theorie mit Recht vorgenommen wurde, mit in die Gruppe der Vorstudien zum ersten Altar vorgewandert, ohne Rücksicht darauf, daß die Argumente, die für das Berliner Modello, den de Wit-Stich und die Montpellier-Zeichnung stichhaltig waren, für die Seilern-Skizze kaum noch zutrafen. Das zeigt sich schon darin, daß die Beschreibungen und Beurteilungen dieser Skizze bei Haverkamp-Begemann, Jaffé, Held und Müller Hofstede 1964 immer nur sehr allgemein und ungenau ausgefallen sind. Mich hat weniger die Argumentation bei Evers (s. Anm. 98), S. 109f. überzeugt als die Einsicht in die grundsätzlich neuen Beziehungen »dal mezzo in sopra«, wie sie in der Skizze zutage treten. Es gibt aber auch ein konkretes Indiz: Die Pentimenti am Grenobler Bild, die Jaffé, S. 231 festgestellt hat, lassen darauf schließen, daß Rubens noch während der Arbeit an der Endfassung die kassetierte Wölbung der Triumphbogenöffnung eingeführt hatte, und daß er zunächst, wie Müller Hofstede 1966, S. 62 folgerte, einen schmalen Bogen »ähnlich wie in der Studie von Montpellier« vorgesehen hatte. Die Seilern-Skizze aber zeigt diese kassetierte Tonnenwölbung bereits voll ausgebildet, d. h. sie setzt jene Korrektur am Grenobler Bild voraus.

136 So hat Müller Hofstede 1966, S. 9ff. die von Jaffé, S. 241 publizierte Kreidezeichnung aus dem Puschkin-Museum, Moskau, m. E. überzeugend interpretiert; in seine Rekonstruktion Abb. 3 würde ich lediglich die von der Himmelserscheinung unmittelbar hingerissenen Heiligen der Seilern-Skizze, nicht die der Grenobler Endfassung, einsetzen.

137 Müller Hofstede 1964, S. 445; 1966, S. 25ff. hat die Hinweise von Pouncy, in: Burl. Mag., Bd. XCIV, 1952, S. 336ff. und von Jaffé, S. 217, 232f. auf Cristoforo Roncalli, gen. Pomarancio weiter verfolgt und sie erst in einen kunstgeschichtlichen Kontext gebracht, indem er die wichtige Stellung, die Pomarancio im Oratorium einnahm, herausgearbeitet hat. Insbesondere hat er auf das wichtige Vorbild für die Komposition des zweiten Vallicella-Altares von Rubens hingewiesen, auf die »Verehrung der Madonna di Vallicella durch Engel«, die in SS. Nereo ed Achilleo das Gegenstück zu der ebenfalls für Rubens wichtig gewordenen Darstellung der Hll. Domitilla, Nereus und Achilleus bildet (Müller Hofstede 1966, Abb. 14, 16). Dieser Hinweis läßt die Vorbildlichkeit von Zuccaris *Anbetung der Hl. Dreifaltigkeit durch Engel*, auf die zuerst Oldenbourg: P. P. Rubens, München–Berlin 1922, S. 50 aufmerksam gemacht hatte, etwas in den Hintergrund treten. Es ist

aber doch wohl weniger eine bloß »mechanische«, als eine historische Betrachtungsweise, wenn man vermutet, Rubens habe nicht aus Begeisterung für Pomarancio, sondern aufgrund eines Hinweises aus dem Oratorium sich Pomarancios Komposition zur Richtschnur genommen. Bestenfalls kann man sagen, Rubens habe zeigen wollen, was er aus dem starren Kompositionsschema, aus den Putten-Troddeln des Pomarancio (die hier allerdings noch wesentlich kläglicher ausgefallen sind als sonst bei Roncalli) zu machen vermöchte.

138 Das hat Müller Hofstede 1966, S. 55ff. in allen Einzelheiten nachgewiesen. Ich gehe jedoch von der Voraussetzung aus, daß das Gnadenbild zwar nicht im Altarbild, aber doch im Chorraum gegenwärtig sein sollte.

139 Vgl. das Dekret vom 2. 7. 1606: »Si trasporti l'Imagine della Madonna all' Altar Maggiore ...« (Jaffé, S. 211) und noch den Brief von Rubens an Chieppio vom 9.6.1607 (CDR, Bd. I, S. 376f.): »La sacra imagine ancora della Madonna della Vallicella che va commessa dentro la sommità del quadro mio non potrà trasportarsi prima di mezzo settembre che vanno insieme, non potendosi scoprire l'una senza l'altro.«

140 So hat sich wohl Evers 1944, S. 111 die ursprünglich geplante Anbringung gedacht, und auch Held (s. Anm. 108), S. 101, Nr. 17 und S. 128, Nr. 74 scheint sie für möglich zu halten; wir wissen allerdings nicht, wie dieser Aufzug damals ausgesehen hat. Andrea Sacchis Ansicht des Kircheninneren mit dem Hochaltar (Strong, s. Anm. 94, Abb. 24) erlaubt kaum gültige Schlüsse. – Eine parallele Disposition könnte in der Anbringung eines Pietà-Freskos im Aufzug vom Grabmal Michelangelos in Santa Croce zu Florenz gesehen werden.

141 Im Vertrag vom 25.9.1606 hatte es lediglich gelautet: »di sopra la Madonna sma. con molti ornamenti« (Jaffé, S. 212). Es kann doch wohl ausgeschlossen werden, daß Rubens, wenn an eine ursprüngliche Einsetzung des Gnadenbildes gedacht worden wäre, sich um dessen genauen Maße nicht gekümmert hätte. Vgl. Müller Hofstede 1966, S. 56.

142 Müller Hofstede 1966, der als erster das zweite Vallicella-Bild in seiner vollen künstlerischen Bedeutung gewürdigt hat, deutet diesen einfachen Grundgedanken von Rubens' Komposition verschiedentlich an, wenn er von der »Herabführung« und von der »Herabkunft des Gnadenbildes« (S. 40ff.) spricht, und auch, wo er beschreibt, wie »der göttliche Strahl die dunklen Wolkenhaufen spaltet, um die Madonna hindurchtreten zu lassen, unten drängt er die schwärzlichen Ballungen zur Seite, um ihr einen hellen gereinigten Empfangsraum zu schaffen«, und wie das »Chorhaupt der Kirche in den Erscheinungsraum des sich gnädig herabsenkenden Marienbildes verwandelt« (S. 41f., 44). Zugleich jedoch kommen gleichsam gegenläufige Züge zur Geltung, die, weil sie davon ausgehen, daß es Rubens um »eine einprägsame bildliche Demonstration der göttlichen Substanz des Marienbildes« (S. 67) ginge, anschaulich auch nicht mehr verifizierbar sind. Das gilt von der abwechselnden Charakterisierung der Engel als in »Verehrung« oder in »Anbetung« verharrenden Wesen, ebenso von der Beschreibung des Madonnenbildes als einer statischen »Himmelserscheinung«; aus den gleichen Gründen kann ich auch die »Aufwärtsstufung« nicht evident finden: »die sechs Heiligen nahmen, als Fürsprecher und Mittler tätig, und an den Abseiten des Chorhauptes in erhöhter Stellung, die Andacht der Gläubigen auf und hoben sie empor zu den Engelchören, die in höherer hierarchischer Ordnung wirkten, der Madonna nahe waren und ihr den Gruß inbrünstiger Ergebung darbrachten« (S. 67). Die Heiligen waren wohl vom Chorraum, kaum aber vom Kirchenraum so gut sichtbar, daß sie diese Funktion

hätten übernehmen können; ich denke, die Bewegungsrichtung geht eindeutig auf die Gemeinde zu und auch die Heiligen stellen sich in ihren Dienst.

143 Müller Hofstede 1966, S. 20ff. hat diese räumliche Disposition eindringlich beschrieben und sie mit einer ähnlichen in S. Sebastiano zu Venedig sowie mit der von Rubens selbst für S. Trinità zu Mantua arrangierten in Verbindung gebracht. Die imposantesten Beispiele einer solchen Chorausstattung, die mir bekannt geworden sind, hat Domenico Mona (1550–1602) in Ferrara für die Kirchen S. Francesco, S. Paolo und S. Maria in Vado geschaffen.

144 Ich sehe die gesteigerte Leidenschaft, welche in dieser Zeichnung waltet, und die Held (s. Anm. 108), S. 101, Nr. 17 gegen die Endfassung ins Feld führt, wogegen sich Müller Hofstede 1966, S. 41, Anm. 81 zu Recht wendet, als eine erzählerische Konsequenz der größeren Entfernung des Madonnenbildes an.

145 Vgl. Kat. d. Gemäldegal. d. Akad. Wien, 1961, S. 87, Nr. 132.

146 S. oben Anm. 142. Das Altarbild des Pomarancio publiziert und diesem zugeschrieben von Müller Hofstede 1966, S. 26ff., Abb. 16.

147 Müller Hofstede 1966, S. 16ff., Abb. 8 hat die Skizze der Slg. Rossacher, Salzburg, als einen Alternativvorschlag zum Wiener Modello publiziert. – Die Londoner Zeichnung, deren Eigenhändigkeit umstritten ist (vgl. Held, s. Anm. 108, S. 100, Nr. 16 und Müller Hofstede 1966, Anm. 33), spiegelt m. E. ein Genesisstadium wider, das noch vor dem zweiten Londoner Blatt (Glück/Haberditzl, s. Anm. 107, Nr. 52; Müller Hofstede 1966, Abb. 10) liegt. Diesem entspräche erst das Blatt in Chantilly (Glück/Haberditzl, Nr. 53 und Held, S. 100, Nr. 16), welches ebenfalls kränzende Putti, den Hl. Maurus schon mehr der Endfassung genähert, den Putto mit der Mitra im Vorwärtsschreiten zeigt.

148 Vgl. Müller Hofstede 1966, S. 67, wo vermutet wird, die Patres hätten bei der Verhüllung »klug bedacht, daß die Spannung zu dem vorher unmittelbarer Anbetung erreichbarem Wunderbild verloren gehen mußte, wenn dieses nun in großer Höhe ständig öffentlich ausgestellt wäre«.

149 Müller Hofstede 1966, Abb. 23 hat das alte Gnadenfresko bekanntgemacht.

Der Kopf in der Hand

In dem berühmten Selbstbildnis des Parmigianino vom Jahre 1524 (Abb. 24) läßt der Rundspiegel, dessen Verzerrungsleistungen das Gemälde getreu übertragen will, zwei Elemente stabil: den Kopf und die Hand. Während Fenster und Türen des Hintergrundraumes durch die Verzerrungen ihre Identität verlieren, wird die Hand durch die elegante Dehnung und durch ihre in die Rahmenmulde eingeschmiegte Länge erst eigentlich bedeutsam. Die lässige Lagerung der Hand bildet eine abschirmende Schranke, hinter der der Kopf um so sicherer an der vom Kragen bis zum Scheitel markierten Achse entlang aufragen kann.

Während also ringsum alles zerdehnt, verzerrt, destabilisiert ist, wissen sich Kopf und Hand des Künstlers in einer sicheren Position. Das gemeinsame Inkarnat verstärkt die unmittelbare Wechselbeziehung zwischen Hand und Kopf; sie sind die einzigen zuverlässigen Mittel, die dem Künstler in einer flüchtigen, ungreifbar gewordenen Umwelt zur Verfügung stehen.[1]

Von der Entwicklung des Bildnisses oder des Selbstbildnisses her gesehen, war der in eine Raumatmosphäre hineingesetzte Kopf nicht mehr etwas Neues.[2] Auch die Hand hatte sich nach niederländischen Vorgaben in Italien, etwa seit Leonardo, eingebürgert, und gerade um 1520 beginnt sie sowohl bei den Niederländern wie aber auch bei den Oberitalienern oft lebhaft aus den Bildnissen heraus zu gestikulieren. Während die innerbildliche Atmosphäre die Person auf ein charakteristisches Milieu hin relativiert, sucht die gestisch aktivierte Hand eine Gesprächsbeziehung zum Betrachter hin aufzubauen. Diese zwiefache Erweiterung des Bildnisses nach innen und nach außen ist eine der allgemeinen Voraussetzungen auch des Selbstbildnisses von Parmigianino. Anders jedoch als in den üblichen gestisch akzentuierten Bildnissen sucht die Hand bei Parmigianino gerade nicht den Kontakt zum Betrachter, sondern wendet sich nach innen und hat eher eine abschirmende als eine vermittelnde Funktion. Indem die Hand introvertiert bleibt und auch durch den aufleuchtenden Daumen signalisiert, daß sie dem Kopf gegenüber aktivierbar ist, sind Hand und Kopf in diesem Bildnis exklusiv aufeinander fixiert.

Sucht man nach Gründen, die Parmigianino zu dieser ungewöhnlichen Montage seines Bildnisses veranlaßt haben könnten, so ergeben

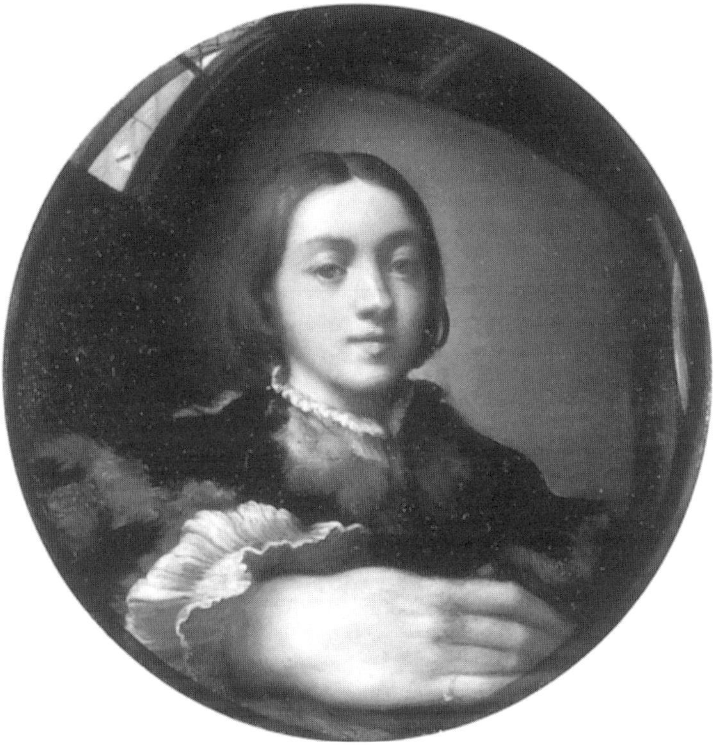

24 Francesco Mazzola, genannt Parmigianino, Selbstbildnis im Konvexspiegel, um 1523/1524, Wien, Kunsthistorisches Museum

sich näherliegende und allgemeinere Motivgruppen, die zusammengenommen Einblicke in die geistige Welt des Manierismus bieten können.

Der Zwang aufzufallen

Ein naheliegendes Motiv ergibt sich aus dem zeitgenössischen Bericht des Giorgio Vasari, der diesem Bildnis des Parmigianino eine außergewöhnliche Aufmerksamkeit zuteil werden läßt: In der Erstauflage von

1550 berichtet er, daß Parmigianino, als er in seiner Heimatstadt von den Herrlichkeiten Roms hörte, Lust verspürt habe, dorthin zu reisen. Zu diesem Zweck habe er drei Bilder fertiggemacht. Das Selbstbildnis aber, das er als »Experiment« und als »Bizarrerie« gemalt hatte, habe er dem Papst Clemens VII. zugeschickt, woraufhin dieser ihn sogleich nach Rom rufen ließ. Das Bildnis sei dann vom Papst dem Dichter Pietro Aretino geschenkt worden, der es »wie eine Reliquie« zu Hause aufbewahrt habe. In der zweiten Auflage von 1568 differenziert Vasari diesen Bericht: Der Maler habe sich in einem halbrunden Barbierspiegel gesehen und sich aus »eigenem Antrieb« (per suo capriccio) entsprechend darstellen wollen. Da nun in einem solchen Spiegel alle Dinge, die ferner sind, verkleinert, alle Dinge, die nahe sind, aber vergrößert erscheinen, sei auch seine »zeichnende Hand« sehr schön zur Geltung gekommen. Dieses Bild habe er mit nach Rom genommen, einem Gönner gezeigt, der ihn deshalb sogleich dem Papst weiterempfahl.[3]

Diese Mitteilungen Vasaris besagen im Kern, daß es sich bei dem Selbstbildnis des Parmigianino um ein Bewerbungsstück gehandelt hat. »Unser vollkommener Maler«, so heißt es 1548 in einem kunsttheoretischen Traktat, »soll vor allem seine Jugend damit verbringen, in die vornehmsten Gegenden der Welt zu reisen, und sich überall als Quell gediegener Tüchtigkeit erzeigen, indem er seine Bilder Fürsten und hohen Herren zum Geschenk macht.«[4] Seit dem 15. Jahrhundert war es üblich, daß Künstler, um sich bei Hofe in Erinnerung oder in den Blick des Fürsten zu bringen, diesem aus freien Stücken Werke ihrer Hand dedizierten. Die Nachrichten über solche Geschenke gehören zu den frühesten Belegen für eine ganz aus eigenem Willen, ohne Auftrag geschaffene Kunst.[5] Als im 16. Jahrhundert allenthalben in Europa, in Rom, Florenz, Wien, Prag, Fontainebleau, Brüssel, London und Madrid, potente Höfe entstanden waren, deren Kunstkonsum kaum Grenzen kannte, wirkte sich dies auf die Strukturen der Kunstproduktion so aus, daß sich immer mehr Künstler aus den alten Zunftverbänden lösten, um an den Höfen die wohldotierten, zunft- und steuerfreien Posten zu erreichen. Eines der Mittel, sich dort bemerkbar zu machen, war die Dedikation eines Werkes an den Fürsten. Je enger die Zugänge zum Hof oder je stärker die Konkurrenz unter den Künstlern, um so größer die Neigung, durch etwas Außerordentliches, Bizarres oder Extravagantes aufzufallen. Vasari berichtet öfters darüber: Piero di Cosimo wollte durch seine phantastischen Meeresmonstren dem Giuliano de' Medici auffallen; von Parmigianino heißt es, daß er seine Bilder »zu seinem Vergnügen machte, um sie verschiedenen Herren und Freunden zu schenken«. Viele Nachrichten über ein exzentrisches Gebaren der Künstler, das man gerne als Ausdruck eines Krisenbewußtseins im Zeitalter des Manierismus deutet[6], fallen unter diese Rubrik eines nervösen Wettlaufes um die fürstliche Gunst. Immer wieder wurde die alte Nachricht erörtert, daß Deinokrates, um die Aufmerksamkeit Alexanders zu erregen, sich als nackter Herkules dem Herrscher gezeigt habe, so daß dieser seine Stadtbauprojekte ansehen mußte. Nach Vasari verdankte Sodoma nicht nur seinem Ruf als guter Maler, sondern auch seinen persönlichen Tollheiten, daß Papst Leo X., »der Spaß an solch seltsamen und gedankenlosen Individuen hatte«, ihn förderte und zum Ritter schlug. Van Mander berichtet von Gossaert, daß er Karl V. durch sein phantastisches Papierkostüm aufgefallen sei. Die Regel aber war, daß die dedizierten Werke selbst etwas Auffälliges an sich haben mußten.

Bei Äußerungen über die Qualität gewidmeter Werke wird nicht selten auf die Originalität, die Eigentümlichkeit der »Hand« hingewiesen. So empfiehlt sich Erhart Altdorfer 1550 brieflich an Herzog Johann Albrecht und übersendet »ein klein werk ... mit meiner faust gemacht«; der Herzog Francesco Maria von Urbino bedankt sich 1595 bei Jacopo Palma für ein ihm übersandtes Bild mit einem Geldgeschenk, »weil dieses Werk sich ohne Weiteres zu erkennen gibt durch die Machart Eurer Hand«; als Scamozzi sich 1595 beim Herzog von Urbino um eine Stelle bewarb, schickte er ihm eine Zeichnung, weil sie besser als er selbst Zeugnis über ihn ablege; vielleicht wollte Ketel diesen Kult der Hand nur abwandeln, als er sich dadurch auffällig machte, daß er seine Bilder mit den Füßen und dem Mund malte.[7] Offenbar war es ein Kriterium der Güte, wenn ein Stück eine unverwechselbare »Hand« verriet, jedenfalls mußte es sich, um ein bestimmtes Individuum zu empfehlen, von allem Üblichen und Gewohnten unterscheiden. Im päpstlichen Rom, wo keine Dynastie das Hofleben stabilisierte, war es besonders wichtig, daß die Werke der eigenen Hand bei den Richtigen Aufmerksamkeit erregten, um den Wichtigen weitergesagt zu werden. Das bizarre und extravagante Selbstbildnis des einundzwanzigjährigen Parmigianino ist ein früher Beleg dafür, daß auch in der Kunst ein allgemeiner Konkurrenzdruck den Anreiz zur Selbstinszenierung und Originalität erhöht, wenn nicht gar erzeugt hat.

Seit dem 15. Jahrhundert versuchten die Künstler, ihren Händen Fähigkeiten zuzuschreiben, die eigentlich der Seele oder dem Verstand zukamen. Schon Cennini widmete um 1405 der Hand des Malers eine besorgte Aufmerksamkeit: »Du solltest auch auf deine Hand achten und sie von allzu schwerer Arbeit verschonen, so ... solltest du keine Eisenstangen schleppen ..., denn solche Dinge sind der Hand schädlich und beschweren sie. Andererseits gibt es eine Ursache dafür, wenn die Hand allzu leicht wird, so daß sie einem Blatt ähnelt, das im Winde flattert, und die Ursache ist ein übermäßiger Genuß in Gesellschaft von Frauen.«[8] Hier schon deutet sich an, daß die Forderung nach allgemeiner Bildung für die Künstler auch deren Hand sozusagen feiner machen würde. Auch Albertis Forderung, der Maler solle nach Möglichkeit in allen Freien Künsten bewandert sein, ist dann von Leonardo zu dem Wunsch weitergedacht worden, daß die Hand durch Übung die Fähigkeit erreicht, die Gedanken des Kopfes aufzunehmen und umzusetzen, daß Kopf und Hand gleichsam kurzgeschlossen sein sollten.[9] Die Zerebralisierung der Hand oder die Vergeistigung der handwerklichen Arbeit war die Argumentationslinie, die die Künstler gegen die Einschränkungen, denen sie durch die städtischen Zunftordnungen ausgesetzt waren, aufgebaut hatten. Wenn es gelang, die künstlerische Tätigkeit als geistige Tätigkeit zu bestimmen, dann waren die Künstler von den zünftigen und subalternen gesellschaftlichen Zwängen freizustellen – wie es die Hofkünstler immer schon waren. Da schöne Hände und schlanke Finger, sofern sie keine Spuren von Arbeit trugen, ein Zeichen für edlen Rang bedeuteten[10], hat die Vergeistigung der Hand das Ziel einer Veredelung des Künstlerhandwerkes.

Die strengen Theoretiker freilich hatten mit diesen Ansprüchen durchaus ihre Schwierigkeiten. Denn es würde bedeutet haben, alte Denktraditionen aufzugeben, wenn man zugegeben hätte, daß Gedachtes und Imaginiertes wirklich werden könnten. Aufschlußreich ist in dieser Hinsicht, was Vasari von Michelangelo berichtet: »Er hatte eine so starke und vollkommene Vorstellungskraft, daß die Hand die großen und gewaltigen Konzepte gar nicht zum Ausdruck bringen konnte, so daß er die Werke öfters im Stich ließ und sie auch oft zerstörte«[11]; und Benedetto Varchi hat jene Sonettzeile des Michelangelo, wonach »die Hände dem Intellekt gehorchten«, zurückhaltend kommentiert, jedenfalls Zweifel belassen, ob der Intellekt so unmittelbar praktisch werden könne. Während Pino »die Fertigkeit und Sicherheit der Hand für ein Geschenk der Natur« hielt, hat der Theoretiker Danti postuliert, daß »die Idee in vollkommene Harmonie gelangen möge mit den Händen des Künstlers und mit der Materie, in der diese Idee ausgedrückt werden soll«.[12]

Die Schwierigkeiten der Theorie, einer Hand geistige Fähigkeiten zuzubilligen, haben die Künstler selbst nicht daran hindern können, ihre Hände zu kultivieren. Als Raffael 1520 gestorben war, schrieb Dürer auf eine ihm von diesem zugeschickte Zeichnung, Raffael habe mit dieser Sendung ihm »seine Hand weisen wollen«, und zwei Jahre nach Entstehung von Parmigianinos Selbstbildnis hat Dürer, gewiß in Anklang an frühere humanistische Redewendungen, auf dem Bildnisstich von Melanchthon seine eigene Hand als eine »docta manus«, als eine »gelehrte Hand« angepriesen und sich damit vielleicht die Doppelbedeutung von »doctus« im Sinne von »gebildet« oder »geschult« zunutze gemacht.[13] Denkbar ist aber auch, daß Dürer hierbei eine italienische Redewendung meinte, wonach die nordländischen Künstler »das Hirn in den Händen« hätten (»hanno il cervello nelle mani«).[14] In diesem Sinne einer intelligenten Handhabung hat Philipp Galle 1582 auf der Beischrift zu seinem Bildnisstich für Hendrik Goltzius vom »gelehrten Stichel, der kunstfertigen Hand« und von der »gesegneten Hand« dieses Stechers gesprochen.[15] Bald schon wird man die zeichnende Hand als Abbreviatur für künstlerische Arbeit einsetzen, wenn man etwa in einem Emblem für Übungsfleiß die Empfehlung des Apelles: »Nulla dies sine linea« (Kein Tag ohne einen Strich) illustrieren wollte (Abb. 25).[16]

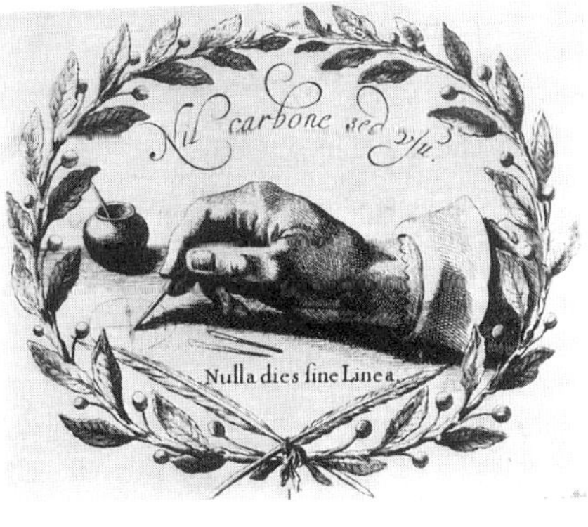

25 Crispin de Passe d. J., Nulla dies sine linea, um 1643, Kupferstich

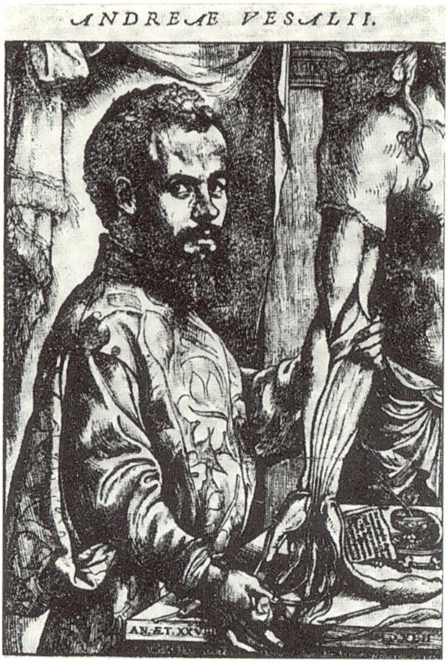

26 Jan Stevensz. von Kalkar, Bildnis des Andreas Vesalius, 1543, Kupferstich

Es entspricht durchaus den vielfältigen Verbindungen, welche die bildenden Künste im Manierismus mit anderen geistigen Gebieten eingingen, daß die neue Prominenz, welche die Künstlerhand gewonnen hatte, in andere Bereiche hineinwirkte. Der vom Hofe Kaiser Karls V. kommende, durchaus kunstsinnige Anatom Andreas Vesalius hatte schon als Student die Sehnen, die vom Arm in die Hand führten, freigelegt. In dem Bildnis des Vesalius, das Jan Stevensz. von Kalkar für dessen »De humani corporis fabrica« vom Jahre 1543 fertigte, erscheint der Anatom neben einem geöffneten Arm. Ein Zettel erklärt, was den Künstlern mindestens seit Leonardo geläufig war, daß es um »die Sehnen, welche die Finger bewegen«, geht (Abb. 26).[17] Mochte der Kult der Hand unter den Künstlern zunächst noch magische oder religiöse Erinnerungen wachrufen, so mischten sich doch im Verlauf des 16. Jahrhunderts naturwissenschaftliche Gesichtspunkte ein, welche die Mechanik der Hand offenlegten (Abb. 27). Seit Vesalius war die Hand nicht mehr nur ein Gegenstand der Chiromantie, sondern ebenso ein Gegenstand der Chirurgie. Der

27 Illustration aus P. Uffenbach, »Thesaurus Chirurgiae«, Frankfurt/Main 1610

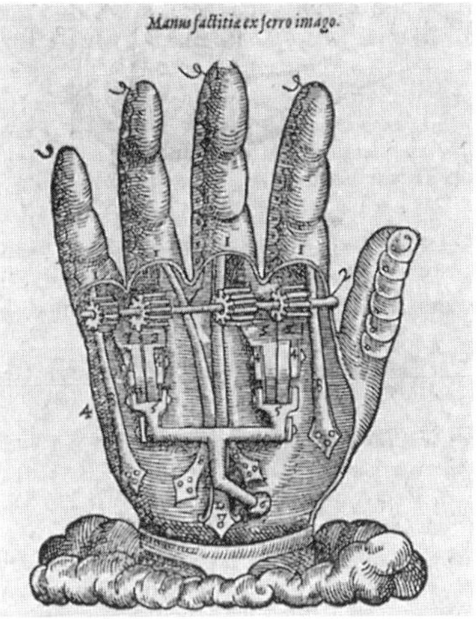

Anatom Giulio Casserio wurde um 1600 mit seinen Instrumenten vor einer in einen Teller gelegten Hand so dargestellt wie ein Künstler mit seinem Stichel vor einer Kupferplatte (Abb. 28).[18] Den Künstlern konnte

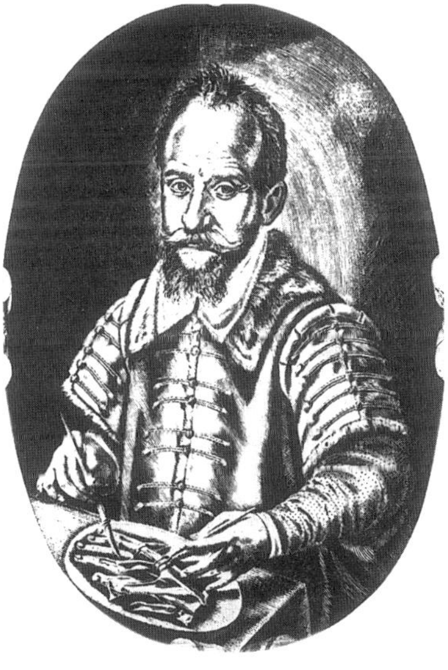

28 Anonym, Bildnis des Anatomen Giulio Casserio (1561-1616), Kupferstich

es recht sein, daß die Medizin ihnen bestätigte, wie nahe die künstlerische Tätigkeit einer wissenschaftlichen war.

Amplifikationstechnik

Von welchem Blickwinkel auch immer man die Kunstentwicklung im Verlauf des 16. Jahrhunderts ansieht – deutlich ist immer wieder ein Fortschritt im Technischen, im Können, in der Virtuosität. Es ist, als habe ein Aufputschmittel die Hand des Künstlers befähigt, die Werkzeuge lockerer, freier, schneller zu handhaben. Der Entwicklungsschub im technischen Vermögen hat nicht überall zu einer höheren Qualität und Solidität, wohl aber zu einer höheren Artifizialität und Mobilität der Produkte geführt. Vielleicht hat sich dieser Schub tatsächlich zuerst in jenem Grundlagenbereich ergeben, den die Theorien immer entschiedener in den Mittelpunkt ihres Interesses rücken: in der Zeichnung. Die Zeichnung wird zwar im Verlauf des Jahrhunderts durch die Theorie zu einem spirituellen Anliegen sublimiert, doch spiegelt diese Vergeistigung auch die Tatsache wider, daß sich die Fähigkeit, den Zeichenstift zu führen, zu einer neuen Stufe künstlerischer Aussage entwickelt hatte.

Ob die neuen virtuosen Fähigkeiten der Hand durch neue ästhetische Ansprüche und Erwartungen des Publikums oder aber durch neue willentliche Vorstöße, neue Ausbildungs- und Übungsformen der Künstler bewirkt wurden, ob also der technische Fortschritt bedingend oder bedingt war, ist nicht so leicht anzugeben wie die Folgen, die sich für das Erscheinungsbild der Kunst der Epoche daraus ergeben.

Eine statistische Tatsache läßt sich einfach nachvollziehen: Während wir uns die erhaltenen Zeichnungsbestände aus dem Trecento und auch noch aus dem Quattrocento in einem Corpuswerk zusammengetragen vorstellen können, ist dies im 16. Jahrhundert schlechterdings nicht mehr möglich; hier füllen die Zeichnungen von Künstlern wie Raffael, Michelangelo, Leonardo, Dürer oder Heemskerck schon allein mehrere Bände, und im Verlauf des Jahrhunderts ist diese Produktion an Zeichnungen in allen Ländern und Werkstätten ins Uferlose gewachsen.

Auch qualitativ tritt für die Zeichnung ein neues Zeitalter ein. Man muß sich klarmachen, daß bis in das 15. Jahrhundert hinein die Zeichnung das Medium der Traditionssicherung gewesen ist. In den Werkstätten wurden Musterblätter oder Musterbücher bewahrt, die den Bestand des Anerkannten, Approbierten und Gültigen in Zeichnungen festhielten. Auch die Rolle der Objektsicherung, in der die Zeichnung Naturgegenstände oder antike Werke dem Formenvorrat der Werkstatt verfügbar hielt, weist seit dem 15. Jahrhundert der Zeichnung eine reproduktive, normsichernde Funktion zu, die Originalität eher verhindern als fördern wollte. Erst allmählich wird das Zeichenblatt als ein Erinnerungsfeld für persönliche Erfahrungen und Ausdrucksmöglichkeiten entdeckt. Leonardo und Dürer, der als einer der ersten Zeichnungen signiert hat, haben in Zeichnungen ganz intime, autobiographische Erlebnisse wiedergegeben und damit die Zeichnung als ein innovatives Medium, das nicht mehr nur Traditionsbestände festhält, genutzt. Unter den theoretisierenden Künstlern hat Paolo Pino die Zeichnung der »inventio« zugeordnet und sie damit als ein Mittel der Neufindung, der Innovation und des Experimentes bestimmt.[19] Das Zeichnen war jetzt nicht mehr ein reproduktiver, Vorgaben und Normen bewahrender und einübender Akt, sondern dasjenige Medium, in dem »Erfindungen«, Neuerungen, auch persönliche Einfälle, Beobachtungen und Ideen niedergelegt wurden. Entsprechend schnell, flüchtig, summarisch und virtuos kann jetzt der Zeichenstift verfahren: Beim Zeichnen konnte sich der Kopf unmittelbar der Hand anvertrauen.

Die Intelligenz, mit der die Hand geführt wurde, trat jetzt der Objektwelt nicht mehr nur nachahmend gegenüber, sondern auch schöpferisch, indem sie den Objekten neue Eigenschaften andichtete oder ansah und indem sie die Objektwelt zu dekorativen Mustern und Systemen umformte. Diese Möglichkeiten ergeben eines der auffälligsten und augenfälligsten Merkmale manieristischer Kunst: die Amplifikation, die Übersteigerung oder auch die Überforderung der gegebenen Tatbestände und Normen. In der bisherigen Kunst pflegte der Aufwand an künstlerischen Mitteln gerade so anspruchsvoll zu sein, wie es das Thema oder der Gegenstand erforderte. Die Lehre von der »proprietas«, von der Angemessenheit, wonach alle Formelemente der Historie dienstbar sein sollten, war seit Alberti kanonisch geworden. Wo man im Quattrocento einen Stoff- oder Gewandzipfel sich frei, ohne von einer Handlung motiviert zu sein, regen oder bewegen sieht, dort spricht man gerne mit Warburg von einer »Pathosformel«, die den Kanon des Gegebenen, Geforderten und Angemessenen sprengt.[20] Denn im allgemeinen waren die künstlerischen Mittel so instrumentalisiert, daß ihnen kein Bewegungsraum außerhalb des Denk- und Ausdruckshorizontes der Historie mehr verblieb. Auch die im Quattrocento neu entwickelten Forderungen nach Antiken- und Naturnachahmung oder nach der

Rekonstruktion des idealen Menschen mittels berechenbarer Proportionen bereicherten nur das Repertoire maßgeblicher, verpflichtender Normenvorgaben.

Im Manierismus dagegen sind alle Dinge ihrem Normaldasein entrissen. Antike und Natur sind nicht mehr ein absolutes Ziel der Nachahmung, auch leiten keine Proportions- und Maßschemata mehr die Darstellung der menschlichen Figur. Die Gestaltung der Menschen und Dinge sucht immer deren natürliche oder vorgegebene Seinsweise zu überschreiten. Was in Parmigianinos Selbstbildnis als eine zufällige Selbstinszenierung zum Zwecke eines höfischen Avancements erschien: das Verzerrte und Verzogene, das Angespannte und Gelängte, ist nur eine auffällige Ausprägung eines allgemeinen manieristischen Gestaltungsprinzips. Dieses überschreitet, wo immer es kann, die gewöhnlichen Maße; es steigert die menschliche Figur bis ins Hypertrophe und Gigantische, es kann sie in Massenbildern oder Weltlandschaften bis ins Nichtige und Ameisenhafte verkleinern; es kann den Figuren durch eine affektierte Gestik eine überreizte Empfindungsskala abverlangen oder ihnen durch ausdruckslose Masse ein Aussehen dumpfer Brutalität und Gewaltsamkeit zulegen. Immer wieder treiben die Formen mit kalter Präzision und Konsequenz die Ausdruckswerte heraus, die einem normalen menschlichen Empfinden unerreichbar sind. Wollte man in der Formenwelt des Manierismus nach »Pathosformeln« suchen, so hätte man Mühe, sie irgendwo *nicht* zu finden. Erstmals, so möchte man sagen, überziehen die Künstler das Konto, das ihnen der allgemeine Geschmack und das normale Empfinden einzuräumen pflegen.

Was diese Technik der Amplifikation, der ständigen Erweiterung und Übertreibung, des ständigen Überdehnens und Verzierens, des Erstarren- und Zerfließenlassens, möglich oder notwendig macht, vermögen wir heute weniger sicher zu sagen als noch vor wenigen Jahrzehnten. Zu Zeiten des Expressionismus, als man den Manierismus entdeckte, und in den fünfziger Jahren, als man das moderne Krisenbewußtsein in die manieristische Formenwelt hineinprojizierte, sah man einen geistesgeschichtlichen Hintergrund, der durch Reformation, durch die Entdeckungen und durch die ersten kapitalistischen Hochkonjunkturen und Börsenzusammenbrüche gleichsam in eine Gewitterstimmung geraten war, die auch die Künstler mitgerissen hätte. Dieser Bedingungszusammenhang würde voraussetzen, daß wir die manieristische Formenwelt psychisch belasten dürfen; daß wir sie als Audruck einer seelischen Befindlichkeit künstlerischer Subjekte ansehen können, in die zugleich etwas von der objektiven Zeitstimmung eingegangen sein müßte. Eine solche Voraussetzung läßt sich vielleicht für den späten Michelangelo annehmen, auf den manche Aspekte jener amplifizierenden Tendenzen zurückgehen. Nicht jedoch möchte man sie generell für die Nachfolger oder Zeitgenossen gelten lassen, für Giulio Romano etwa, für Rosso, Vasari, Bronzino oder Tintoretto, für Heemskerck, Gossaert oder Goltzius, die allesamt als Virtuosen, Alleskönner und allmächtige Organisatoren zu sehr beansprucht waren, als daß sie sich qualvollen Zeitdiagnosen hätten aussetzen können. Wahrscheinlicher ist, daß die Formen der manieristischen Kunst nicht aus dunklen Seelenkratern der Brust, sondern aus einem hellen Bewußtsein des Kopfes in gut trainierte Hände eingeflossen sind.

Wie immer man sich die intellektuelle Aufladung der Hand im Manierismus zu erklären hat – die Folgen dieses Vorganges sind unübersehbar. Für die Kunst ergab sich ein überschüssiges, die vorgegebenen Funktionen überspielendes ästhetisches Moment, das sich eines Tages verselbständigen und absolut setzen konnte. Für die Künstler ergab sich ein nobilitierender Effekt, der ihre handwerkliche Tätigkeit zu einer geistigen umdefinierte.[21] Für die Entwicklung der Gesellschaft aber ergab sich die Vorformulierung eines Arbeitsbegriffes, der Hand- und Kopfarbeit versöhnt haben will. Anders als die Sozialgeschichte, die Hand- und Kopfarbeit immer nur arbeitsteilig auseinandertreibt, hat die Kunstgeschichte eine bedeutende Masse von Produkten aufzuweisen, an denen man sehen kann, daß Hand und Kopf glücklich zusammenwirken könnten.

Anmerkungen

1 Meine Analyse hebt diesen Konnex hervor, weil er in der Literatur m. W. unerwähnt bleibt. Im übrigen sind wichtige Einsichten zu dem Bild erarbeitet bei S. J. Freedberg: Parmigianino, Cambridge/Mass. 1950, S. 104ff., S. 201f. – M. Faggiolo dell' Arco: Il Parmigianino. Un saggio sull' ermetismo nel Cinquecento, Rom 1970, S. 31, der den Spiegeleinsatz alchemistisch deutet – G. Boehm: Bildnis und Individuum, München 1985, S. 240ff.

2 Dazu E. Panofsky: Early Netherlandish Painting, New York 1971, S. 316f.

3 Die Texte am bequemsten bei Faggiolo (s. Anm. 1), S. 227.

4 Paolo, Pino: Dialogo di pittura, Mailand 1954, S. 73.

5 Hierzu und zum Folgenden M. Warnke: Hofkünstler, Köln 1985, S. 124ff.

6 So z. B. R. und M. Wittkower: Künstler. Außenseiter der Gesellschaft, Stuttgart 1965, S. 90ff.

7 Vgl. dazu W. Stechow: Sonder Borstel oft Pinseel, in: Album Amicorum J. G. van Geldern, Den Haag 1973, S. 31.

8 Cennino Cennini, Il Libro dell'arte, Florenz 1943, Kap. 29.

9 The Literary Works of Leonardo da Vinci, hrsg. v. J. P. Richter, London 1970, Bd. 1, S. 54.

10 Wittkower (s. Anm. 6), S. 42.

11 Vasari: Le Vite de' più eccellenti Pittori, Scultori e Architettori, hrsg. v. G. Milanesi, Florenz 1906, S. 270.

12 Varchis Ausführungen über das Sonett in: Scritti d'arte del Cinquecento, hrsg. v. P. Barocchi, Mailand/Neapel, Bd. 2, S. 135f. – Pino (s. Anm. 4), S. 47, wobei interessant ist, daß Pino den Handstock beim Malen ablehnt; Vincenzo Danti: Il Libro del trattato delle perfette proporzioni (1567), in: Trattati d'arte del Cinquecento, hrsg. v. P. Barocchi, Bd. 1, Bari 1960, S. 263.

13 Zur »docta manus« Dürers vgl. P.-K. Schuster: Individuelle Ewigkeit. Hoffnungen und Ansprüche im Bildnis der Lutherzeit, in: Biographie und Autobiographie in der Renaissance, Wiesbaden 1983, S. 137ff. – Vor Dürer findet sich der Ausdruck in einem Gedicht des Roberto Orsi auf den Miniator Giovanni da Fano, in dem es heißt: »doctas possidet ille manus«. Zitiert bei M. Baxandall: Giotto and the Orators, Oxford 1971, S. 94, Anm. 96; dort ist S. 124 auch auf die Doppelbedeutung von »doctus« hingewiesen.

14 Als »proverbio« zitiert bei A. F. Doni: Disegno, Venedig 1549, abgedruckt in: Scritti d'arte del Cinquecento (s. Anm. 12), Bd. 1, S. 575. Daß damit ein »Wort des Michelangelo plagiiert« sei, wie J. Schlosser: Die Kunstliteratur, Wien 1924, S. 216 meint, ist weder von diesem selbst, noch von P. Barocchi nachgewiesen.

15 F. W. Hollstein: Dutch and Flemish Etchings, Engravings and Woodcuts, Amsterdam, seit 1949, Bd. VIII, S. 49: »o erudita lima, o artifex manus,/Beata Gallione Goltzy manus«.

16 Zuerst wohl in dem Emblembuch von Gabriel Rollenhagen: Emblematarum centuria secunda, von 1613 in der Ausgabe von C.-P. Warncke, Dortmund 1983, S. 261. – Sie wurde von C. de Passe d. J. 1643 und 1654 wiederholt für die Mustersammlung »Della luce del depingere ...«, vgl. J. Becker, in: Oud Holland 90/1976, S. 102.

17 Hollstein (s. Anm. 15), Bd. 4, S. 84. – Vgl. Leonardo da Vinci: Tagebücher und Aufzeichnungen, hrsg. v. Theodor Lücke, Leipzig 1940, S. 33f.

18 Vgl. zu dem ganzen Komplex W. S. Heckscher: Rembrandt's Anatomy of Dr. Nicolaas Tulp, New York 1958.

19 Pino (s. Anm. 4), S. 32, 42f. – Vgl. zur Gesamtentwicklung W. Koschatzky: Die Kunst der Zeichnung, München 1981, S. 28ff. – Berechtigte Einschränkungen bei A. Perrig, Michelangelo – Studien I, Frankfurt/M. 1976, S. 91, Anm. 18.

20 Über Warburgs Pathosformel vgl. W. Hofmann, G. Syamken, M. Warnke: Die Menschenrechte des Auges. Über Aby Warburg, Frankfurt/M. 1980, S. 61ff.

21 Daß dieses Argument durch tatsächliche, zunehmende Adelsverleihungen an Künstler gestützt wurde, habe ich in meinem Buch über die Hofkünstler (s. Anm. 5), S. 202ff., ausgeführt.

Die erste Seite aus den »Viten« Giorgio Vasaris
Der politische Gehalt seiner Renaissancevorstellung

I.

Epochenbegriffe sind mehr als harmlose Verständigungsmittel von bloß lerntechnischem Interesse, wie Benedetto Croce meinte. Sie ordnen und werten mit der vergangenen auch die gegenwärtige Wirklichkeit. In ihren Gebrauch gehen aktuelle Erfahrungen und Bedürfnisse ein.

Der Begriff der »Renaissance« ist eine jener Metaphern, in deren Handhabung die Chancen gesellschaftlicher Erneuerung und Veränderungen einfließen, die vom jeweiligen historischen Standort aus für möglich und wünschbar gehalten werden. So konnten die Vorgänge des italienischen Quattro- und Cinquecento in der Aufklärung die bürgerlichen Emanzipationsbestrebungen oder im Risorgimento die Wünsche einer nationalen Erneuerung beschreiben und stützen helfen. Wo man mit Burckhardt in der Kultur der Renaissance »die nächste Mutter der unsrigen« sah, dort enthielt ihre Deutung und Wertung zugleich eine Stellungnahme zur Gegenwart.

Konrad Burdach hat 1910 diese politische Dimension auch in die Geschichte des Wortes »Renaissance« hineingetragen. Er versuchte zu belegen, daß die Vokabeln »renovatio« und »resurrectio« das ganze Mittelalter hindurch zur Bezeichnung einer religiösen Erneuerung, einer Wiedergeburt der Seele, der Palingenesie, gebraucht wurden. Zuerst hätte dann Cola di Rienzo die Begriffe aus dem Jenseits ins Diesseits gewendet, indem er sie als Schlagworte für eine programmatische Erneuerung auf politischem und gesellschaftlichem Gebiet eingesetzt habe. Burdachs Sicht entsprang einem politischen Expressionismus, die dann in die Renaissance Metaphorik von Ernst Bloch einging.[1] Ansonsten aber hat die Forschungsgeschichte durch eine Masse neuer Belege aus anderen Zeiten und Regionen Burdachs Frageansatz zurückgedrängt.[2] Eine Alternative zu der Burdachschen Deutung entwickelte seit 1950 der Germanist Jost Trier. Von Dürers Fassung des Begriffes als »Wiedererwachsung« ausgehend, bestimmte Triers Wortfelduntersuchung dessen Bedeutungsgehalt betrieblich-botanisch: Der Begriff sei aus den Anschauungen der Vorgänge bei der Niederwaldwirtschaft, aus der Beobachtung des Stock- und Wurzelausschlags gewonnen.[3] Damit war, durchaus im Sinne des welt- und wertasketischen Wissenschaftsbegriffs der 50er Jahre, das Problem in den Wald verwiesen.

Erst neuerdings wird wieder ein gesamtgesellschaftlicher Impuls in der Renaissancebewegung wahrgenommen und hervorgehoben. Eugenio Garin faßt seine Studien über Renaissanceprobleme unter dem bezeichnenden Titel »Rinascite e Rivoluzioni« zusammen und schildert jene Bewegung als eine umfassend angelegte, unterschiedlich ausgeprägte Kulturrevolution, die auf einen Umsturz der Wertgrundlagen einer bestehenden Gesellschaftsordnung zielte. Mit seiner Kritik an der seitherigen Verdünnung der Sicht verbindet Garin wieder eine positivere Beurteilung von Burdachs Ausgangsfrage. Bezeichnenderweise jedoch hat Garin bei seiner Revision der humanistischen Wiedergeburtsprogramme den Giorgio Vasari, der lange als der eigentliche Systematiker der Renaissancevorstellungen galt, aus der Front jenes kulturrevolutionären Bewußtseins herausgenommen. »Zwischen dem revolutionären Aufruf des Cola di Rienzo, die renovatio durchzuführen, und der vasarianischen Sicht einer rinascita der Malerei, stehen nicht nur zwei ereignisreiche Jahrhunderte: Es ist vielmehr der Riß zwischen dem vielleicht illusionären Willen, dem vielleicht utopischen Programm von Rom als geistlichem und weltlichem Zentrum aus einen entscheidenden historischen Umbruch herbeizuführen, und der historiographischen Deutung einer Reihe vielleicht interessanter stilgeschichtlicher Wandlungen auf dem Gebiet der Kunst.«[4] Es geht nicht darum, Vasari von dem Vorwurf politischer Abstinenz freizusprechen. Wohl aber scheint heute die Frage möglich, unter welchen Bedingungen er politisch abstinent und kunsthistorisch produktiv wurde.

II.

In seinem Aufsatz vom Jahre 1961 über »Pflanzensymbolik und der Renaissancebegriff« war der Historiker Gerhart Ladner zu einem ähnlichen Ergebnis über Vasaris Renaissancebegriff gekommen wie Garin. Ladner ging aus von einem Emblem aus Ripa (Abb. 29), mit dem dieser einen Vorschlag zur Verbildlichung von »Reform« macht: Eine alte Frau – denn nach Ripa ist Reform »keinem Lebensalter so gemäß wie gerade dem Greisenalter«! – kappt mit Hilfe eines Stutzmessers die alten Äste (= Gesetze), damit die neuen um so kräftiger herauswachsen können.[5] Ladner verfolgt die verästelte Tradition dieser Erneuerungsmeta-

29 Cesare Ripa: RIFORMA, aus der »Iconologia« (1603)

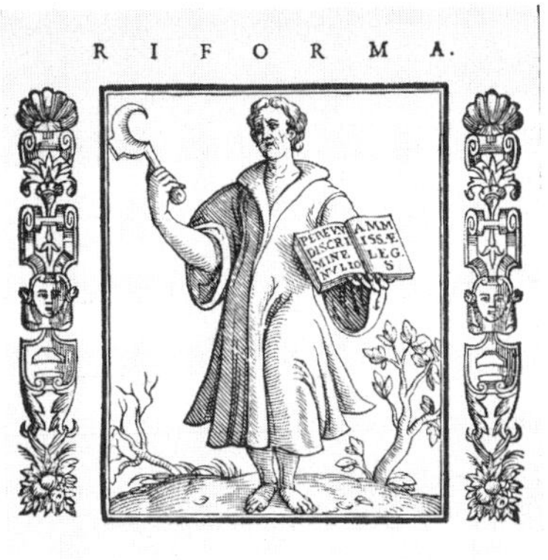

phorik bis in das 14. Jahrhundert zurück. Er stellt sie allenthalben fest, – nur bei Vasari nicht, bei dem sie »offenbar verschwunden« sei. Auch aus dieser Sicht also stand Vasari außerhalb des Horizontes seiner Zeit, indem er die außerkünstlerischen Aspekte der Erneuerung ignorierte.

Es ist richtig, daß in Vasaris »Viten« der politische Gehalt des Begriffs ausgeklammert bleibt. Es ist aber nicht richtig, daß Vasari jenen Gehalt nicht gekannt habe. Als Hofkünstler der Medici wußte er, daß diese seit Lorenzo jene Metaphorik für sich usurpiert hatten. Als Cosimo I. nach der Ermordung Alessandros dann doch zur Macht kam, hat er sich eine »impresa« anfertigen lassen, die einen Baum zeigt, an dem ein gebrochener Ast den ermordeten Alessandro meint; sein Absterben bewirkt jedoch nur, daß der Stamm um so kräftiger neue Äste heraustreibt.[6] In Erinnerung an diese Imprese hat Vasari in seinem Gemäldezyklus in der Sala di Lorenzo Vecchio eine Imprese des Piero di Lorenzo Medici gemalt, die einen trockenen Stumpf zeigt, aus dem grüne Zweige sprossen. In seinem Kommentar zu dieser Imprese vermerkt Vasari, sie bedeute die Hoffnung des vertriebenen Piero, daß wenigstens den Zweigen noch so viel Kraft verbleibe, daß sie wieder Früchte zeitigen könnten.[7] Ein recht flagrantes Indiz dafür, daß Vasari mit den politischen Implikationen der Metaphorik vertraut war, ergibt sich auch aus seiner Beschreibung des Lünettenfreskos von Pontormo in der Medici-Villa von Poggio a Caiano. Julian Kliemann und Matthias Winner haben gleichzeitig herausgearbeitet, wie eng dieses Fresko mit der mediceischen Rinascita-Konzeption verbunden ist. Beide haben auch vermerkt, daß Vasari in seiner Beschreibung des Freskos dem Vertumnus ein Gartenmesser (pennato) in die Hand gibt, obwohl ein solches auf dem Bild nirgends zu sehen ist.[8] In seiner Beschreibung aktiviert also Vasari die passiv gebliebene Figur Pontormos im Sinne jener Reformmetaphorik. Sie war ihm so selbstverständlich, daß sie ihm gleichsam unterlaufen ist.

Wenn man voraussetzen darf, daß Vasari und seiner Umgebung der politische Gehalt der Rinascita-Metapher ganz geläufig war, dann kann dessen Ausklammerung in den einschlägigen Passagen der Viten nicht mehr als ein naiver Akt angesehen werden. Meine These ist, daß Vasari den Renaissancebegriff aus politischen Gründen entpolitisiert hat.

III.

Die Motivationsstruktur der Renaissancevorstellung Vasaris läßt sich anhand des Holzschnittes bestimmen, den er der zweiten Auflage seiner »Viten«, die seit 1564 im Druck und 1568 abgeschlossen war, vorangestellt hat. Er hat das Bild auch am Ende des Werkes, auf der letzten Seite des dritten Bandes, wieder angebracht, woraus man schließen kann, daß er eine programmatische Aussage damit verbunden hat (Abb. 30). Die Komposition entwickelt einen Gedanken weiter, den Vasari schon am Schluß der Erstauflage von 1550 in einem Holzschnitt verbildlicht hatte (vgl. Abb. 34). Jetzt bietet das Bild den Auftakt zu einem ehrgeizigen Illustrationsprogramm, das die Bildnisse der behandelten Künstler vorstellt.[9] Die Allegorie in dem reich dekorierten Rahmen zeigt Fama vor einem durchschraffierten Himmel mit mächtigen Flügeln von links ins Bild fliegend. Sie hält rückwärts in der Rechten eine brennende Fackel, in der Vasari wohl den Intellekt bezeichnet sah, der es erlaubt, vorhandene Tugenden zu erkennen und der Dunkelheit zu entreißen.[10] Die Inschrift auf der Tafel besagt, daß der Verfasser, sofern Fama ihm günstig ist, dafür Sorge tragen werde, daß keiner der von ihm behandelten Männer jemals sterben oder vom Tode besiegt sein werde. Mit der Linken hält Fama die Tuba an den Mund, deren Schall die Macht besitzt, Tote wiederauferstehen zu lassen. Die Leiber der Künstler steigen aus dem Boden der kahlen Vorgebirgslandschaft an das Tageslicht.

So weit handelt es sich um eine Fama-Allegorie, die eine historiographische Aufgabe beschreibt. Von alters her hatten sich Chronisten und Hagiographen im Dienste von Memoria und Fama gesehen. Die Aufarbeitung der Vergangenheit ist ein Akt des Wiedererweckens, so wie die Berichterstattung über die Gegenwart ein Akt der Verewigung

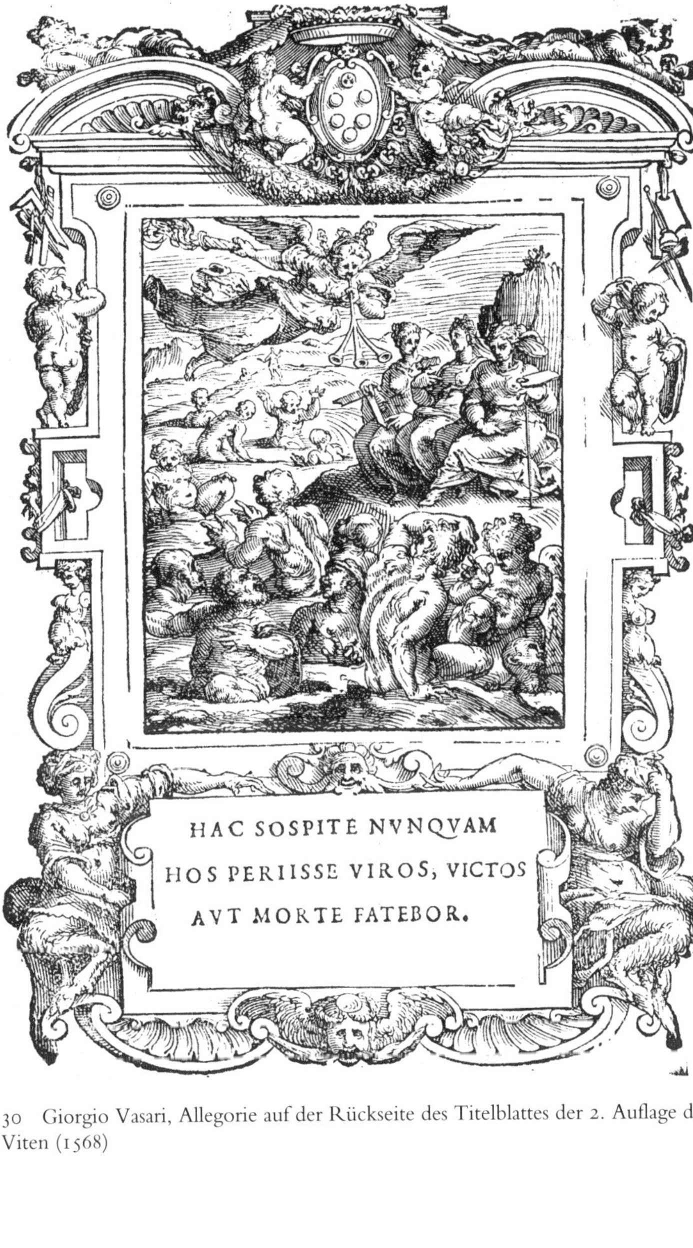
HAC SOSPITE NVNQVAM
HOS PERIISSE VIROS, VICTOS
AVT MORTE FATEBOR.

30 Giorgio Vasari, Allegorie auf der Rückseite des Titelblattes der 2. Auflage der Viten (1568)

ist. So haben sich auch die Drucker gerne unter das Zeichen der Wiedererweckung gestellt, indem sie in ihre Druckermarken das Bild des Phönix, also der »figura resurrectionis« aufnahmen. Auch die Dichtung erhob, öfters im Wettstreit mit den bildenden Künsten, den Anspruch, den ruhmreichen Männern zu gewährleisten, daß sie als Lebende dem Grabe des Vergessens entstiegen: »che del sepolcro uscirian vivi«.[11] Michelangelo hat dem Schriftsteller Vasari in diesem Sinne bestätigt, daß er sich als »risuscitatore di uomini morti«, als Wiedererwecker Toter, betätigt habe.[12] Unsere Allegorie jedoch geht in einigen Elementen über diese Wiederbelebungsfunktion der Fama hinaus. Sie gibt sich auf den ersten Blick als eine Allusion an die Auferstehung der Toten vor dem Jüngsten Gericht zu erkennen. Kompositionelle Anordnung und die affektive Ausdrucksskala der Figuren weisen auf diese eschatologische Situation hin. Vasari läßt Fama in der Rolle des Erzengels Michael erscheinen. Ihr Erweckungsruf aus dem dreiteiligen Schalltrichter geschieht im Hinblick auf die drei Frauen, die auf einer Anhöhe vor aufragendem Felsmassiv sitzen. Diese Richterinnen sind durch ihre Attribute als Pictura, Architectura und Scultura gekennzeichnet. Es ist dies eines der frühen Beispiele für das Auftreten der Künste als weibliche Personifikationen.[13] In ihrer Dreizahl, welche die der drei Grazien erinnert, vertreten sie einträchtig die Grundsätze aller Kunstgattungen, wie Vasari sie in der Einleitung zu seinem Vitenwerk expliziert.

Durch die Gerichtssituation gelangt eine Endvorstellung an den Anfang von Vasaris Vitenwerk. Daß Fama im Namen der drei Künste das Jüngste Gericht einläuten kann, heißt, daß die Gesetze, daß der »vero giudizio«, nach dem gesichtet und gerichtet werden kann, festgestellt und kodifiziert ist. Das Jüngste Gericht kann in Gang gesetzt werden, weil die Entwicklung der Kunst abgeschlossen, weil sie auf den Begriff gekommen ist. Diese Sicht vom Ende her distanziert auch den geschichtlichen Fortschritt der »rinascita«: Nach Vasari ist der »progresso della rinascita« als ein Zeitalter, als eine »età della rinascita«, zum Abschluß gelangt. An ihr ist von Vasaris Standort aus nur noch als Historiker teilzuhaben, denn sie ist nur noch in retrospektiver Erinnerung, nicht mehr als perspektivische Erneuerung erfahrbar. Sie ist nicht mehr ein Zukunftsprogramm, sondern ein historiographisches Programm. War »rinascita« vor Vasari noch ein Handlungsziel, auf dessen Verwirklichung hinzuarbeiten war, so ist sie bei Vasari nur noch Betrachtungsziel. Vasari bedient sich der alten Zyklentheorie, um zu schildern, wie sich die Kunst in drei Entwicklungsstadien des Entstehens, Wachsens und Blühens seit 1250 bis zu Leonardo, Raffael und vor allem zu Michelangelo hin vollendet hat. Was sich in diesen drei Rinascita-Schüben abgespielt hat, ist nach Vasari ein unaufhörlicher Prozeß des Wiedergebärens: Die Künstler hätten sich selbst historiographisch betätigt, indem sie allmählich mit der Wiedererweckung der antiken Kunst auch zu einem naturgemäßen »disegno« gelangt seien (II, 94ff.). Dieser Prozeß ist mit Michelangelo zu einem irreversiblen Abschluß gelangt. Vasari hat »Angst, daß danach nur noch ein Abstieg möglich ist«.[14] Es ist dies nicht eine psychologisch erklärbare Epigonensituation. Es handelt sich vielmehr um ein theoretisches Mittel, um ein literarisches Konzept, mit dessen Hilfe die Vergangenheit vor der Gegenwart abgeschirmt wird.

IV.

Wie konsequent Vasari als Historiograph seinem Konzept gefolgt ist, läßt sich an dem Einsatz einer kleinen Wendung ablesen, mit der er Erfindungs- und Neuerungstaten kennzeichnet, mit der Wendung »il primo che«. Erfinderkataloge waren seit der Antike üblich und über Plinius auch der Kunsthistoriographie vertraut geworden.[15] Doch nirgends vor Vasari sind so systematisch Erfindungen registriert worden. Vasari bemerkt ausdrücklich, daß auch die kleinsten Innovationen zur Erschließung der höchsten Vollkommenheit beigetragen haben. Die Qualifikationen eines »primo che« sind in seinem Werk sorgfältig verteilt; es sind die Wiederauferweckungsleistungen, die einen historischen Ort zugewiesen bekommen. Noch heute bietet die Frage nach dem Ersten den Grundtypus einer kunsthistorischen Fragestellung, wogegen die ebenso interessante Frage nach dem Letzten brachliegt. Heute verfolgt die Frageweise einen fast mechanisch sportlichen Selbstzweck. Vasari diente sie dazu, die Bedingungen kreativer Handlungen historisch festzulegen. Ich zähle einige dieser Erfindungen auf. Cimabue erfand um 1250 die Temperamalerei (II, 563f.). Er war auch der erste, der zur Erklärung der Bildinvention die Schrift ins Bild setzte (I, 255). Duccio erfand für den Sieneser Dom die charakteristische Pavimentmalerei (I, 654). 1410 erfand van Eyck die Ölmalerei (VII, 580), Maso Finiguerra 1460 den Holzschnitt (V, 395). Dello Delli war der erste, der Cassoni mit Szenen bemalte (II, 149). Antonio Rossellino polierte als erster die Marmorskulpturen ringsum durch (III, 102f.). Jacopo della Quercia benutzte als erster ein Tonmodell (II, 110f.). Verrocchio ist der erste, der Verstorbenen Gipsmasken abnimmt (III, 373, VIII, 88f.). Morto da Feltre ist der erste Groteskenmaler, Domenico Veneziano der erste, der mit Ölfarben freskiert (V, 206, 580). Die meisten dieser technischen Erfindungen setzt Vasari in das 15. Jahrhundert. Nur wenige kommen noch im 16. Jahrhundert hinzu: Sebastiano del Piombo malt als erster auf Schiefer (V, 579), Tizian malt als erster Ganzfigurenbildnisse (VII, 445). Im 15. Jahrhundert waren auch die ersten ausdrücklichen Schritte zur Wiederbelebung der Antike gemacht worden: Alberti, der nach Vasari als erster italienische Verse in antiker Metrik schrieb (II, 538), ist auch der erste gewesen, der wieder Porphyr bearbeiten ließ (I, 110). Leonardo ist seit Galenos wieder der erste, der die Anatomie »aus der Dunkelheit der Ignoranz befreite« (IV, 35). Filippino Lippi ist der erste, der antike Grottesken wiederverwendet (III, 461), Fra Giocondo der erste, der die Brücke über den Rubicon nach Caesars Commentarii (V, 264f.), Falconetto der erste, der die Grund- und Aufrisse antiker Theater rekonstruierte (V, 323). Hand in Hand mit solchen technischen und kulturgeschichtlichen Wiedererweckungstaten ging die Rückgewinnung des wahren »disegno«, der eigentlichen Vervollkommnung der Kunst: Cimabue war der erste, der ein Bildnis nach der Natur malte (I, 249). Giotto war der erste, der den Figuren Affekte und »grazia« mitzuteilen vermochte (II, 201f.). Der Florentiner Lippo, ein von Vasari wohl zu diesem Zweck erfundener Künstler, ist der erste gewesen, der in Gemälden Figuren miteinander scherzen ließ (II, 12). Auch hier geschehen die entscheidenden Schritte in dem Zeitraum, den Vasari die »seconda rinascita« nennt, im 15. Jahrhundert: Masaccio ist der erste, »der in der Malerei den ›disegno‹ entscheidend verbesserte, und für diese ›nuova rinascita‹ schulden wir ihm größten Dank« (II, 107, 288). Die entsprechenden Leistungen in der Architektur und Skulptur erbringen Brunelleschi und Donatello (II, 396, 419). Daneben ahmt Ghiberti als erster römische Draperien nach (II, 232), versucht Uccello als erster die Perspektive zu ergründen (II, 205f., 209), malt Filippo Lippi als erster lebensgroße Figuren, »so wie wir es heute noch machen« (II, 622f.). Und Pollaiuolo bringt als erster am Körper das freie Muskelspiel zur Darstellung (III, 295). Alle diese Neuerfindungen und Errungenschaften sind dann bei Leonardo, Raffael und Michelangelo zusammengefaßt. Durch die bei ihnen aufbewahrte Summe aller bisherigen Einzelleistungen ist die Wiederauferstehung der Kunst vollendet, an einem irreversiblen Endzustand angelangt (IV, 12). Das Werk der Wiederbelebung kann allenfalls noch verbreitet werden: So ist Caroto der erste, der in Verona Landschaften malt (V, 278), wohin auch Falconetto als erster die gute Architektur bringt (V, 324). Sansovino ist der erste, der in Venedig einen Renaissancepalast baut (V, 503), Primaticcio der erste, der in Frankreich den Renaissancestuck verwendet (V, 407), Gossaert der erste, der die »gute Form« aus Italien nach Flandern bringt (V, 584), Vasari selbst der erste, der in Neapel den »modernen« Stuck verwendet (VII, 674). Ansonsten nimmt Vasari für seine Generation keine originären Erfindungen mehr in Anspruch. In den letzten Abschnitten seiner Viten kommt die Wendung »il primo che« in diesem Sinne nicht mehr vor.[16]

Aus dieser Perspektive gewinnt die eigene Tätigkeit denkmalpflegerische Züge. Seine Erneuerung und Restauration des Palazzo Vecchio läßt Vasari von einem Augenzeugen so charakterisieren, daß der Palast, »wie ein auferstandener Toter« erscheine (VI, 546, VIII, 14). Und als Vasari die Ausschmückung seines Hauses plante, beschloß er, die einst von Cimabue erfundene Temperatechnik zu verwenden, denn – so rechtfertigt er seinen Rückgriff – »ich habe stets das Gedächtnis der Alten und ihrer Werke hochgehalten, so daß ich, als ich die alte Temperatechnik in unserer Zeit vernachlässigt sah, Lust verspürte, diese Malweise wiederauferstehen zu lassen: mi venne voglia di risuscitare questo modo di dipingere, e la feci tutta a tempera« (VII, 686). Dem Künstler transitiviert sich das Verbum »rinascere«. Er wird notwendig zum Historiograph. »Rinascita« bezeichnet ihm nicht mehr ein aktives Reformprogramm, sondern ein retrospektives Konservationsprogramm. »L'arti di disegno avevano in Toscana anzi in Fiorenza propria avuto il loro rinascimento« (I, 674). Nicht nur die Vergangenheitsform, sondern auch die erstmalige Substantivierung in der später geläufigeren Form – »Rinascimento« –, schließen die Geschichte zu einer »età«, zu einem vergangenen Zeitalter ab. Am nächsten kommt diesem Satz eine Bemerkung des Machiavelli, der davon sprach, die Toskana schiene dazu geboren, tote Dinge wiederauferstehen zu lassen, wie man es in der Poesie, in der Malerei und in der Skulptur erlebt habe.[17] Doch für Machiavelli waren die Künste nur ein Vorreiter und ein Ansporn dazu, eine entsprechende Wiederbelebung im staatlichen und militärischen Leben in Gang zu setzen. Bei Vasari fehlt diese Perspektive ganz. Personal und temporal ist die Kunstentwicklung mit Michelangelo zu Ende gekommen. Das macht die Gerichtssituation in unserer Allegorie möglich.

V.

Diese funerale Distanzierung der Geschichte hat sich auch in der künstlerischen Organisation des Titelblattes niedergeschlagen.

In der Erstauflage von 1550 (Abb. 31) hatte Vasari das Frontispiz noch in einem konventionellen Schema gegeben: Zwei Karyatiden, ikonographisch eine Art Musenanruf, tragen einen zeitweiligen Bogenarchitrav und stehen fest auf den Sockeln mit Mediciimpresen. Wie die Ädicularahmung eines Proszeniums ist die Öffnung von einem Vorhang verhängt. Er wird von zwei Putti angehoben, so daß der Blick auf Florenz freigegeben ist: Das historiographische Werk kündigt ein Theatrum an, das sich um das Florenz der Medici zu drehen verspricht.

Ganz anders ist dagegen das Titelblatt der 18 Jahre später erschienenen Zweitauflage gestaltet (Abb. 32). Der Außenrahmen enthält noch die Karyatidenfiguren, doch sind sie jetzt deutlicher als Apollon und Clio gekennzeichnet. Die architektonischen Zusammenhänge aber sind im einzelnen funktional nicht mehr durchzurechnen. Die stabilen und schlüssig verbundenen architektonischen Funktionsträger aus der Erstauflage sind jetzt zu unverbundenen Randmustern aufgelöst. Die Mediciimpresen am Sockel sind weggelassen und auch das Mediciwappen ist mit dem zweiteiligen Segmentbogen nach unten gedrückt, wo es von Putti angebracht wird. Dem Außenrahmen ist – anstelle des Vorhanges – ein in sich gefestigter Binnenrahmen vorgeblendet. Von den Segmentbögen aus suchen zwei hinzugekommene Putti nach Befestigungsmöglichkeiten am Außenrahmen. Über ihnen befindet sich die große Titelkartusche, die sich oben in einem Rollwerk zurückbiegt und die am Außenrahmen durch Bänder gehalten wird. Vom Außenrahmen her weisen zwei Putti auf die Inschrift. Offensichtlich sucht Vasari kunsthistoriographische Gesichtspunkte in den Vordergrund zu rücken. Darauf weist auch hin, daß nicht mehr das Mediciwappen, sondern die Köpfe von Malerei, Architektur und Skulptur den oberen, jetzt dreiecksförmigen Abschluß des Gesamtblattes bilden. Auch an dem Binnenrahmen hängen links und rechts Künstlerutensilien herab. Dieser Binnenrahmen jedoch verselbständigt sich jetzt zu einer eigenen Aussageform. Er hat die Segmentbögen der Erstauflage übernommen. Doch sie bilden nicht mehr nur den oberen Abschluß, sie haben vielmehr *unten* durch analoge Muschelformen spiegelbildliche Pendants bekommen. Der Binnenrahmen steht also nicht, sondern er hängt – oder genauer: er ist als Wandepitaph, als Rahmen einer Totengedächtnistafel

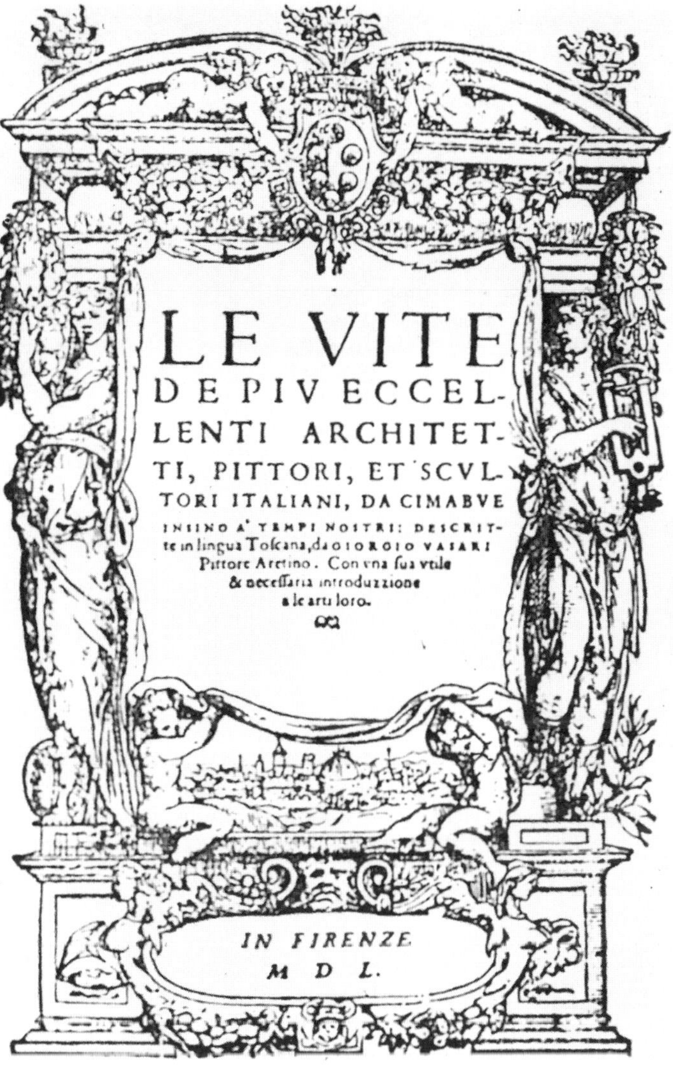

31 Giorgio Vasari, Titelblatt der 1. Auflage der Viten (1550)

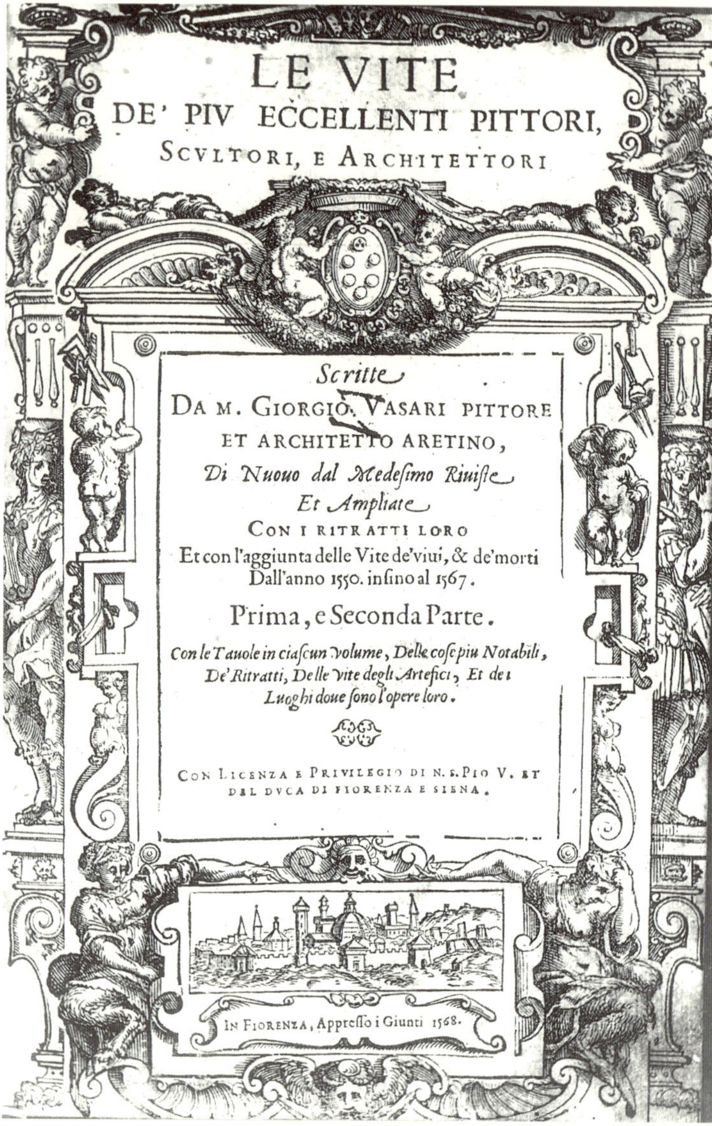

LE VITE
DE' PIV ECCELLENTI PITTORI,
SCVLTORI, E ARCHITETTORI

Scritte
DA M. GIORGIO VASARI PITTORE
ET ARCHITETTO ARETINO,
Di Nuouo dal Medesimo Riuiste
Et Ampliate
CON I RITRATTI LORO
Et con l'aggiunta delle Vite de'viui, & de'morti
Dall'anno 1550. insino al 1567.

Prima, e Seconda Parte.

Con le Tauole in ciascun volume, Delle cose piu Notabili,
De'Ritratti, Delle vite degli Artefici, Et dei
Luoghi doue sono l'opere loro.

CON LICENZA E PRIVILEGIO DI N. S. PIO V. ET
DEL DVCA DI FIORENZA E SIENA.

IN FIORENZA, Appresso i Giunti 1568.

32 Giorgio Vasari, Titelblatt der 2. Auflage der Viten (1564-1568)

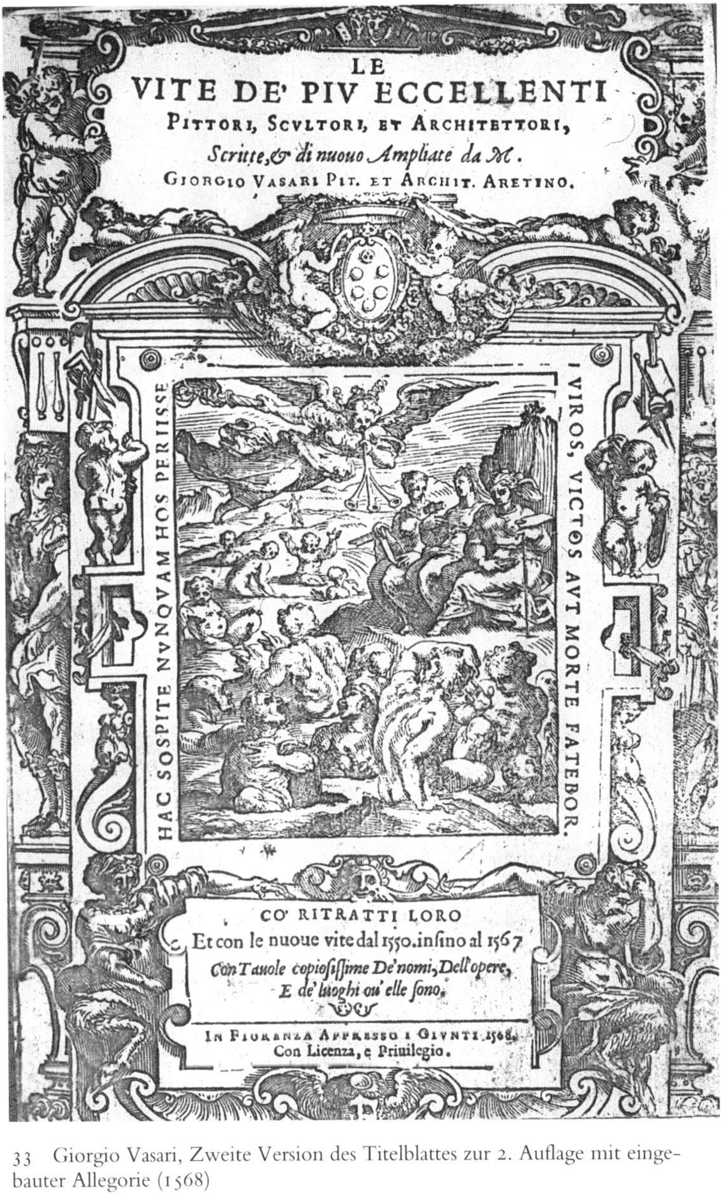

33 Giorgio Vasari, Zweite Version des Titelblattes zur 2. Auflage mit eingebauter Allegorie (1568)

konzipiert. In einer Vorzeichnung[18] war dieser Rahmen noch ohne die untere Abrundung geplant. Deshalb stützten hier die seitlichen Voluten noch die maskenhaften Griffe, auf denen Putti stehen. Mit dem unteren Abschluß in Form eines Epitaphs war die kanonische Stützfunktion der Volute entbehrlich und Vasari konnte sie umkehren. Verstärkt wird der Epitaphcharakter durch eine spezifische Reminiszenz aus Michelangelo: Neben der unteren Bildkartusche mit der Stadtansicht von Florenz sitzen auf seitlich herausquellenden Rollwerkbändern zwei weibliche Faune, die rechte in der Pose eines michelangelesken Pensieroso. Auch die figurale Konstellation auf abgleitenden Bogenformen paraphrasiert die Situation der allegorischen Figuren an Michelangelos Medicigräbern.

Dieser Binnenrahmen nun ist ja identisch mit dem Rahmen der Allegorie, die auf der Rückseite der Titelseite angebracht war (vgl. Abb. 30). Auch inhaltlich verweist der Epitaphgedanke, der die Titulatur trägt, auf die Gerichtsallegorie. Es lag also nahe, beide zusammenzusehen.

Es gibt in der Tat eine Reihe von Exemplaren, in denen die Allegorie in die Titelseite übernommen und eingebaut ist (Abb. 33). Ob es sich um eine Umdisposition, die Vasari noch vor dem Ausdruck der Auflage angefertigt hat, oder ob es sich um eine Sonderanfertigung für eine bestimmte Reihe von Exemplaren handelt, muß offen bleiben.[19] Durch die Übernahme der Allegorie in das Titelblatt übernimmt diese jedenfalls eine Hauptaussage über das Gesamtwerk. Neben einer leichten Kürzung der Titulatur ist die wichtigste Änderung im Gefolge dieser Umstellung, daß das Stadtbild von Florenz entfällt. Damit entfällt ein seit der Erstauflage feststehender Bezugspunkt des Titelblattes. Der lokalpatriotische und campanilistische Aspekt wird von Vasari zurückgenommen. Auch in der Textgestaltung hat Vasari in der Zweitauflage gegenüber der Erstauflage stärker die außerflorentinischen Leistungen berücksichtigt.[20] Topographisch also tritt Florenz als Schauplatz der »rinascita« etwas zurück. Räumlich und zeitlich ist das gegenwärtige Florenz von der Tradition der »rinascita« abgesetzt. Das Titelblatt stimmt den Leser nicht optimistisch auf eine Zukunft, sondern kontemplativ auf Todes- und Grabesreminiszenzen ein.

VI.

Ein mentaler Habitus, der auf Rückzug und Absicherung aus ist, braucht nicht zu explizieren, wovon er sich absetzt oder wogegen er sich schützt. Dennoch gibt es Anhaltspunkte, unausgesprochene Leerräume, durch die Vasaris Position, gewollt oder ungewollt, zu einer politischen wird.

Die Personalisierung der Kunstentwicklung in Michelangelo bedeutete eine politische Verlegenheit. Michelangelo war 1564 gestorben und sein Leichnam auf Anweisung Cosimos hin von der Akademie im Triumph nach Florenz geholt worden.[21] Zu Lebzeiten aber hatte sich Michelangelo immer geweigert, in das Florenz Cosimos zurückzukehren. Leitmotivisch versucht Vasari in der Vita der Zweitauflage die Gründe dieser Verweigerung trotz heftiger Werbung auf Altersbeschwerden und auf die Fesselung durch St. Peter zurückzuführen. Einen politischen Grund aber hatte Vasari bereits in der Erstauflage dem Jacopo Sansovino in den Mund gelegt, indem er ihn auf die Frage, warum er aus Venedig nicht nach Florenz zurückkehre, antworten läßt, man dürfe »den Lebenszustand in einer Republik nicht mit demjenigen in einem Staate vertauschen, in dem ein absoluter Herrscher regiert«. Diesen kompromittierenden Satz hat Vasari in der zweiten Auflage gestrichen. Er war in Anlehnung an ein Michelangelo-Sonett formuliert worden, in dem es hieß, der Himmel müsse schlafen, da er zulasse, daß ein Einzelner sich aneigne, was doch vielen zugedacht sei.[22] Daß Vasari die gesamte Kunstentwicklung auf Michelangelo zulaufen läßt, schützt ein kunstpolitisches Symbol vor den aufnahmegierigen Scheuern des frühabsolutistischen Staates Cosimos. Es ist so, wie wenn vor etwa zehn Jahren ein spanischer Kunsthistoriker die gesamte Kunstentwicklung auf Picasso hätte zulaufen lassen.[23] Indem der Gesamtprozeß der »rinascita« nach Vasari abgeschlossen zurückliegt, bleibt ein schlagkräftiges Ideologem einer aktuellen Instrumentalisierung entzogen.

Als Chef der großherzoglichen Kunstorganisation, welche der Liquidierung stadtdemokratischer Traditionen allenthalben Ausdruck zu verleihen hatte, war Vasari (seit 1554) tief in die absolutistische Reorganisation der florentiner Verhältnisse verstrickt. Die entsprechenden Nachweise etwa von Kurt W. Forster sind eindrucksvoll.[24] Dennoch bietet nicht nur der Historiker Vasari dem Künstler ein Alibi. Auch der Theoretiker sucht die künstlerische Tätigkeit – nicht zuletzt mit Hilfe einer sublimierten Disegnotheorie[25] – jenseits der politischen Dienstleistung anzusiedeln. Dem Pinturicchio legt er die Äußerung in den Mund, »daß das wichtigste, was ein Maler seinen Gestalten mitzugeben vermag, darin besteht, daß sie für sich gut und ohne Rücksicht darauf entstanden sind, ob sie einem Fürsten gefallen«.[26] Unter dem Druck politischer Vereinnahmung verweigert Vasari die Kunstentwicklung einer herrschaftlichen Verwertung. Dafür hat er sie der ästhetischen Betrachtung verfügbar gemacht. Dieser nostalgische Habitus, die ambivalente Form des Entzugs und der Kompensation, die im Ästhetischen aufbewahren möchte, was im Praktischen noch nicht oder nicht mehr möglich ist, wird eine Grundfigur kritischer bürgerlicher Intellektualität bleiben.

VII.

Die Vertrautheit der Kunsthistoriker mit dem »Vater der Kunstgeschichte« hat übersehen lassen, daß Vasaris Renaissancekonzept zunächst folgenlos geblieben ist. Seine zahlreichen Nachahmer und Nachfolger haben das strikte Schema nicht wieder so konsequent angewandt. Im 17. Jahrhundert kennt man kaum noch den Renaissancebegriff.[27] Nicht von ungefähr jedoch lebt in der Romantik, da man sich Vasari in Künstlerzirkeln vorlas und Hegel von den »lachenden Erben an den Sterbebetten der Weltgeschichte« spricht und Schorn seit 1832 die erste deutsche Übersetzung vorgelegt hatte, die Geschichtskonzeption des Vasari wieder auf.

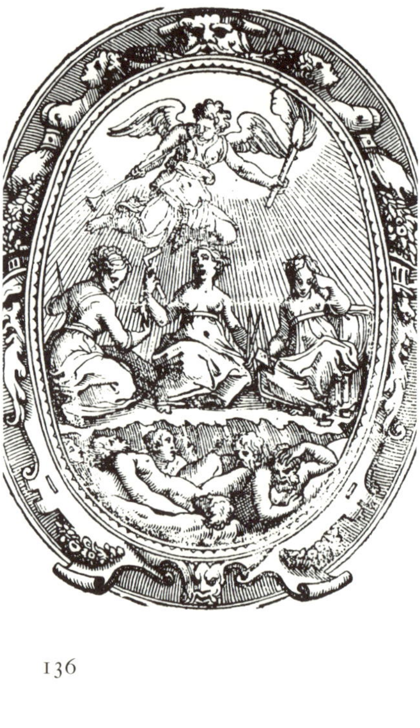

34 Giorgio Vasari, Schlußbild in der Erstauflage der Viten (1550), übernommen als Titelbild aus Raffael Borghini »Il Riposo« (1584)

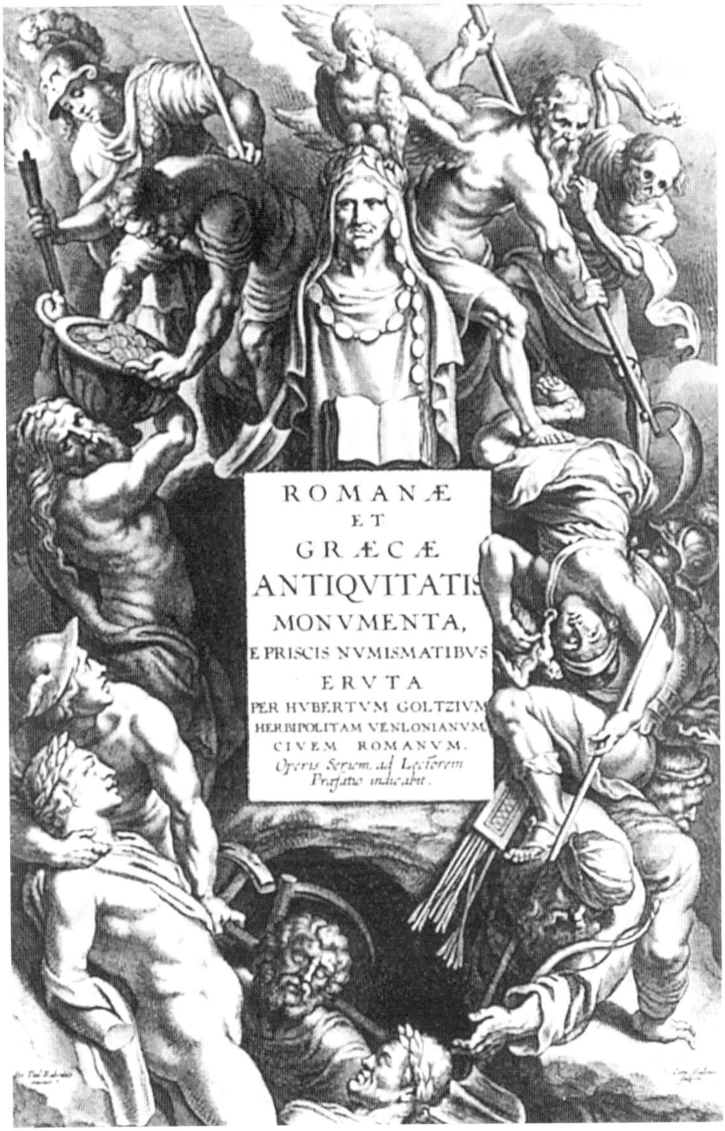

35 Peter Paul Rubens, Frontispiz zu Hubert Goltzius' »Romanae et Graecae Antiquitatis Monumenta« (1631)

Das Titelblatt selbst ist in kaum einer der nachfolgenden Neuausgaben des Vasari aufgenommen worden.[28] Dennoch hat es eine gewisse Nachwirkung gehabt. Sie bestätigt, daß Vasaris Sicht bald obsolet wurde. Raffael Borghini hat seinem Traktat oder kunsthistorischen Bericht von 1584 den Holzschnitt aus Vasaris Erstauflage vorangestellt (Abb. 34). Er wird Borghinis Rolle als gegenreformatorischer Eiferer, der den Malern die Fehler nachrechnet, gerecht, indem er die Richterinnen in den Vordergrund rückt, während die Leiber der Künstler chancenlos im Schlund verbannt bleiben.[29]

Als Rubens 1631 das Frontispiz zu Goltzius' Kompendium antiker Münzen zu zeichnen hatte, dachte er auch an das Jüngste Gericht (Abb. 35). Rubens hat eine ausführliche Erklärung des Blattes gegeben.[30] Die Göttin des Altertums mit dem Phönix auf dem Haupte, einer Münzkette um den Hals, hat vor sich das aufgeschlagene Buch der Geschichte, in dem, wie Rubens schreibt, die Nachwelt lesen könne. Rechts stürzen Tod und Zeit die Vier Weltreiche in den Abgrund. Links jedoch fördern Handelsfleiß und Wissenschaft vergrabene Statuen und Münzen aus der Tiefe nach oben, wo Athena sie mit der aufklärenden Fackel empfängt. Im Unterschied zu Vasari sind hier die Triebkräfte benannt, die ein neues Zeitalter begründen könnten: Bürgerlicher Fleiß und Wissenschaft lösen die alten, feudalen Weltreiche ab. Auch Rubens hat öfters die Unabhängigkeit der Kunst gegenüber den Ansprüchen von Außen gefordert. Doch zugleich hat er die produktiven bürgerlichen Tugenden so angelegt, daß sie im 18. Jahrhundert wieder mobilisiert werden konnten. Vasaris nostalgischer Renaissancebegriff ist für Zeiten politischer Repression aktuell geblieben. An ihm läßt sich nachvollziehen, was er als eine der vornehmsten Aufgaben des Historikers bezeichnet hat: das Kontinuum der Geschichte zu durchbrechen, »die vergangenen Angelegenheiten als gegenwärtige zu sehen: vedere le cose passate come presenti«.[31]

Anmerkungen

1 K. Burdach: Sinn und Ursprung der Worte Renaissance und Reformation, in: Sitzungsberichte der Akademie der Wissenschaften in Berlin. Phil.-Histor. Klasse 1910, S. 655ff. Wiederabgedruckt in Burdach: Reformation, Renaissance und Humanismus, Berlin 1926. Die Wandlung in Blochs Renaissancebild, das im »Geist der Utopie« (1918/23) nur die »verweltlicht stilhafte Renaissance« kannte, das dann aber im »Prinzip Hoffnung«, Bd. 2, Teil 4, Kap. 39 seit Rienzo und bis zu Dürer

hin eine chiliastische Komponente kennt, welche die Renaissance »weit echter erfüllt als die antike Wiedergeburt«, und von dem aus dann metaphorisch von einer »Renaissance-Dimension der Materie« gesprochen werden kann (Philosophische Grundfragen, Bd. I, S. 28), – diese Wandlung ist gewiß durch Burdach veranlaßt.

2 Die kaum noch übersehbare Literatur teilweise zu entnehmen der Einleitung von August Buck zu dem von ihm herausgegebenen Sammelband »Zu Begriff und Wesen der Renaissance«, Darmstadt 1969, oder auch Erwin Panofsky: Renaissance und Renascences in Western Art, 5. Aufl. New York/London 1972, S. 5, Anm. 4, S. 9, Anm. 1.

3 Jost Trier: Holz. Etymologien aus dem Niederwald, Münster/Köln 1952 (= Münstersche Forschungen H. 6), S. 144–167. Dagegen J. von Stackelberg: ›Renaissance‹, ›Wiedergeburt‹ oder ›Wiederwuchs‹?, in: Bibliothèque d'Humanisme et Renaissance, Bd. 22, 1960, S. 406–420 und die Replik von Trier in: Archiv für Kulturgeschichte, Bd. 43, 1962, S. 177ff., mit einer Verbildlichung der Metapher von 1647.

4 Eugenio Garin: Rinascite e Rivoluzioni, Rom/Bari 1975, S. 41.

5 Gerhart B. Ladner: Vegetation Symbolism and the Concept of Renaissance, in: De Artibus Opuscula. Essays in Honor of Erwin Panofsky, New York 1961, S. 303ff. Deutsch in dem Sammelband von A. Buck (s. Anm. 2), S. 336ff. Während der Text Ripas bereits 1593 vorlag, ist das Bild erst der Ausgabe von 1603 beigegeben.

6 Ladner (s. Anm. 5), S. 341, Abb. 3. – Zu dieser Imprese und zu Vasaris Interesse für das Impresenwesen allgemein vgl. Karl Frey: Der literarische Nachlaß Giorgio Vasaris, 2 Bde., München 1923–1930, Bd. 2, S. 250ff.

7 Giorgio Vasari, Ragionamenti, S. 119. Enthalten in Bd. 8 der Vitenausgabe, die ich, wenn nicht anders angegeben, im folgenden allein mit Bandzahl (römisch) und Seitenzahl (arabisch) zitiere: Giorgio Vasari: Le Vite de'più eccellenti Pittori, Scultori ed Architettori, hrsg. v. Gaetano Milanesi, 9 Bde, 2. Aufl. Florenz 1906. Andere Stellen, in denen Vasari die Imprese in diesem dynastisch-politischen Sinn erwähnt: VI, 251, 254; VIII, 118 (Ragionamenti).

8 Julian Kliemann: Vertumnus und Pomona. Zum Programm von Pontormos Fresko in Poggio a Caiano, in: Mitteilungen des Kunsthistorischen Institutes in Florenz, Bd. 16, 1972, H. 3, S. 293–328 und Mathias Winner: Pontormos Fresko in Poggio a Caiano, in: Zeitschrift für Kunstgeschichte, Bd. 35, S. 153–197. Zu Vasaris Darstellung in der Sala Grande des Palazzo Vecchio vgl. VIII, 203 (Ragionamenti).

9 Vgl. W. Prinz: La seconda edizione del Vasari e la comparsa di ›vite‹ artistische con ritratti, in: Il Vasari, Jg. 24, 1963, S. 1–15 und ders.: Vasaris Sammlungen von Künstlerbildnissen, Florenz 1966. Prinz berücksichtigt die Allegorie für seinen Untersuchungsgegenstand nicht. Er ist ihr insofern zugeordnet, als gesagt wird, durch die Bildnisse sollten die Künstler nun auch leibhaftig wiederauferstehen.

10 VIII, 60 (Ragionamenti): »Quella è la tromba della fama, la quale risuona per tutto il mondo per l'opere di coloro che seguitano il coro delle nove donne« (Musen). Ebda. S. 101: »l'Eternità' ... riconoscendo le virtù nell' lettere, nelle architetture, nelle sculture, e nelle pitture, alluminando con la torcia accesa dell intelletto che doppo lui vivono, perchè si procaccino fama«. Der Artikel »Fackel« in: Reallexikon zur Deutschen Kunstgeschichte (im folgenden als RDK abgekürzt), Bd. VI, Sp. 933ff. erfaßt in Sp. 1014 den Zusammenhang mit »Erkenntnis«, gibt aber keinen Konnex mit Fama; er dürfte auch selten sein.

11 Ariost, Orlando Furioso XXXV, 25; ähnlich Petrarca, Trionfo della Fama 9: »che trae l'uom del sepolcro …« Auch Vasaris mehrfache Rede von der »seconde morte« durch Vergessen geht auf Petrarca, Trionfo del Tempo 142/3 zurück. Zur Verewigungsfunktion der Dichtung vgl. E. R. Curtius: Europäische Literatur und Lateinisches Mittelalter, 6. Aufl. Bern/München 1967, S. 469f. – Verbildlichungen des Triumphs der Fama über den Tod im RDK Bd. VI, Sp. 1411ff. – Zum Phönix (s. auch Abb. 35) vgl. Burdach (s. Anm. 1), S. 82ff., Ladner (s. Anm. 6), S. 318f. und für sein Auftreten auf Renaissancemedaillen E. H. Kantorowicz: The King's two Bodies, Princeton 1957, S. 385ff., 413ff.

12 V, 230: »sendo voi risucitatore di uomini morti, che voi allunghiate vita a i vivi, o vero che i mal vivi furiate per infinito tempo alla morte«. Der Originalbrief vom 1. 8. 1550 bei Frey (s. Anm. 6), Bd. 1, S. 289f. Dazu auch Michelangelos Sonett an Vasari VII, 229. Frey – und mit ihm dann auch Paola Barocchi: Giorgio Vasari: La Vita di Michelangelo, Mailand/Neapel 1962, Bd. 1, S. XVIII – entnehmen diesem Satz eine »Ironie« Michelangelos gegenüber Vasaris Leistung.

13 Nach Ch. de Tolnay: Velázquez' *Las Hilanderas* and *Las Meninas,* in: Gazette des Beaux Arts, Bd. 35, 1949, S. 30, Anm. 19 wäre es das erste Beispiel einer weiblichen Personifikation der Künste überhaupt. An Michelangelos Juliusgrab waren sie ja noch als männliche Wesen vorgesehen. Doch Vasari hatte schon 1542 in seinem Haus in Arezzo, sodann 1546 in der Cancelleria die Künste als Frauen gemalt. Aber auch in dem Exequienprogramm zu Michelangelo, das die Akademie veranstaltete, waren die Pictura, Scultura und Architectura weiblich gegeben: vgl. III, 300 und R. und M. Wittkower: The Divine Michelangelo, London 1964, S. 156f. und Abb. 9, 19, 20, 31. Richtig dürfte dagegen die von Tolnay geäußerte Vermutung sein, diese neue Form sei wohl in Analogie zu den drei Grazien geschaffen. Denn Vasari berichtet, daß im Apparato zur Hochzeit des Francesco de' Medici von 1565 die drei Künste dargestellt gewesen seien »a guisa delle tre Grazie prese per mano denotando la dependenzia che l'una arte ha dall' altra« (VII, 530). Ebenso wie die »statua tutta nuda con tre teste eguali per le tre arti« (VII, 528) sollte durch die Allusion die aktuelle Streitfrage über den Vorrang der Gattungen zugunsten einer gemeinsamen Fundierung im Disegno hervorgehoben werden. Daß die Künste bis heute weiblich gedacht werden, hätte man also der Analogisierung mit den Drei Grazien im Rahmen einer kunsttheoretischen Debatte zu verdanken. Als Frauen treten sie im Vitenwerk dann auch an den Rahmen der Bildnisse Leonardos und Michelangelos auf.

14 II, 96: Die »terza età« habe solche Fortschritte erbracht und sei »salita tanto alto, che più presto si abbia a temere del calare a basso, che sperare oggimai più augumento«. In dem Brief des Adriani in der zweiten Auflage ist dieser Gedanke aufgegriffen und verstärkt: »Nel quale (libro) Voi … avete onorate queste arti … tornando alla memoria degli uomini … da quanto tempo in qua dopo il disfacimento di Europa, e delle nobili arti e scienze, elle cominciassero a rinascere, a fiorire, e finalmente siano venute al colmo della loro perfezione, dove veracemente io credo ch'elle siano arrivate; tale che (come delle altre eccellenze suole avvenire, e come altra fiata di queste medsime avvenne) è più da termerne la scesa, che da sperarne più alta la salita« (I, 17). Inzwischen war das Konzept auch von Lodovico Dolce: Dialogo della Pittura (1557) aufgegriffen worden: »E di presente io temo che la pittura non torni a smarirsi un' altra volta, perciochè de' giovani non si vede risorgere alcuno« (Trattati d'arte del Cinquecento, hrsg. v. P. Barocchi, Bari 1960, Bd. 1, S. 206). Erscheint der Abstieg hier als ein Nachwuchsproblem, so ist er bei

Vasari die Konsequenz einer historischen Entwicklung: »e mentre che si guardano le fatiche dell' opera sua (von Michelangelo), i sensi si stordiscono solo a pensare che cosa possono essere le altre pitture fatte e che si faranno, poste al tal paragone« (VII, 215). Dazu auch VIII, 34 (Ragionamenti) über die Kunstblüte unter Leo X.: »non credo si faccia più cosa che da altri non sia stata o immaginata o fatta«. Daß es sich aber bei Vasari um eine Gedankenfigur (die schon Zeuxis kannte), nicht um ein psychologisches Ohnmachtsgefühl handelt, zeigt etwa, wie er Michelangelo angesichts einer Medaille des Grechetto bemerken läßt, »che era venuto l'ora della morte nell'arte, perciochè non si poteva meglio« (V, 386). – Zur Zyklentheorie, die Vasari aufgreift, vgl. E. Panofsky: Das erste Blatt aus dem ›Libro‹ Giorgio Vasaris, in: Ders.: Sinn und Deutung in der bildenden Kunst, Köln 1975, S. 229ff. und jetzt Z. Wazbinski: L'ideé de l'Histoire dans la première et la seconde édition des ›Vies‹ de Vasari, in: Giorgio Vasari, Atti del Congresso Internazionale nel IV Centenario della Morte, Florenz 1976, S. 2ff. Die hier vertretene Auffassung, der strikte Entwicklungsgedanke sei in der Zweitauflage zurückgedrängt, kann ich nicht teilen, da Vasari keine der einschlägigen Stellen in der zweiten Auflage gestrichen oder abgeschwächt hat. Viel eher läßt sich feststellen, daß Vasari in der Zweitauflage stärker die historischen Bedingungen berücksichtigt, unter denen die Fortschritte in der Kunst wirksam werden. Dazu W. Prinz: I Ragionamenti del Vasari sullo sviluppo e declino delle Arti, in den genannten Kongreßakten S. 859. W. Kallab: Vasaristudien, Wien/Leipzig 1908, S. 306ff. hat festgestellt, daß Vasari für die Giuntina neues historisches Schrifttum, so Filippo Villani und Machiavelli herangezogen hat. Vasari spricht davon, daß er die *Gründe* für Auf- und Abstieg der Kunst beschreiben will: »di far conoscere a quelli che questo per se stessi non sanno fare, le cause e le radici delle maniere e del miglioramento e peggioramento delle arti, accaduto in diversi tempi et in diverse persone« (II, 94). Auch Adriani spricht ja diesen Gesichtspunkt ausdrücklich an, so daß man schließen könnte: Eine Blüte der Kunst entwickelt sich nach Vasari auch unter günstigen gesellschaftlichen Bedingungen, woraus sich implizite ergibt, daß für die »quarta età« nach Michelangelo diese Bedingungen nicht mehr so gegeben sind.

15 Vgl. den Artikel »Erfinder II« im Reallexikon für Antike und Christentum, Stuttgart 1962, Bd. 5, Stuttgart 1962, Sp. 1191ff. von Klaus Thraede. Bei Lorenzo Ghiberti: I Commentari (um 1435), hrsg. v. J. von Schlosser, 2 Bde., Berlin 1912, S. 8, 10, 20, 23 sind solche antiken Erfinderkataloge rekapituliert; ebenso bei Paolo Pino: Dialogo di Pittura (1548), Mailand 1954, S. 54f. Vasari selbst zählt im »Proemio delle Vite« diese antiken »inventori« auf (I, 217f.), meint aber, es handele sich um unsichere Nachrichten, weshalb man sich den sichereren der neueren Zeit zuwenden solle: »venghiamo alle cose più chiare, della loro perfezione e rovina e restaurazione, e per dir meglio, rinascità; delle quali con molti migliori fundamenti potremo ragionare« (I, 223). Weitere Grundsatzerklärungen zur Rolle der Innovationen, I, 653f.; II, 101.

16 Vgl. außerdem folgende Stellen: I, 212; I, 271; II, 276; II, 433; III, 254; III, 257; III, 461; V, 84; VI, 464.

17 Niccolò Machiavelli: Arte della guerra, Opere, Bd. 2, Mailand 1961, S. 519: »perchè questa provincia pare nata per risuscitare le cose morte, come si è visto della poesia, della pittura e della scultura«. – Man hat verschiedentlich darauf aufmerksam gemacht, daß in der Form »rinascita« der Begriff bei Vasari erstmals substantiviert erscheint; m. W. hat man aber noch nicht bemerkt, daß er auch in der Form »rinascimento« bei Vasari vorkommt. – Vasari hat übrigens Tadel erwartet für seine Be-

vorzugung der Vergangenheit; er rechtfertigt sich damit, daß er ihre Leistung würdige mit Rücksicht »a i luoghi, tempi et altre somiglianti circonstanze« (VII, 726).

18 Veröffentlicht von W. Prinz: La seconda edizione (s. Anm. 9), und ders.: Vasaris Sammlungen (s. Anm. 9), Abb. 20

19. Aldo Rossi hat in der Ausgabe des Club del Libro Bd. VIII, S. 284f. die beiden Versionen beschrieben. Ausführlicher ist die Sachlage geschildert von Rosanna Bettarini im Vorwort der neuen Vitenausgabe, Florenz 1966, Bd. 1 (Testo), S. XXVIIIff., da sie auch andere Indizien der Lagen an den verschiedenen Exemplaren berücksichtigt. Danach existieren drei Formen: 1. Erweiterte Titulatur mit Rahmen; die Allegorie auf der Rückseite; 2. Erweiterte Titulatur mit Rahmen, aber ohne Allegorie auf der Rückseite; 3. Gekürzte Titulatur und in das Titelblatt eingebaute Allegorie. In allen drei Fällen erscheint die Allegorie am Schluß des Bandes wieder. Auffallend ist, daß Version 3 wesentlich weniger oft vorkommt als Version 1. Auf ein weiteres Exemplar der Version 3 aus der Bibl. Haseloff, jetzt im Kunstgeschichtlichen Institut der FU Berlin, wies mich Tilmann Buddensieg hin, der selbst ein Exemplar mit der Version 1 besitzt, und dem ich für eingehende Erörterungen und Hinweise zu der Frage zu danken habe. Ein weiteres Exemplar der Version 1 in Wolfenbüttel, Herzog August-Bibliothek 11.5–7 Hi, das unserer Abb. 32 zugrundeliegt. Bettarini erwägt, ob Version 3 nicht einigen Luxusexemplaren zugedacht war, entscheidet sich dann aber für eine künstlerische Umdisposition in der oben angegebenen Reihenfolge. Auch technische Details, wie der bei der Übertragung der Allegorie und bei der Versetzung des Hexameters zu Seiten der Allegorie stehengebliebene Holzsteg, sprechen für diesen Ablauf. Dabei ist zu bedenken, daß Vasari den ersten Band bereits 1564 in Druck gegeben hat, vielleicht schon mit der Version 1. Möglicherweise hat er dann erst um 1568 die neue Version 3 vorgelegt, die nur noch für relativ wenige Exemplare Verwendung fand.

20 Vgl. Kallab (s. Anm. 14), S. 302ff. Vincenzo Borghini bestärkt Vasari in einem Brief vom 2.8.1564 darin »che sia una HISTORIA universale di tutte le pitture e sculture di Italia etc., che questo è il fine dello scriver vostro« (Frey, s. Anm. 6, Bd. 2, S. 98).

21 Die Dekoration der Akademie, deren zweiter Präsident Michelangelo war, ausführlich geschildert in VII, 243ff. Dazu vor allem Wittkower (s. Anm. 13), wo S. 17f. auch mitgeteilt wird, daß vom mediceischen Herrscherhaus niemand zu der Feier erschien.

22 Zu diesem Sonett und zur Stellung des Michelangelo zum Herzog Cosimo vgl. G. Spini: Politicità di Michelangelo, in: Atti del Convegno di Studi Michelangioleschi, Rom 1960, S. 117. – Die Stelle über Sansovino bei Vasari VII, 511. Dazu VIII, 16 (Ragionamenti): Der Palazzo Vecchio wird vereinheitlicht, »per far di lei, come ha fatto in questo governo, di tanti voleri un solo, che è appunto il suo«. Die Aussage des Sansovino wird durch einen Brief des Aretin vom 20.11.1537 an Jacopo Sansovino bestätigt, worin es über Venedig heißt, daß »noi, merce delle sue vontà libere, ci abbiamo eletta per patria« (Pietro Aretino: Lettere sull' Arte, 4 Bde., Mailand 1957–1960, Bd. 1, S. 81). – In der Korrespondenz mit Michelangelo gibt es nur einen Brief, in dem Vasari die politischen Zustände anspricht, und zwar in dem Werbebrief vom 20.8.1554, in dem er Michelangelo u. a. von Vorurteilen zu befreien sucht und das gegenwärtige Florenz dagegen in Schutz nimmt, »che quà sono le tenebre et gl' orrori ne'popoli«. Gerade der Tenor dieses Briefes aber hat Frey (s. Anm. 6), Bd. 1, S. 403 ob der »allzu rosigen Schilderung« vermuten lassen, daß er »einer Überarbeitung im höfischen Interesse unterzogen worden ist«.

23 Welches propagandistische Potential dem florentiner Hof entgangen war, wird deutlich aus Vasaris Ausruf am Schluß der Besprechung des Jüngsten Gerichts in der Sistina: »Beatissimo e fortunatissimo Paulo terzo, poichè Dio consentì che sotto la protezione tua si ripari il vanto che daranno alla memoria meriti tuoi per le sue virtú!« (VII, 215). Oder VII, 298: »... godendo de' frutti d'Arno, che Michelangnolo è vivuto gran parte degl' anni suoi a Roma, e vi ha fatto quelle maraviglie che fanno stupire il mondo«. – Material zu den Versuchen aus Florenz, Michelangelo zurückzuholen: VII,198ff. Frey (s. Anm. 6), Bd. 1, S. 283, 400ff., 475f.; Bd. 2, S. 33ff. – Von der Gesamtanlage von Vasaris Leben her habe ich diese Gesichtspunkte in einer Würdigung in der Süddeutschen Zeitung Nr. 147, Feuilleton – Beilage vom 29./30. Juni 1974 dargelegt. – Die Stellung Michelangelos ist in der zweiten Auflage nicht schon dadurch verwässert worden, daß Vasari anhangsweise auch lebende Künstler bespricht. Im Gegenteil. Vasari sah die Gefahr der Verundeutlichung und wandte sich an Borghini mit der Frage, ob er nach Michelangelo noch »Viten« bringen solle. Borghini rät ab: »Sarebbe forse meglio finire le vite in Michelangnolo et dopo luj mettere queste altre di Titiano, Primaticcio, Sansouino, non sotto nome di vite, ma di MEMORIA de viuj« (am 28. 1. 1566, Frey, s. Anm. 6, Bd. 2, S. 292). Vasari ist dann noch weiter gegangen und gab nur »Descrizione delle opere« nach Michelangelo. Was diese Zäsur bedeutete, erhellt auch daraus, daß Borghini überhaupt der Meinung war, eine Vita gebühre nur Fürsten, nicht aber niedrigen Leuten wie es Künstler sind: »E lo scriver le vite, è solo di principi et huominj che habbino esercitato cose da principi et non di persone basse, ma solo qui hauete per fine l' arte et l' opere di lor mano: Et pero insistete in questo più che potete et usateci diligentia« (Frey, s. Anm. 6, Bd. 2, S. 102).

24 Kurt W. Forster: Metaphors of Rule, Political Ideology and History in the Portraits of Cosimo I de' Medici, in: Mitteilungen des Kunsthistorischen Institutes in Florenz, Bd. 15, 1971, H. 1, S. 65–104. Forster gesteht unter den Florentiner Künstlern aus der Zeit Cosimos nur Pontormo eine Stellung zu, die derjenigen vergleichbar ist, die ich hier für Vasari erschließe. Sie ist in Pontormos Malerei eingeflossen; bei Vasari ist sie im literarischen Werk präsent. Neuerdings freilich hat Philipp Fehl: Vasari e Stradano come Panegiristi dei Medici, in: Atti del Congresso Internazionale nel IV Centenario della Morte, Florenz 1976, S. 207–224 eine Analyse einiger Historienbilder aus dem Palazzo Vecchio vorgelegt, die auch für den Maler Vasari das einfache Bild eines Machtpanegyrikers in Zweifel zu ziehen erlauben. Fehls Schlußsatz ist in unserem Zusammenhang zitierenswert: »Una perfezione tale può essere realizzata dall' arte panegirica soltanto quando essa ricorda che gli dei dipinti sono più importanti che gli attuali principi. Questa è l' intuizione che Vasari stesso mostrò di possedere nei suoi scritti e che egli espressa per noi quando lodo la dignitá morale e la grandezza dell' arte di Michelangelo, il quale, sia detto per inciso, vero patriota che era, non ne volle mai sapere di ritornare alle Firenze di Cosimo I.«

25 Hierzu W. Kemp: Disegno. Beiträge zur Geschichte des Begriffs zwischen 1547 und 1607, in: Marburger Jahrbuch für Kunstwissenschaft, Bd. 19, 1974, S. 219–240, der eine historische, und Maurice Poirier im Ausst.-Kat. »The Age of Vasari«, Notre Dame/New York 1970, S. 53–66, der eine begriffsgeschichtliche Einschätzung bietet. Die Vergeistigung und Intellektualisierung der Kunstanschauung, der Rückzug von der Erscheinungsebene in die der Intention, der Erfindung, des Konzeptes, wie es das Begriffsfeld um »invenzione«, »concetto« und »disegno« bei Vasari signalisiert, stellt das kunsttheoretische Korrelat zu den Phänomenen dar, die ich für den Geschichtsschreiber Vasari herauszuarbeiten versuche.

26 III, 502. – Am 6.7.1537, nach dem Mord an Alessandro Medici hatte Vasari geschrieben von der »poca certezza nostra nel sperare negl' huomini di gouerno ... Eccomi preparato per sempre voler vivere del mio sudore et faticare col fare opere continuamente per tutto. Et se elle non uerrano qui in casa mia, andrò à trouar loro doue le saranno ... Lo studio dell'arte sarà da qui innanzi colui, che vò corteggiare« (Frey, s. Anm. 6, Bd. 1, S. 85f.). In den Viten VII, 661 wird aus dieser Erfahrung, die ihn, wie er brieflich schreibt, »le catene dure della servitu, che haueuo della corte, et la sua crueltá, l'ingratitudine e le vane speranze sue« erkennen ließ (Frey, s. Anm. 6, Bd. 1, S. 76), die Sehnsucht nach idyllischer Ruhe: »provai quanto molto più giovi agli studi una dolce quiete et onesta solitudine« (VII, 661). In zahlreichen Stellen der Viten kommt der Tenor vor, mit dem Vasari auch einen Entschluß Beccafumis kommentiert: »perchè non gli piacevano gli modi della corte et era avezzo a viver libero, non stette in quel luogo molto contento« (V, 649). Einen Deputierten der Akademie läßt Vasari in den Beratungen um die künstlerische Ausstattung der Feier für Michelangelo argumentieren: »... si dee ciò fare non con pompa regia o soperchie vanità, ma con invenzioni et opere piene di spirito ..., onorando l'arte con l'arte. Percioché, se bene dall' eccellenza dell signor duca possiamo sperare ogni quantità di danari ... noi nondimeno avemo a tenere per fermo che da noi si aspetta più presto cosa ingegnosa ...« (VII, 297).

27 So jedenfalls J. Huizinga: Das Problem der Renaissance (1920), Darmstadt 1974, S. 11, der durch W. K. Ferguson: The Renaissance in Historical Thought, Boston 1948, S.69 bestätigt wird. Doch die Wandlungen des Begriffes im 17. Jahrhundert scheinen noch nicht untersucht worden zu sein. Rubens kennt ihn; im Hinblick auf die »Glückliche Regierung« aus dem Medicizyklus spricht er davon, Maria Medici sei so dargestellt, daß die »risuscitatione delle scienze ed arti per la liberalità e splendore de S. M.« deutlich werde (Ch. Ruelens/Max Rooses: Codex Diplomaticus Rubenianus, Anwerpen 1887–1909, Bd. 3, S. 354). Neben dem in Anm. 3 genannten, von Trier abgebildeten Beispiel, wäre noch die nicht gedruckte, um 1690 entstandene Schrift von Claude Joly: Historia Palingenesias Litterarum, zu nennen, über die W. Kaegi: Jacob Burckhardt, Bd. 3, Basel/Stuttgart 1956, S. 677 berichtet. Bei Bellori stellt sich ja wieder das Schema her, das eine »ristauratione della pittura per mano di Annibale Carracci« kennt (G. P. Bellori: Le Vite de' Pittori, Scultori et Architetti Moderni (1672), in der Anrede an den Leser).

28 Die einzige Ausnahme ist die Ausgabe des Club del Libro, Mailand 1962–1966, wo in Bd. 1, S. 18 die Version in unserer Abb. 30 wiedergegeben ist. Bellori (s. Anm. 27) könnte an Vasaris Titelblatt gedacht haben, als er formulierte: »Quelli certamente che col mezzo delle lettere, si propongono di toglier dal sepolcro, e di consacrare al pubblico la memoria de gli huomini, debbono ... rappresentare alla vista non cadaueri, et ombre, ma le viue immagini di colore che degni sono di durare celebri, et illustri«. Die Illustration zum 5. Dialog in Vicente Carduchos Malereitraktat von 1633, auf die mich W. Kemp hinwies, stellt im Anschluß an ein Gedicht Lope de Vegas die Verewigungsgewalt der Malerei dar: Fama unterstützt sie dabei, Könige und andere gegen den vorgelagerten Tod und gegen die Zeit zu verewigen. Es ist dies ein Paragone-Motiv, da die Skulptur beanspruchte, dauerhafteres Gedenken zu gewährleisten. Im übrigen ist es eine Fama-Allegorie ohne den Gerichtsaspekt des Vasari (vgl. G. Kubler: Vicente Carducho's Allegories of Painting, in: Art Bulletin, Bd. 47, 1965, S. 439–445).

29 Raffael Borghini: Il Riposo, Florenz 1584 (Reprint Hildesheim 1969). Abgebildet auch bei Tolnay, s. Anm. 13, S. 29, Abb. 6. Über Borghini vgl. J.

Schlosser: Letteratura artistica, Florenz/Wien 1967, S. 349ff. Eine Fehleinschätzung dieses Holzschnittes im Erstdruck dieses Aufsatzes hier korrigiert nach J. Kliemann, in: Ausst.-Kat. »Giorgio Vasari«, Arezzo 1981, Nr. 60h, S. 238–242.

30 Max Rooses: L'œuvre de P. P. Rubens, 5 Bde., Antwerpen 1886–1892, Bd. 5, S. 77ff., Taf. 365.

31 Vasari II, 94.

Das Reiterbildnis des Baltasar Carlos von Velázquez

Das Reiterbildnis des sechsjährigen spanischen Kronprinzen Baltasar Carlos von Velázquez (vgl. Abb. 40) hatte als Sopraporta im Thronsaal des 1632 fertiggestellten Gartenschlosses im Buen Retiro eine vorbedachte Funktion innerhalb eines reichen Ausstattungsprogramms.[1] Die Günstlinge, an die die beiden Nachfolger Philipps II. auf dem spanischen Thron ihre Machtbefugnis delegiert hatten, haben den herrschaftlichen, absolut souveränen Rückzugsgedanken, wie ihn Philipp II. mit dem Bau des entlegenen Escorial verwirklicht hatte, so gewendet, daß sie mit entsprechenden Unternehmungen die königliche Vollmacht in die Idylle verwiesen. Der Herzog von Lerma hatte Philipp III. im Jahre 1603 von Madrid weg auf die eigenen Güter nach Valladolid gelockt; der Herzog von Olivarez aber konnte die Stellung des Günstlings, die sich auch in Frankreich und England durchgesetzt hatte, als so gefestigt ansehen, daß er es – wenn auch zunächst nur heimlich und dann unter öffentlichem Murren – wagen konnte, das ehrgeizige Projekt im Buen Retiro unmittelbar vor der Hauptstadt aufführen zu lassen.[2]

Die Ausstattung des Schlosses, insbesondere die des Thronsaales, war nach der machtpsychologischen Zielsetzung der ganzen Anlage: dem König die Realität seines Reiches nur im Scheine verfügbar zu halten, programmiert. Die zur Vollendung des Unternehmens erschienenen poetischen Beschreibungen vermitteln den vom Initiator beabsichtigten Eindruck[3]:

Der Thronsaal erscheint als »ein feierliches Theater, worin kaum eine Pause statthat, weil sie stets von Kunstfertigkeit zurückgedrängt wird«. Wegen der vergoldeten Arabesken, die das Spiegelgewölbe des schmalen, galerieartig langgestreckten Saales überzogen, und die in dem durch zehn Balkontüren und ebenso viele Fenster reichlich einströmenden Licht hell erstrahlten, nannte man den Saal auch den Goldenen.[4] Von dem noch cinquecentesk gegliederten Dekorationsnetz der Decke – mit Früchten, Ranken, Vögeln, Affen, Vasen und Schnörkeln, mit Tugenden, Putti und auf gemalten Bronzetafeln dargestellten Kriegsszenen – hoben sich an den Gewölbezwickeln die farbenprächtigen Wappen der spanischen Kronreiche und Provinzen ab.[5] Sie gaben dem Saal den geläufigeren Namen und erinnerten daran, »was Spanien von seinen Königreichen weiß«, und sollen den Betrachter »zu noch größeren Ruhmestaten anfeuern«.[6] An den Längswänden des Saales hingen in mittlerer Höhe an den Wandfeldern seitlich der Balkontüren und der darüber angeordneten Fenster zwölf große Schlachtenbilder. Ihre stolze Reihe und zeitgeschichtliche Thematik wurde unterbrochen und mythologisch paraphrasiert von den wesentlich kleineren, jeweils in die zwischen Balkontür und Fenster freigebliebenen Wandfelder eingeschobenen Darstellungen der Herkulesarbeiten von Zurbarán.[7] Das zyklische Ensemble sollte die »menschlichen Sinne lehren, welchen Ruhm, welch furchtbare und ehrenvolle Siege spanische Tapferkeit in Gebieten, wo der Tag stirbt, auf Feldern des kalten Nordens gegen rebellische Armeen und barbarische Kohorten erfochten hat«.[8] Anders als der florentinische Gesandte in Madrid, der die für die politische Tendenz am spanischen Hof sicher bezeichnende Auswahl der Kriegsschauplätze nach Hause berichtete[9], vermeiden es die poetischen Würdigungen, der Öffentlichkeit genauere Angaben über die Kriegsszenen und damit die Möglichkeit vielleicht peinlicher Vergleiche mit neuesten militärischen Entwicklungen im spanischen Imperium zu liefern. So hört man auch nichts von einer Übergabe von Breda, obwohl deren Darstellung durch Velázquez aus der Reihe der zwölf, von sehr unterschiedlichen Künstlern gelieferten Kriegsbildern im Salón de Reinos ähnlich herausragte wie Altdorfers Alexanderschlacht aus der Serie antiker Bataillen in der kurfürstlichen Residenz zu München.[10]

Eher lag es im Interesse von Olivarez, die zentrale Rolle, die den von Velázquez und seiner Schule gelieferten Reiterbildnissen der königlichen Familie in der Gesamtausstattung zugedacht war, gebührend herausgestellt zu sehen. Der Hofdichter legt dem eintretenden Betrachter, dem doch zunächst von der gegenüberliegenden Schmalwand des Saales her der prachtvolle, oberhalb von den Reiterbildnissen Philipps III. und Margarethes von Österreich flankierte Thron ins Auge fallen mußte, zuerst ein Zurückwenden zur Türwand nahe: »Tritt ein in diesen Saal und erblicke freudig das Bildnis Philipps [Abb. 36], welches oben die Tür ziert; bemerke, wie erzürnt er sich auf schnellem Rosse zeigt: Könnte ihn so der Belgier im Felde sehen, so unterwürfen sich sogleich die rebellischen Scharen dem spanischen Reich ...« Dann empfiehlt der Dichter, sich der linken Seite der Türwand zuzuwenden, wo das Bildnis der Königin Isabella von Bourbon (Abb. 37) das martialische Gebaren ihres Gatten in die Liebesstrategie Amors mildert: »Der Pinsel versagte sich's, in diesem Bilde jede Lebhaftigkeit darzustellen. Denn Aktion wäre unangemessen, wo die Malerei die Schönheit einer spani-

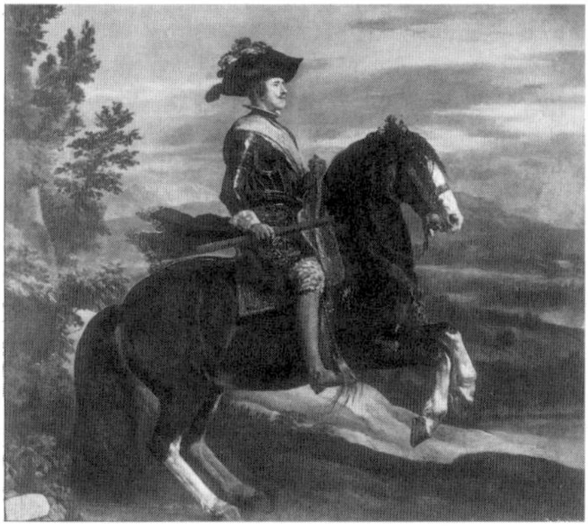

36 Diego Velázquez, Reiterbildnis Philipps IV., Leinwand, 3,01 x 3,14 m, Madrid, Museo del Prado

schen Königin wiederzugeben hat, und wo Amor … dieser Gestalt einen Philipp als Seele gab …« Zwischen den Eltern aber galoppiert der kleine Baltasar Carlos (vgl. Abb. 40): »Nimm nun über der Tür das Bildnis des Prinzen von Spanien wahr. Siehst Du nicht, wie behende, wie schnell der zimtfarbene Schecke, zugleich mit dem Tage, den herrlichen, mit Schönheit gerüsteten Adonis dahinträgt?«[11] Dieses Bildnis des Prinzen, das »ein hervorragender Mann in einem niemals rohen Stile

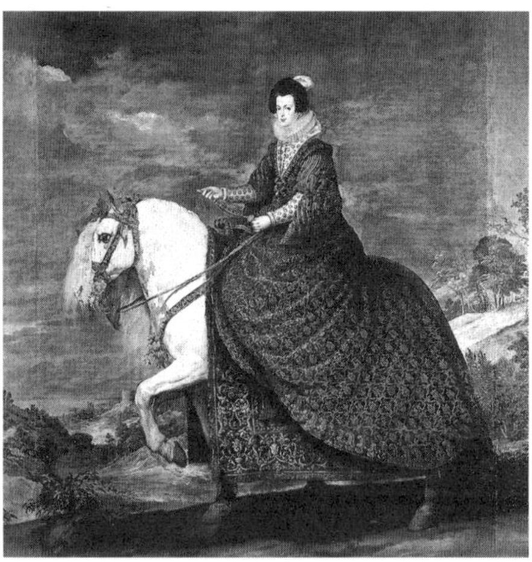

37 Diego Velázquez, Reiterbildnis der Isabella von Bourbon, Leinwand 3,01 x 3,14 m, Madrid, Museo del Prado

schuf«, wird den Zeitgenossen auch als ein »beredtes Exemplum« vorgestellt.[12] Der spanische Durchschnittsleser des 17. Jahrhunderts wußte, was sich darin ausdrückte, wenn die königliche Familie zu *Pferde* die Längsachse des Saales von der Tür bis zum Throne beherrschte. Wer keinen Zutritt zum Salón de Reinos hatte, konnte in einem Hof des Buen Retiro-Schlosses dieser Bedeutung innewerden vor der großartigen Denkmalschöpfung Pietro Taccas, der auf Bestellung von Olivarez aus Florenz die Bronzegruppe mit Philipp IV. auf hoch hinausspringendem Rosse geliefert hatte.[13] »Große Fürsten aller Nationen«, heißt es in einem hippologischen Traktat der Zeit, »haben den Namen Philipp geschätzt, der sie als Freund der Pferde ausweist ... Denn in einem Königreich ist das höchste, was man von einem Fürsten sagen kann, dies, daß er gut reitet, ein Wort, das seine Tugend und Tapferkeit mit einschließt.«[14] Die Empfehlung Alfons des Weisen, der Fürst solle »gut und mit schöner Grazie« reiten können, verlangt, die Metaphorik der Staatslenkung anschaulich vorgeführt zu sehen.[15] Denn in der überlegenen Führung eines Pferdes zeigte sich die herrschaftliche Souveränität: »So wie man ein Pferd anspornt, und wie derjenige, der auf ihm sitzt, es hinleitet, wohin er will, so soll auch der Ritter das Volk nach seinem Willen führen.«[16] Eine solche anspruchsvolle Herrschaftssymbolik konnte jedoch auch als moralischer Appell verstanden werden: »Fallen wird derjenige Fürst, der nicht zu regieren versteht, so wie ein ungeschickter Reiter, der die Zügel nicht zu führen und die Sporen nicht anzubringen weiß, leicht rücklings zu Boden stürzt, sobald er ein unzahmes Pferd besteigt.«[17] Angesichts solcher Gefahren erwuchsen schon der Prinzenerziehung reiterliche Pflichten. Der von Plutarch überlieferte antike Ausspruch: »Die Söhne der Fürsten und hoher Herren sollten nichts vollkommener lernen als das Reiten«, wird in der Literatur zur Prinzenerziehung und in der politisch-moralischen Emblematik heimisch. In den für Spanien maßgebenden »Emblemas Morales« (1610) von Orozco y Covarrubias (Abb. 38) wird unter dem Bild eines in freier Landschaft galoppierenden Knaben aus dem alten symbolischen Herrschaftsakt eine stoische Erziehungsmaxime: »Der Knabe und das Füllen sind feurig und bedürfen eher der Zügel als der Sporen. In jungen Jahren hemmungslos, rennen beide im Fluge davon. Ermüdet sie! Sie seien niemals müßig. Zähmt sie im Freien und in der Schule: Den Menschen durch Vernunft und Lehre, das Pferd durch Peitsche und Zucht.«[18] Auf dem »Exerzierbild« aus der Velázquez-Werkstatt zeigt sich das Emblem des Covarrubias in einem aktuellen politischen Zusammenhang: Auf der

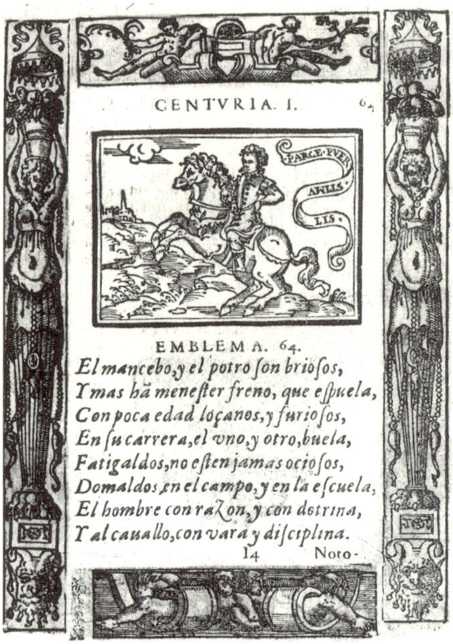
CENTVRIA. I. 64

EMBLEMA. 64.

El mancebo,y el potro ſon brioſos,
Y mas hã meneſter freno, que eſpuela,
Con poca edad loçanos,y furioſos,
En ſu carrera,el vno,y otro,buela,
Fatigaldos,no eſten jamas ocioſos,
Domaldos,en el campo,y en la eſcuela,
El hombre con razon,y con dotrina,
Y al cauallo,con vara y diſciplina.

14 Noto-

38 Sebastian de Orozco y Covarrubias, »Emblemas Morales«, 1610

Manege vor einem massiven Gebäude, aus dem von einem Fenster der König und seine Gemahlin die Szene beobachten, reitet der Baltasar Carlos einen Schecken im Galopp, während im Hintergrund sich der Regisseur der Vorführung, der Herzog von Olivarez, eine Lanze überreichen läßt.[19] Der Herzog von Olivarez, der gemeinsam mit seiner Frau die Erziehung des Thronfolgers bald in die Hand genommen hatte, möchte auch auf dem Reiterbildnis des Baltasar Carlos im Saal der Reiche als pädagogische Instanz noch mitgesehen werden; denn dort wird uns »das Resultat der Erziehung des Herzog-Stallmeisters« vorgeführt.[20]

Das Hauptmotiv im Reiterbildnis des Baltsar Carlos jedoch, das Motiv des aus dem Bilde heraussprengenden Reiters, das weder im Emblem des Covarrubias, noch in dem Exerzierbild vorgebildet ist, erscheint in den zeitgenössischen Darstellungen von Prinzen zu Pferde eher als eine Demonstration der Mündigkeit. In Anlehnung an einen Stich Tempestas, auf dem Heinrich IV. von Frankreich – dessen Enkel der Baltasar Carlos war – zu Pferde hervorsprengend gezeigt wird, fertigte Pietro Tacca im gleichen Jahre 1617, da der sechzehnjährige

Ludwig XIII. in Frankreich das Staatsruder an sich riß, die goldene Reiterstatuette, die den jungen König courbettierend vorstellt.[21] Der Portugiese Luis Palma hat 1623 zur Illustration einer Beschreibung von Ludwigs Triumphzug in Avignon wohl auf diese Statuette zurückgegriffen; sie mag auch dem Stich zugrundeliegen, den Jacobus Maretz 1624 für die Schilderung von Ludwigs Einzug in Aix angefertigt hat, und den Martin Soria zusammen mit einem Stich des Callot, auf dem der Prinz von Phalsbourg vor einer Schlachtlandschaft im Galopp erscheint (Abb. 39), als mögliche Vorbilder für Velázquez' Reiterbildnis des Baltasar Carlos namhaft gemacht hat.[22] Schließlich wird Velázquez in Genua, wo er mit Spinola im August 1629 eingetroffen war, das große Reiterbildnis eines jungen Doria von Rubens gesehen haben, worin der Flame durch Gebärden und Attribute sowie durch ein vehementes Vorstürmen dem jungen Offizier ein hohes Maß an Entscheidungswillen bescheinigt hatte.[23] Velázquez aber hat die Reit-Attitüde seines Prinzen aus dem dekorativen System im Salón de Reinos bedeutungsvoll hervortreten lassen, indem er sie gegen die Profilstellung der Pferde in den benachbarten Elternbildern zur Geltung brachte[24]: Beiderseits flankiert von der repräsentativ verharrenden Würdeform, die dem Reiterbildnis im Profil vor allem seit Tizians Karl V. vor Mühlberg innewohnte, entfaltet sich aus dem Prinzenbild die freie, unmittelbare Aktion. Da zudem die Reitrichtungen der Eltern diese nicht konvergent einander zu, sondern voneinander weg zu den Längswänden führten[25], ergab sich für die Schmalwand ein Bewegungsfeld, in welchem der Prinz der Saalachse, seine Eltern aber der Schlachtenfolge an den Längswänden zugeordnet

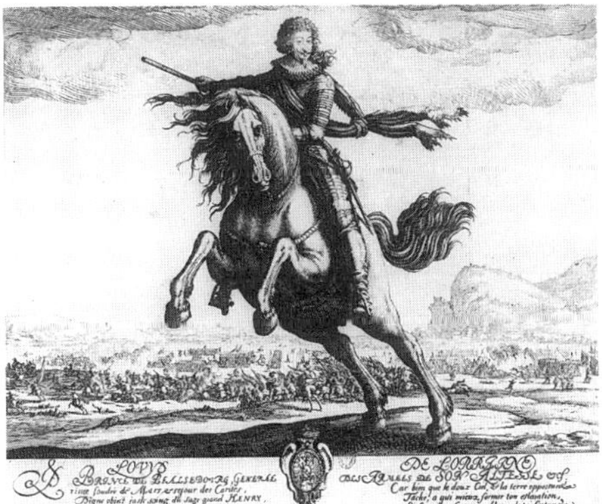

39 Jacques Callot, Reiterbildnis Ludwigs von Lothringen, Prinz von Phalsbourg

erschienen. Auch haben die Bilder des Königs und der Königin das gleiche Format wie die Schlachtenbilder. Das recht viel kleinere Prinzenbild dagegen nähert sich dem Format von Zurbaráns Herkulesbildern an[26]: Deren rhythmische Funktion an den Längswänden übernimmt über der Eingangstür an der Schmalwand das Bildnis dieses »mit Schönheit gerüsteten Adonis«. An der gegenüberliegenden Schmalwand bildet der obere, heraldisch sicher nicht unbesetzt gebliebene Teil des Thrones das rhythmische Intervall zwischen den ebenfalls im Schlachtenbilderformat sich darbietenden Reiterporträts Philipps III. und Margarethes von Österreich: Im Thron hat das Bild des Kronprinzen sein Pendant; und der Bildsinn sein Ziel.

Das ungestüme Vorstürmen, die lokomotorische Wucht des Ponys erscheint doch beruhigt und eingebettet in eine aus weiter Hügellandschaft und großem Himmel strömenden »tiefen Stille der Natur«, welche diese »vorübersausende, metallklirrende Gestalt« wie ein eigenes Element aus sich entläßt.[27] Diese Konsonanz, die der plötzlichen Erscheinung des vornehm-höfisch in Dunkelgrün, Gold und Rosa gekleideten Prinzen die »Kraft eines Natureindruckes« mitteilt[28], wird nicht allein durch einen intuitiven Einsatz von Farbreflexen bewirkt, von denen die Malfläche »wie ein Seidengewebe von Metallfäden durchwirkt wird«.[29] Vielmehr stellt die Landschaft zugleich ein tragendes und haltendes Liniengefüge bereit, das die Reitergruppe in die Natur zurückbezieht: Der Reitbewegung, die sich kühn fast bis in die Bilddiagonale, welche der Feldherrnstab des Prinzen zielsuchend markiert, erhebt, läuft von links unten aus dem Mittelgrund, an der Gegendiagonalen hoch, die Doppelbahn eines hellen, sandigen und eines grünen, bewaldeten Landstreifens wie zur unauffälligen Hilfestütze entgegen. Aus dem bewaldeten Streifen erwachsen den aushakenden Vorderhufen des Rößleins in einer kurzen Lichtung und in einem inselhaften Ableger dezente optische Unterlagen. Wo ihr Gegenzug dem schweren Ponyleib wegzufliehen droht, dort, wo der herabwehende Schmuckriemen den Einsatz gibt, fächert sich die Sandbahn in Segmente auf, dreht sie ihren Lauf in die Standrichtung der Hinterbeine des Pferdes und in die auswehende Bewegung des Pferdeschweifes. Kurz vor dem rechten Bildrand, noch unter halber Bildhöhe, dringt der bewaldete Streifen, zu einer Kuppe erweitert, wieder entschiedener hervor; doch hier erreicht auch die Gebirgskette, die von links den Horizont entlanglief, ihre höchste Aufgipfelung. Ein dunkler, die Ausläufer des Berges einhüllender Schatten läßt die Bewegungsenergien der beiden Landschaftszüge eng zusammentreffen, so daß, wie im Abprall, die Bewegung über das sich weitende Tal ins Bildin-

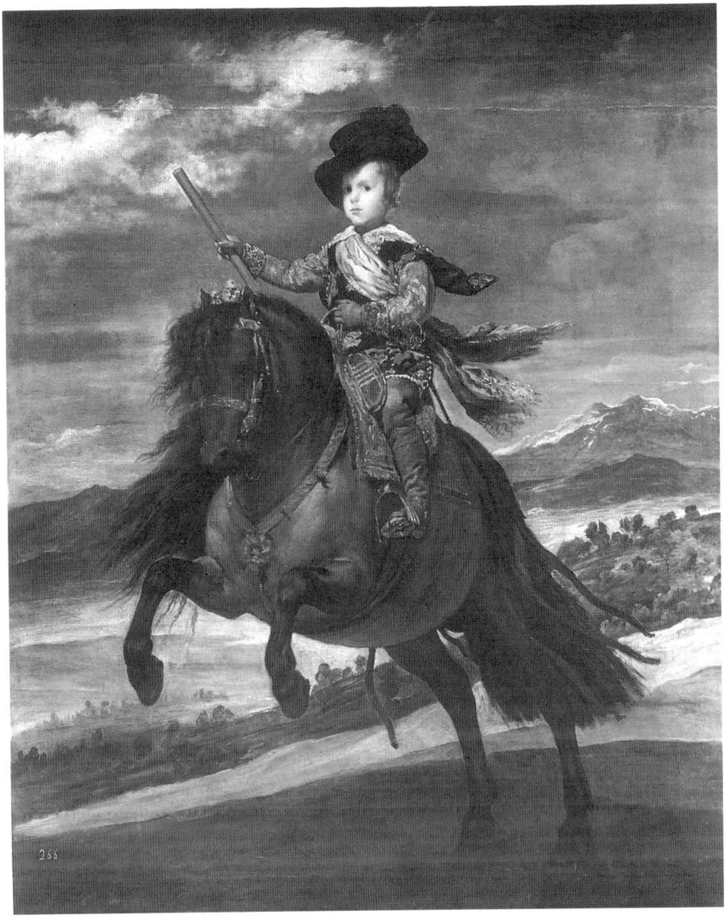

40 Diego Velázquez, Reiterbildnis des Baltasar Carlos, 1634-1635, Leinwand, 2,09 x 1,73 m, Madrid, Museo del Prado

nere zurückströmt und nur noch – in chiastischer Wechselwirkung mit der Auffächerung der vorderen Sandbahn – dem sich auswölbenden Pferdeleib einen mittragenden Hügelkamm entgegensendet.

Die großzügige Triangulation der Landschaft, das wohlbemessene Auf und Ab der topographischen Linien umkreist die Bildachse, die hinter dem Kugelleib des Pferdes der herabhängende Schmuckriemen angibt. Die hier nur umschriebene Bildachse gewinnt in der oberen Bildhälfte im Prinzen eine um so ragendere Verkörperung als sie den waagerechten, den Horizont fest schließenden Lauf der Gebirgsketten durchstößt. Pferdeschweif und Pferdemähne geben durch die Divergenz ihres Abwehens[30] den Auftakt zu einem Ausstrahlen, das sich in der oberen Bildhälfte weiter entfaltet. Die nach rechts wegflatternden Enden der Schärpe, die ein Gewandzipfel zum Dreiertakt ergänzt, finden ihre Entsprechung in der verhaltenen Armbewegung des Prinzen nach links oben zur Wolke hin. Der schirmende Federhut, dessen Dreitreppenstufung die Wolkenfetzen sehr frei zu paraphrasieren scheinen, gibt die Wendelinie an, an welcher der Himmel von einer wehenden Belebtheit in eine gedämpftere Mildheit übergeht. Der Blick des Prinzen dreht sich langsam aus dem Bilde auf den Betrachter. Im Gesicht des Prinzen lebt unter dem kurzen, einhaltenden Schatten, der über die Stirn huscht, und unter der öffnend hochgeschlagenen Hutkrempe ein Ausdruck wachen und wartenden Lauschens, das den Einklang mit der Natur ins Bewußtsein zieht und als Grundlage des Handelns bestimmt. Die bildlichen Vorlagen, die Velázquez zur Verfügung standen, gaben die Reitergruppe in einer stürmischen Bewegung, deren triumphaler Eroberungsdrang die Umgebung regungslos, unterlegen und unterworfen zurückließ. Auch Velázquez hat in seinen großen repräsentativen Reiterbildnissen auf die symbolischen Requisiten kaum einmal verzichten dürfen. In seinem Prinzenbild dagegen reduziert keine Schlacht und keine Stadt die Landschaft zum Attribut; kein Baum im Vordergrund sperrt die freie Zusammenstimmung von Reitergruppe und Landschaft. Inmitten der waffenklirrenden Atmosphäre der zwölf Schlachtenbilder hat Velázquez die Unterwerfungsszene vor Breda zu einer humanen Begegnungsszene umgebildet[31]; im Reiterbildnis des Baltasar Carlos gestaltet er die Feldherrnpose des Sechsjährigen im Sinne eines Staatsbegriffs, der nicht mehr aus dem Machtverhältnis, sondern aus dem Naturverhältnis begründet ist.

Goyas Radierung dieses Reiterbildnisses vom Jahre 1778 trägt Velázquez' Intention im verfestigten ancién regime wieder vor; doch die Atmosphäre ist kühl, naturfremd, und der Prinz durch Züge einer latenten Brutalität fast entstellt.[32]

Als die Impressionisten gegen eine technisch sich regulierende Wirklichkeit ihre Naturvorstellung vorbrachten, entdeckten sie in dem Madrider Hofmaler Velázquez einen Verbündeten.[33] Nicht daß sich ihm die

Welt als ein Naturschutzgbiet der reinen Augenweide dargeboten hätte, war seine Leistung, sondern daß in seiner Kunst das Netz geschichtlicher Bedingtheiten zum eingrenzenden Rahmen wird, aus dem der Formgehalt mit eigenem Anspruch herausspringt.

Anmerkungen

1 Zur Rekonstruktion der Ausstattung des Salón de Reinos vgl. Elias Tormo: Velázquez, el Salón de Reinos del Buen Retiro, y el Poeta del Palacio y del Pintor, in: Boletin de la Sociedad Española de Escursiones, XIX, 1911. Diese sehr verdienstvolle Arbeit wird zwar in der Velázquez-Literatur stets angeführt, doch sind ihre einschlägigen Ergebnisse kaum je verarbeitet oder weitergedacht worden. Lediglich der ungenügende Ausgangspunkt Tormos, seine Beobachtung, daß der anormale Bauchumfang des Pferdchens im Reiterbildnis des Baltasar Carlos aus einer perspektivischen Berechnung des Künstlers zu erklären sei, darf sich schmeicheln, eine dauernde Resonanz gefunden zu haben (auch wenn die Beobachtung zuweilen Lafuente Ferrari zugeschrieben wurde: Vgl. E. Du Gué Trapier: Velázquez, New York 1948, S. 210 und J. López-Rey: Velázquez, London 1963, S. 192, Nr. 199). Tormos Meinung, daß der Leibumfang sich aus der Funktion des Bildes als Sopraporta ergäbe, ist lange ein Allgemeinplatz aller Würdigungen unseres Bildes geblieben. Erst Bernardino de Pantorba: La vida y la obra de Velázquez, Madrid 1955, S. 133, Nr. 61, hat sie bezweifelt, und Camón Aznar: Velázquez, Madrid 1964, I, S. 545, hat sie ganz zurückgewiesen, den gegenteiligen Effekt bei einer hohen Anbringung des Bildes behauptet und die Dickleibigkeit des Pferdes für dessen natürliche Eigenschaft erklärt. – In der Funktion einer Sopraporta ist das Reiterbildnis des Baltasar Carlos noch in einem Inventar von 1700 (Tormo, S. 35) sowie bei Antonio Palomino: El Museo Pictórico (1715), Madrid 1947, S. 906f. erwähnt. Nach dem Brand, der vom Buen-Retiro-Schloß nur den Flügel mit dem Salón de Reinos (heute Armee-Museum) verschonte, kam das Bild 1734 in das Neue Schloß und von dort 1819 in das Prado-Museum (vgl. dessen »Catálogo de las Pinturas«, 1963, S. 734, Nr. 1180). – Über die Nachricht von einer verschollenen Skizze zu dem Bild sowie über spätere Repliken vgl. Pantorba, ebda., und López-Rey, ebda.

2 Zur Entstehungsgeschichte und zur Architektur des Schlosses vgl. Carl Justi: Diego Velázquez und sein Jahrhundert, 3. Aufl. Bonn 1922, I, S. 346ff.; Vicente Lampérez y Romea: Arquitectura Civil Española, Madrid 1922, I, S. 629f.; George Kubler: Arquitectura de los siglos XVII y XVIII, Ars Hispaniae, XIV, Madrid 1957, S. 69.

3 Elias Tormo hat seinen Rekonstruktionsvorschlag für die Ausstattung des Salón de Reinos durch Heranziehung des Gedichts von Manuel Gallegos: Obras varias al Real Palacio del Buen Retiro, Madrid 1637, Bd. 2, sicher begründen können, wenn auch im einzelnen immer noch wichtige Fragen offenbleiben. Gallegos Gedicht ist jetzt, wenigstens in den wesentlichen Passagen, leicht zugänglich in den beiden Dokumentenbänden: Velázquez, Homenaje en el tercer centenario de su muerte, Madrid 1960, S. 226ff., sowie in Band II der »Varia Velazqueña«, Madrid 1960. – Eine zweite Gedichtsammlung Diego Covarrubias i Leyva: Elogios al Palacio Real del Buen Retiro escritos por algunos ingenios de España, Madrid 1635

(Neuausgabe Madrid 1949), ist erst kürzlich von López-Rey (s. Anm. 1), S. 56, wieder in Erinnerung gebracht worden. In dieser Kollektion ist das Sonett zum Reiterbildnis des Baltasar Carlos von José Pellicer de Tovar verfaßt und bei López Rey, S. 56, Anm. 1, vollständig abgedruckt. – Dokumente zu den Schlachtenbildern: M. L. Caturla in: Archivo Español de Arte XXXIII, 1960, Nr. 132, S. 333–355.

4 Das Zitat aus dem Sonett von Pellicer de Tovar (nach López-Rey, S. 56, Anm. 1). – Zu den verschiedenen Namen, die der Saal führte, vgl. Tormo (s. Anm. 1), S. 32: Außer *Salón de Reynos* und *Salón Dorado* nannte man ihn auch (wohl in Anlehnung an entsprechende Bezeichnungen von Sälen im Alten Schloß) *Salón de las Comedias* und *Salón de Reyes*. Über die staatliche Funktion des Saales liegt nur eine späte Aussage von Antonio Ponz (1755) vor: »Salón de los Reynos, en donde se celebran las Juntas de las Giudades de voto en Cortes, y al rededor están pintadas las armas de los mismos Reynos y Provincias« (Tormo, S. 27).

5 Vgl. Antonio Bonet Correa: Velázquez, Arquitecto y Decorador, in: Archivo Español de Arte, XXXIII, 1960, S. 246.

6 So Pellicer de Tovar, zitiert nach López-Rey, S. 56, Anm. 1.

7 Diese Anordnung der Herkules-Bilder von Zurbarán hat schon Tormo (s. Anm. 1), S. 197, überzeugend vorgeschlagen. Damit wäre die alte Ansicht hinfällig, daß sie, wie es auch López-Rey, S. 54, 57, noch annimmt, »like a sort of frize above the depiction of the victories« angebracht gewesen seien. Jedenfalls hat die Zurbarán-Forschung Tormos Rekonstruktionsvorschlag einmütig angenommen: Vgl. Marie Luisa Caturla: Zurbarán en el Salón de los Reinos, in: Archivo Español de Arte, XVII, 1945, 1923; Martin S. Soria: The paintings of Zurbarán, London 1953, S. 14; Paul Guinard: Zurbarán, Paris 1960, S. 276. Aus der Tatsache, daß zwölf Tafeln bei Zurbarán bestellt, zehn jedoch im Salón de Reinos nur verwendet wurden, schließt M. L. Caturla, in: Archivo Español de Arte, XXXIII, 1960, S. 334, daß die endgültige Anordnung zwischen Oberfenster und Balkontür erst in einem Planwechsel zur Dekoration erfolgt sei.

8 Manuel Gallegos, zit. nach Tormo (s. Anm. 1), S. 41. – López-Rey (s. Anm. 1), S. 58, schließt aus Stellen des von ihm herangezogenen »Elogios« (1635), daß dem Herkuleszyklus die Bedeutung zukam, auf das Alter der spanischen Monarchie, auf Olivarez als den Herkules Philipps IV. und auf diesen als den Atlas Kastiliens hinzuweisen.

9 Vgl. Justi (s. Anm. 2), S. 359. – Den Verfasser des Berichts vom April 1635 nennt die Velázquez-Literatur mit Justi einfach Serrano, obwohl M. L. Caturla, 1960 (s. Anm. 7), S. 335, nachweisen konnte, daß sein Name richtiger Francesco Medici, Comendador de Sorano, hieß.

10 Zu dem Zyklus vgl.: Altdeutsche Malerei, Katalog II der Alten Pinakothek München, München 1963, S. 202–217. – Es wäre zu fragen, ob Beziehungen zwischen zwei Zyklen an den Höfen von Madrid und München, eine bloße Assoziation bleiben müssen.

11 Manuel Gallegos, nach Tormo (s. Anm. 1), S. 39f.

12 Pellicer de Tovar, nach López-Rey (s. Anm. 1), S. 56, Anm. 1.

13 Vgl. Carl Justi: Die Reiterstatue Philipps IV. in Madrid von Pietro Tacca, in: Zeitschrift für Bildende Kunst, XVIII, 1883, S. 387ff., 305ff. Else Lewy: Pietro Tacca, Köln 1929, S. 62ff.

14 Bernardo de Vargas Machuca: Teorica y exercicios de la gineta, Madrid 1619, im Einleitungsbrief. – Ich möchte für geduldige Beratung in hippologischen Fragen Hermann Rothe herzlich danken.

15 Die Empfehlung Alfons des Weisen ist zitiert in dem weitbekannten Buch des Don Diego Saavedra Fajardo: Idea de un Principe Politico Christiano, München 1640, I. Teil, 3. Emprese, in der italienischen Ausgabe Venedig 1678, S. 22.

16 Aus dem Lancelot-Roman zitiert bei J. Le Goff: Das Hochmittelalter, Frankfurt/M. 1965, S. 206. – Vgl. auch Fajardo, III. Teil, 38. Emprese, S. 257: »è conveniente, che domi il Prencipe i Sudditi, come si doma un polledro a cui la stessa mano, che lo accarezza, e pettina il crine della fronte, minaccia con la verga alzata.«

17 Cesare Capaccio: Il Prencipe. Tratto da gli Emblemi dell'Alciato, Venedig 1620, Avvertimento, XXXV, S. 61.

18 Sebastian de Orozco y Covarrubias: Emblemas Morales, Madrid 1610, Centuria III, Emblema 49, S. 249, kommentiert seine Verse zum Bild des stürzenden Knaben: »Carneades Cirineo Filosofo (segun refiere Plutarco) dezia, qúe los hijos de los Principes y gran señores, ninguna otra cosa deprendian perfetamente, sino era el andar a cauallo, manejarle, y correrle.« – Das in Abb. 38 gezeigte Emblem wird so kommentiert: »Notorio es del hombre moço, especialmente, si es rico y heredado, los que le gouernaren, deuen templarle con prudencia, no coadiuuando sus impetus, sino refrenandole sus desembolturas: porque desto tiene mas necessidad, que de espuela. Como el potro nueuo y fogoso, que como dize Seneca in Troade: Iuvenile vitium est, regere non posse impetum.« – Vgl. auch Fajardo I, 2, S. 15: »È un polledro la giouentù, il quale con un duro capestro si precipita; e facilmente si lascia reggere da un freno delicato ... Gli affetti oppresi (specialmente in chi nacque Prencipe) danno nelle disperationi, come in raggi le esalationi tra le nubi ristrette.«

19 Vgl. Justi (s. Anm. 2), II, S. 54ff. – Es ist beschrieben auch bei Palomino (s. Anm. 1), S. 907, und heute nur in einer Schülerkopie in der Slg. des Herzogs von Westminster, Eccleston, erhalten. Eine zweite Fassung ohne den Olivarez im Hintergrund befindet sich in der Wallace Coll., London: Vgl. Pantorba (s. Anm. 1), Kat.-Nr. 159; López-Rey (s. Anm. 1), Kat.-Nr. 20.

20 Justi (s. Anm. 2), II, S. 51ff., S. 57. Auf S. 54 erwähnt Justi, daß es sich bei dem Pony um jenes Pferdchen handeln kann, das der Onkel des Baltasar Carlos – Ferdinand – im Jahre 1635 aus der Lombardei dem Kronprinzen zuschickte. Mit dem Datum der Geschenksendung wäre ein *terminus post quem* gegeben; das Reiterbildnis des Baltasar Carlos wird um 1635/36 entstanden sein. Vgl. auch Camón Aznar (s. Anm. 1), I, S. 545.

21 Sie wurde schon im April 1617 in Auftrag gegeben; sie befindet sich heute im Museo Nazionale zu Florenz. Vgl. Carl Justi, in: Zeitschrift für Bildende Kunst, XXI, 1886, S. 116, Anm. 1.

22 Martin S. Soria: Las Lanzas y los retratos ecuestres de Velázquez, in: Archivo Español de Arte, XXVII, 1954, S. 96ff. – Die Auswahl an möglichen Vorbildern für Velázquez' Reiterbildnis des Baltasar Carlos reicht doch schon hin, daß man sich auf die Beispiele beschränken darf, in denen sich das Formmotiv mit der Sinnfunktion verbindet und sich als Vorbild empfiehlt. Deshalb können die Hinweise von Sánchez Canton auf den *Kleinen Postreiter* von Dürer sowie von Angulo auf Michelangelos *Paulussturz* nicht überzeugen (vgl. Diego Angulo Iniguez: Velázquez. Como compuso sus principales cuadros, Sevilla 1947, S. 89f.). Demgegenüber führen Sorias Beispiele näher an den Baltasar Carlos heran. Auf eine mögliche Beziehung zwischen dem Stich des Callot von Ludwig von Lothringen, Prinzen von Phalsbourg, hat bereits, wie Soria auch angibt, L. Zahn, in: Die Graphischen Künste, I, 1936, S. 141–144, aufmerksam gemacht. Doch dürfte Callot nicht, wie Soria meint,

von dem Augustus aus Tempestas Stichserie römischer Imperatoren ausgegangen sein, sondern von Tempestas Reiterstich Heinrichs IV. Damit erübrigt sich auch Sorias Hinweis auf den Domitian aus der Stichserie römischer Imperatoren von Stradanus – obwohl Kurt Gerstenbergs Zurückweisung einer Beziehung zwischen Stradanus' Domitian und Velázquez' Baltasar Carlos sicherlich weniger scharf ausgefallen sein würde, wenn Soria nicht die grobe und entstellende Kopie des 18. Jahrhunderts, sondern den Originalstich, den Collaert angefertigt hat, abgebildet hätte. (Vgl. K. Gerstenberg: Diego Velázquez, München 1957, S. 252, Anm. 90.) Gerstenbergs Hinweis auf den *equus bellator* von Tempesta ist nicht nur wenig überzeugend, sondern selbst nur eine Kopie nach Stradanus' *Equile* ... Die beiden Illustrationen von Luiz Palma und Jacobus Maretz sind enthalten in: »La Voyage de laict ou le Chemin des héros aux Palais de la gloire. Ouvert à l'entrée triomphante de Louys XIII, Roy de France en la cité d'Avignon« (1622), und in: Jean Galoup: Discours sur les arcs triomphaux dressés en la ville d'Aix à l'heureuse arrivie de Louys XIII (1624). Abbildungen in: L'Art Ancien, Illustrated Books, Kat. 26, Nr. 407, Abb. 22; Nr. 62, Liste 166, Tafel VII, beide Zürich 1954.

23 Zu den Beziehungen dieses Bildes von Rubens, das sich heute im Palazzo Vecchio zu Florenz befindet (Slg. Loeser), zu den Stichen Tempestas (Heinrich IV. von Frankreich) und von Crispin de Passe (Moritz von Oranien als Sieger in der Schlacht bei Nieupoort) vgl. Justus Müller Hofstede: Rubens' St. Georg und seine frühen Reiterbildnisse, in: Zeitschrift für Kunstgeschichte, 28, 1965, S. 85ff., Abb. 19, 20. – Auf den Zusammenhang von Rubens' Doria-Bild mit dem Reiterbildnis des Baltasar Carlos hat Ordenberg Bock von Wülfingen: Zwei Bilder aus Rubens' italienischer Zeit, in: Kunst, I, 1948, S. 51, hingewiesen.

24 So hat Elias Tormo (s. Anm. 1), S. 97f., die Reiterbild-Gruppe über der Eingangstür rekonstruiert (Philipp IV. rechts oberhalb der Tür, Isabella links der Tür, zwischen ihnen der Baltasar Carlos) und diese Konstellation so verstanden (S. 200), daß der Baltasar Carlos sein Pferdchen anspornt, um dem vorauseilenden Elternpaar auf den Fersen bleiben zu können. Für seine Rekonstruktion konnte Tormo sehr konkrete Anhaltspunkte geltend machen: Die unteren Bildecken – bei Philipp links, bei Isabella rechts unten, und entsprechend auch bei den Bildern Philipps III. und Margarethes – waren, wie noch deutlich zu erkennen ist, in einer Rechteckfläche von 0,66 × 0,31 m bzw. von 0,62 × 0,43 m ausgeschnitten bzw. umgefaltet. Tormo schließt daraus, daß sich in diese Rechtecke die entsprechenden Ecken der Türrahmung hineingeschoben hätten. – Die Velázquez-Forschung hat m.W. zu diesem Rekonstruktionsvorschlag nie ausdrücklich Stellung bezogen; lediglich die Anordnung der Abbildungen, die zumeist das Königspaar im Gegenüber, also anders als Tormo, zeigen, ließe sich vielleicht als Stellungnahme werten. Pantorba (s. Anm. 1), S. 127, erwähnt wenigstens die Eckausschnitte, ohne jedoch daraus Schlußfolgerungen zu ziehen. Nun bleiben diese Aussparungen rätselhaft. Wo immer man bildliche Raumausstattungen mit Velázquez in Zusammenhang bringen kann – etwa diejenige in dem Bild der *Meninas* oder die auf dem verbrannten Berliner Bild aus der Velázquez-Werkstatt, das Karl II. im Salón de Espejos zeigte und wo im Hintergrund eine bildumrahmte Tür erscheint – zeigt es sich, daß Velázquez eine bildverstümmelnde Anbringung, welche wie der Tür aufgepfropft erschienen wäre, ganz fern lag. Die Größenunterschiede zwischen den Elternbildern und dem des Baltasar Carlos hätten, auf engsten Raum zusammengepreßt, eine Disproportionalität ergeben, die wenig geeignet war, den lockeren Rhythmus der Längswände (Schlachtenbild – Herkulesbild – Schlachtenbild) auf-

zunehmen. – Da die 3,90 m breiten Wandabschnitte seitlich der 2 m hohen Tür die Elternbilder gut hätten aufnehmen können (zumal, wenn man sich die Bilder ohne die seitlichen Anstückungen denkt, die Tormo im 18. Jh. hinzugefügt glaubt, wodurch sich das Format der Elternbilder auf 3,01 × 2,55 m reduziert hätte), ist nicht einzusehen, warum Velázquez sie den Türecken aufgesetzt haben sollte.

25 Da die Eingangstür (heute) 0,80 m höher ist als die Balkontüren, hätte sich die Gruppe der Reiterbilder etwas über das Niveau der Schlachtenbildserie an den Längswänden erhoben.

26 Auf diese rhythmische Abfolge hat auch Tormo (s. Anm. 1), S. 35, 197, 199, hingewiesen. Die Elternbilder messen mit Anstückungen (siehe oben Anm. 24) 3,01 × 3,14 m; die Übergabe von Breda 3,07 × 3,67 m; die Herkulesbilder 1,53 × 1,33 m; der Baltasar Carlos 2,09 × 1,73 m. Tormo, S. 97, meint, daß die obere doppelstreifige Anstückung beim Bild des Baltasar Carlos von Velázquez selbst, die untere dagegen von späterer Hand stamme. Zieht man alle Anstückungen ab, ergibt sich für das Prinzenbild ein fast quadratisches Format: 1,79 × 1,73 m.

27 Justi (s. Anm. 2), II, S. 33.

28 Heinrich Wölfflin: Velázquez, in: Kleine Schriften, hrsg. von J. Gantner, Basel 1946, S. 128.

29 Justi (s. Anm. 2), II, S. 33.

30 Gerstenberg (s. Anm. 22), S. 105, hat die Naturwidrigkeit dieser Bewegungsdivergenz betont und er vergleicht dies mit dem Phänomen des zweifachen Schattenwurfs, wie es Goethe an Rubens' *Heuernte* (Florenz, Pitti) aufgefallen ist.

31 Vgl. Werner Hager: Die Übergabe von Breda von Velázquez, Reclams Werkmonographien Nr. 12, Stuttgart 1956, S. 13, 21. Dieser aus der künstlerischen Erscheinung des Bildes deduzierte Grundsinn bleibt evident gerade auch im Hinblick auf die neuesten ikonographischen Feststellungen und Kontroversen: J. M. Brown: On the origins of ›Las Lanzas‹ by Velázquez, in: Zeitschrift für Kunstgeschichte, 27, 1964, S. 240ff.; Carla Gottlieb: An Emblematic source for Velázquez ›Surrender of Breda‹, in: Gazette des Beaux Arts, LXVII, 1966, S. 181ff. (mit einer Stellungnahme von Sánchez Cantón). Gegen Browns einlinige Ableitung aus Alciati dann J. F. O'Gorman: More about Velázquez and Alciati, in: Zeitschrift für Kunstgeschichte, 28, 1965, S. 225ff.

32 Abgebildet bei Camón Aznar (s. Anm. 1), S. 548. – Goya radierte eine ganze Serie nach Velázquez: Vgl. E. Lafuente Ferrari: Goya. Sämtliche Radierungen und Lithographien, Wien 1961, Taf. 242–258.

33 Über Velázquez im Impressionismus vgl. Rafael Benet: Manet y Renoir ante Velázquez, in: Varia Velazqueña, Madrid 1960, I, S. 514ff. Über das »impressionistische« und »anti-impressionistische« Velázquez-Bild in der Forschung vgl. H. Soehner: Der Stand der Velázquez-Forschung, in: Zeitschrift für Kunstgeschichte, 15, 1951, S. 154f., sowie Ch. Tolnay, in: Gazette des Beaux Arts, XXV, 1949, S. 49f., und das ausgleichende Urteil von Chr. A. Isermeyer, in: Kunstchronik, 18, 1965, S. 78f.

Laudando Praecipere
Der Medicizyklus des Peter Paul Rubens

Im Jahre 1622 hat Maria de' Medici, die Mutter des regierenden französischen Königs Ludwigs XIII. bei Rubens einen Zyklus von Gemälden bestellt, der in vierundzwanzig Bildern ihr Leben schildern und deuten sollte. Pünktlich zur Hochzeit ihrer Tochter Henrietta Maria mit König Karl I. von England im Mai 1625 war der Zyklus in einer schmalen Galerie des soeben fertiggestellten Palais du Luxembourg angebracht.

Ein Jahr nach Vollendung des Zyklus erschien in Paris unter dem Titel »Porticus Medicea« ein Richelieu gewidmetes Lobgedicht auf die Bilderserie aus der Feder des Claude-Barthélémy Morisot. Wo er das Bild, das die Geburt Ludwigs XIII. zeigte, zu besingen hatte, ruft er die Eltern an, das Neugeborene sei ihnen ähnlich: »Nascitur en vobis similis puer«. Zwei Jahre später, 1626, erschien in Lyon eine zweite Auflage dieses Poems, für das Morisot eigene und von Rubens vorgeschlagene Änderungen vorgenommen hatte. Jetzt heißt es von dem gleichen neugeborenen Kind, es sei seinem Vater, also dem beliebten König Heinrich IV., ähnlich: »Nascitur en patri similis puer«[1]. Innerhalb von zwei Jahren hatte sich die Sicht des gleichen Autors so gewandelt, daß die Ähnlichkeit des gleichen Kindes auf dem gleichen Bild ganz neu festgestellt wird. Es fällt nicht schwer, zu vermuten, daß das Interesse des Autors auch seinen Blick verändert hat; daß es inzwischen inopportun war, Ähnlichkeit mit Maria de' Medici zu unterstellen, während die Ähnlichkeit mit ihrem Gatten Heinrich IV. allezeit erstrebenswert war.

Diese kleine Episode in der Rezeptionsgeschichte des Medicizyklus zeigt die Schwierigkeiten an, die auch die kunsthistorische Forschung mit diesem Hauptwerk politischer Kunst gehabt hat. Ihr Blick war immer interessegeleitet und entsprechend sah und sieht man den Zyklus immer wieder anders und neu.

I.

In allen wissenschaftlichen Würdigungen der Medicigalerie wird der Zyklus wie eine kommentierte Bildbiographie gelesen.[2] Es wird Bild für Bild in biographischer Reihenfolge durchgegangen. Wie selbstverständ-

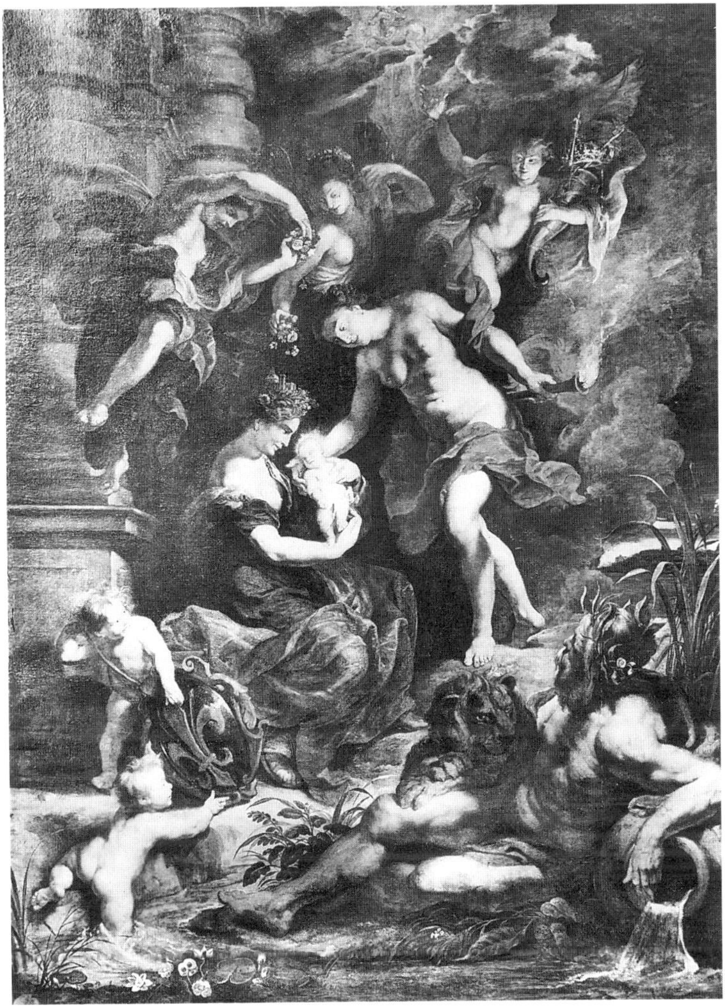

41 Peter Paul Rubens, Die Geburt der Maria de' Medici, Paris, Musée du Louvre

lich wird dadurch die Person der Maria de' Medici der alleinige Gegenstand des Zyklus: ihrer Apotheose, ihrem Ruhm und ihrem Interesse allein hätte die Galerie gedient.

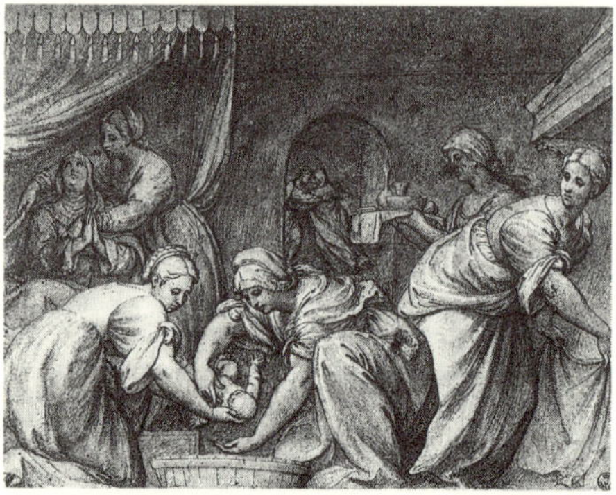

42 Giovanni Antonio Pordenone, Geburt Mariens, Zeichnung, Florenz, Galleria degli Uffizi

Ich möchte in dieser Studie zwei übergeordnete Ebenen beschreiben, die unabhängig von zeitlichen und örtlichen Bedingungen der Biographie der Königin erkennbar sind. Ich versuche, den Zyklus *sub specie universali* zu sehen, wie es Wolfgang Stechow gelegentlich gegen die heroisierende Neigung der Forschung empfohlen hat.[3]

Der Zyklus schildert Szenen aus der Vita einer lebenden Königin, aber eine Reihe von Kompositionen ist nach mariologischen Bildtypen gestaltet. Schon das erste Bild aus dem Leben der Königin schildert deren Geburt bei Nacht, so wie etwa seit Correggio in der Malerei die Geburt Christi oder Mariä dargestellt werden konnte (Abb. 41, 42).[4] Das Neugeborene, die einzige historische Figur des Bildes, trägt einen Heiligenschein, der die Analogie bekräftigt.

Unwillkürlich wird ein damaliger Betrachter sich umgesehen haben, um festzustellen, ob diese mariologische Allusion eine durchgehende Komponente des Zyklus darstelle. Im nächsten Bild, das die gute Erziehung der Maria de' Medici zu zeigen hatte, fügen sich die Hauptfiguren – wie wohl Horst Gerson als erster festgestellt hat – nach dem Schema jener seit dem 13. Jahrhundert auftauchenden Szene aus dem Marienleben, in der Maria das Lesen lernt. Rubens selbst wird das Thema später ganz so behandeln, wie es seit dem 15. Jahrhundert geläufig war (Abb. 43, 44). Da die Ikonographie der Grammatik jenes mariologische Schema aufgegriffen hatte, fließt auch dieser Erziehungsanspruch in die Schreibübungen der Prinzessin ein.[5]

Das historisch beglaubigte Ereignis, wie König Heinrich IV. das Bildnis der in Aussicht genommenen Braut überreicht wird, gibt Rubens so wieder, daß die himmlischen Genien das Porträt ähnlich aus dem Bild

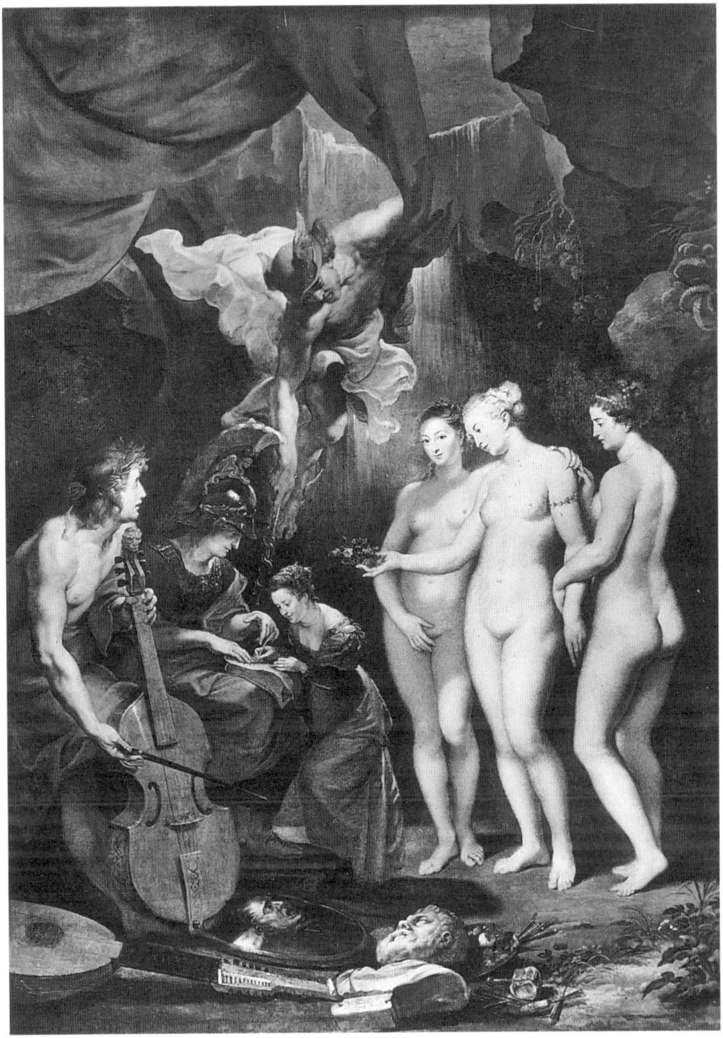

43 Peter Paul Rubens, Die Erziehung der Maria de' Medici, Paris, Musée du Louvre

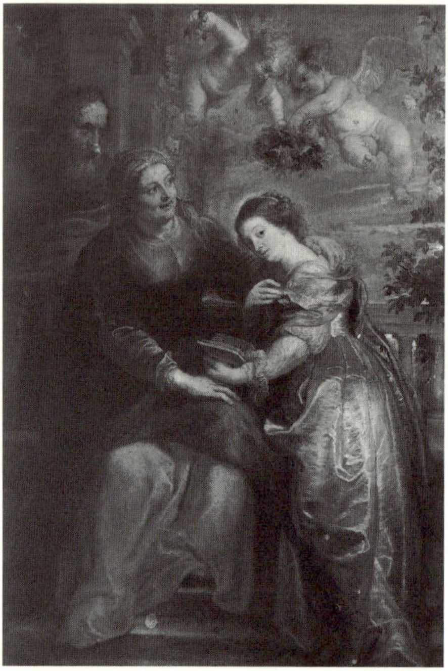

44 Peter Paul Rubens, Erziehung Mariä, um 1630, Antwerpen, Koninklijk Museum voor Schone Kunsten

hinaustragen wie er es schon 1606 in Rom in dem zweiten Altarbild für S. Maria in Vallicella gezeigt hatte (vgl. Abb. 21); Heinrich begrüßt das Bildnis wie im ersten Altarbild der Heilige Gregor das Bild der Madonna, und der König läßt sich vom Flügel des Putto fast genauso anwehen wie Gregor von seiner Taube (Abb. 45, 19).[6]

Daß das Gemälde, das die Vermählung der Maria de' Medici *per procurationem* im Florentiner Dom zeigt, nach dem verbreiteten Muster eines *Sposalizio* organisiert ist, entsprach einer Gewohnheit, die seit langem herrscherliche Hochzeitsdarstellungen prägte. Auch die viel umrätselte Skulpturengruppe des Gnadenstuhls ist weniger eine kirchenpolitische oder florentinische Sondereinlage als eine leidensgeschichtliche Vertiefung, die auch schon in Darstellungen habsburger Hochzeiten im Hintergrund auftauchen konnte (Abb. 46, 47, 48).[7]

Die Geburt Ludwigs XIII. in Fontainebleau im achten Bild des Zyklus wird in der Art einer »Sacra Conversazione« dargeboten[8], ganz analog zum schräg gegenüberliegenden Bild von der ›Glückseligkeit der

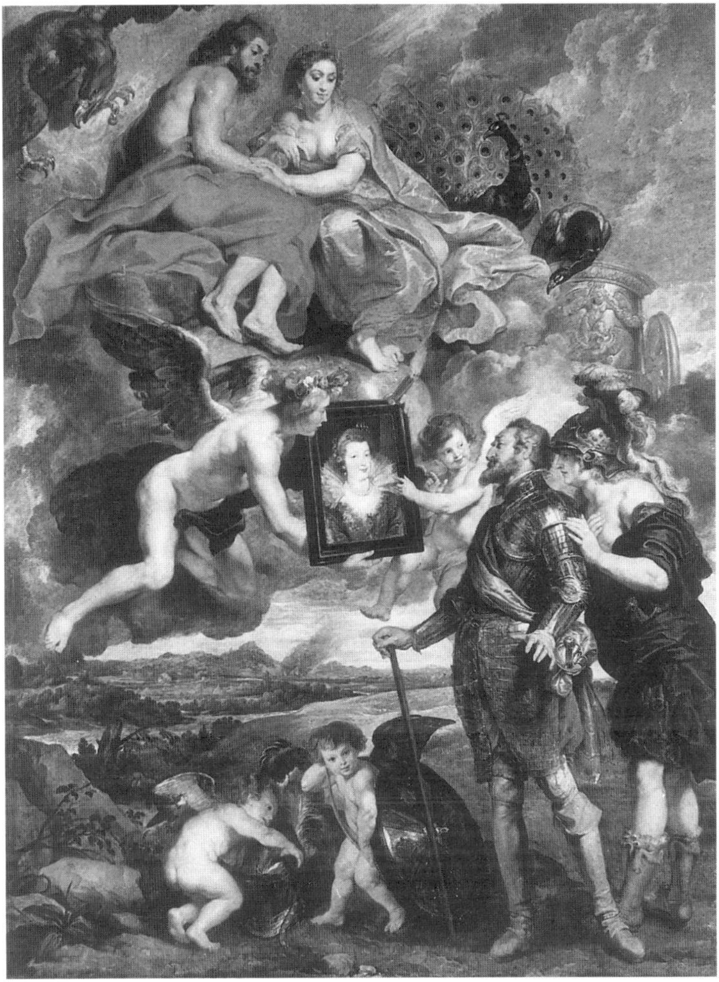

45 Peter Paul Rubens, Heinrich IV. wird das Bildnis der Maria de' Medici gezeigt, Paris, Musée du Louvre

Regentschaft‹, das Jacob Burckhardt als »der profane Wiederklang eines Gnadenbildes mit Musikputten am Fuß eines Madonnenthrones« bezeichnet hat (vgl. Abb. 61).[9] Im übrigen bleiben die christlichen An-

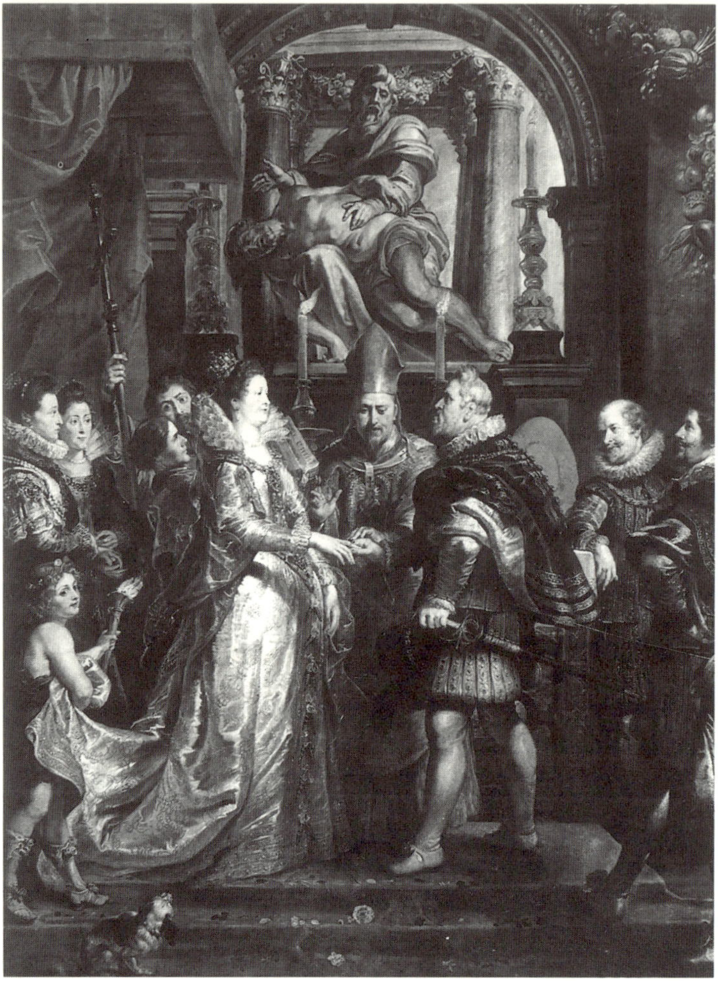

46 Peter Paul Rubens, Die Vermählung der Maria de' Medici, Paris, Musée du Louvre

klänge auf Einzelmotive, auf nimbierte Köpfe oder auf Gesten beschränkt, etwa indem der Gang der Königin zum Friedenstempel den Tempelgang Mariens erinnert.[10] Im letzten Bild aber ist die Analogie

47 Hans Burgkmair, Vermählung Erzherzog Maximilians mit Maria von Burgund, Holzschnitt aus dem »Weisskunig«, 1514-1516

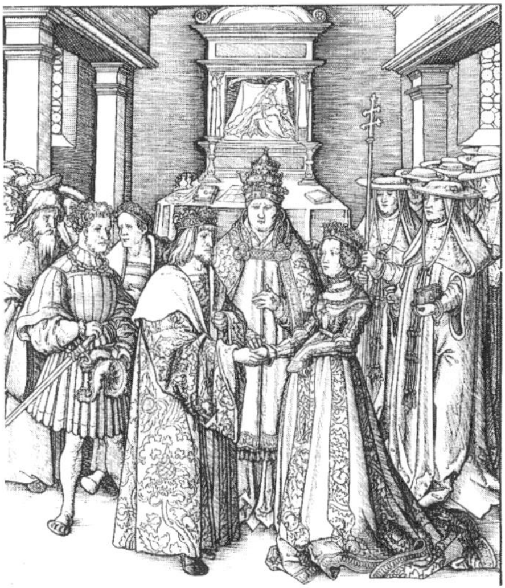

wieder so deutlich herausgekehrt wie im ersten: die Versöhnung der Maria mit ihrem Sohn findet in einem Szenario statt, das dem eines apokalyptischen Weibes nachgebildet ist, wie der Vergleich mit dem gleichzeitigen Bild aus dem Freisinger Dom von Rubens deutlich machen kann (Abb. 49, 50).[11]

Die Aufladung politischer Bildinhalte mit religiösen Werten ist in der europäischen Kunst immer schon geläufig gewesen. Nie hat man sich gescheut, die christlichen Deutungsangebote politisch zu nutzen, doch haben solche Leihgaben seit dem 16. Jahrhundert allenthalben eine erhöhte Konjunktur.[12]

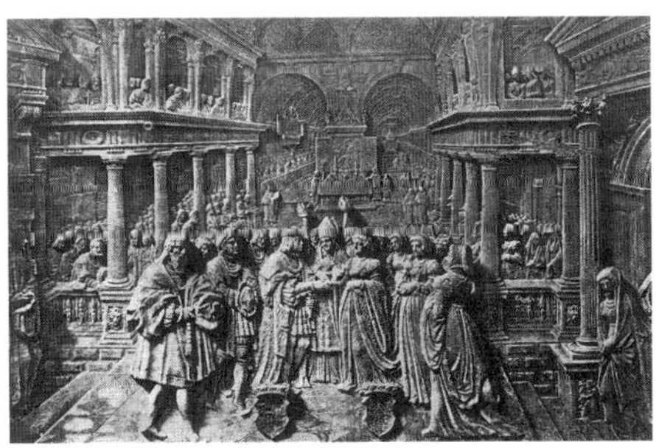

48 Alexander Colin, Vermählung König Maximilians mit Maria von Burgund, Marmorrelief vom Grabe Maximilians, 1566, Innsbruck, Hofkirche

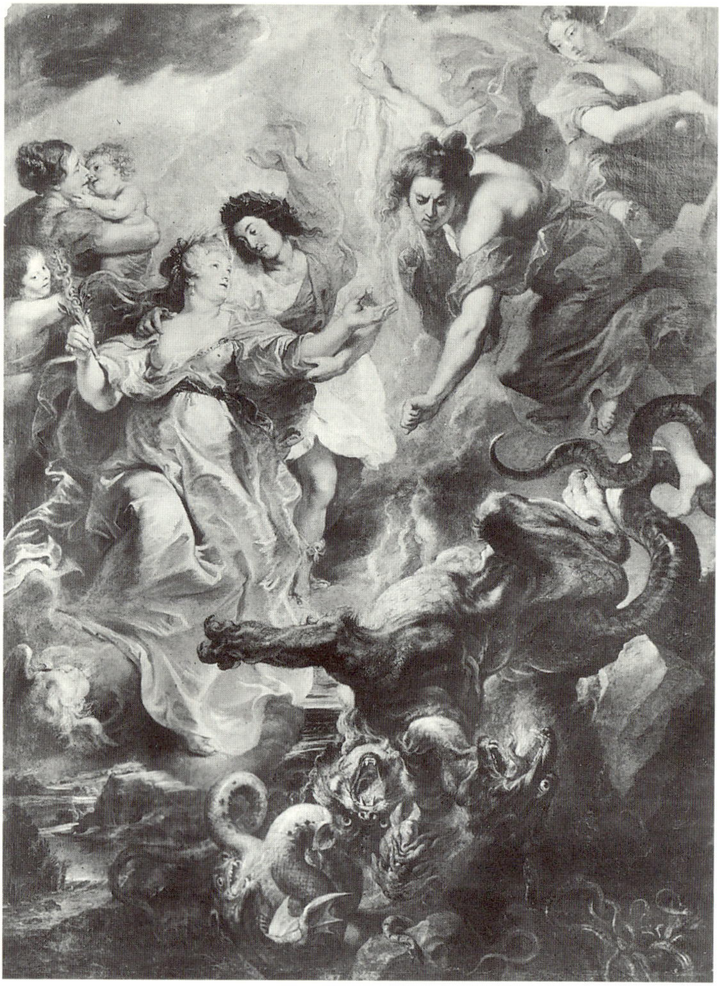

49 Peter Paul Rubens, Die Versöhnung der Maria de' Medici mit ihrem Sohn Ludwig XIII., Paris, Musée du Louvre

In der Forschung schwanken Deutungen und Wertungen dieser Erscheinungen sehr. Handelt es sich um eine skrupellose Instrumentalisierung religiöser Gehalte für politische Machtpositionen oder ist eine

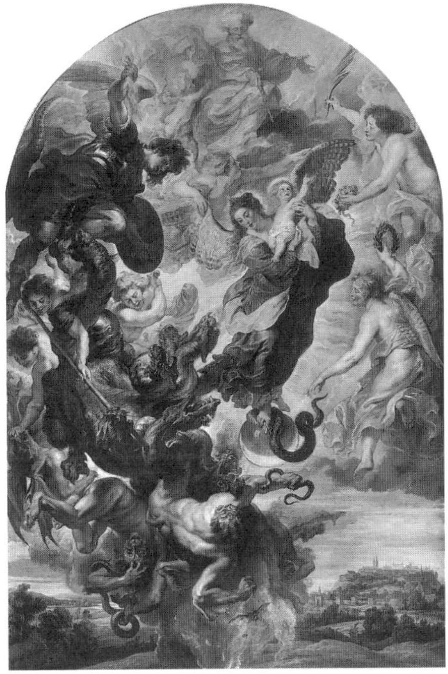

50 Peter Paul Rubens, Das Apokalyptische Weib, 1623, München, Alte Pinakothek

demütige Unterordnung unter christliche Normen angestrebt? Was den Medicizyklus angeht, so scheint die Auffassung, die in der Rubensforschung vorherrschend ist, nahezuliegen, daß die Vergleiche mit der Namenspatronin nicht nur der Maria de' Medici onomastisch schmeicheln, sondern daß durch sie zugleich »die göttliche Natur der Monarchie bestätigt und verherrlicht« wird.[13]

Eine Deutung dieses Phänomens wird man am ehesten im Zusammenhang mit anderen, den ganzen Zyklus durchziehenden Strukturphänomenen versuchen können. In allen Würdigungen und Analysen des Zyklus wurde hervorgehoben, wie in ihm historische Wirklichkeit und allegorisch-mythologischer Apparat synchronisiert sind. Da auch diese Technik politischer Darstellung sich seit dem 15. Jahrhundert einer wachsenden Beliebtheit erfreute, ist der Tatbestand an sich für den Medicizyklus kaum signifikant, sondern nur noch die Art und Weise, in der Rubens jenen Apparat mit der historischen Wirklichkeit konfrontiert.

Im Medicizyklus sind drei Grundformen zeitpolitischer Historienmalerei klar zu unterscheiden: Es gibt die chronistische, real-historische Beschreibung und die mythologisch-allegorische Begleitung und auch die Mischung beider, wenn etwa eine zeitgeschichtliche Person als mythische Gestalt auftritt. Da die königliche Bildpropaganda seit Heinrich IV. verstärkt mit diesen Komponenten gearbeitet hatte[14], konnte Rubens mit einem geschulten Publikum rechnen, das das Wechselspiel dieser Idiome einzuschätzen wußte.

Das erste Bild aus dem Leben der Maria de' Medici kommt fast ohne historische Wirklichkeit aus (vgl. Abb. 41): Alles besorgen die allegorischen Figuren. Die Florentia und die Lucina zeigen der Welt das Kind, der Arno schaut zu, Genien streuen Blumen, Putti tragen Zeichen und Symbole. Von diesem Bild aus gesehen, sind die mythologischen Wesen die handelnden und bewegenden Kräfte im geschichtlichen Prozeß.

Sie vertreten im zweiten Bild die Bildungsanforderungen, welche die humanistische Prinzenerziehung an die Fürsten gestellt hatte (vgl. Abb. 43)[15]: Von den Freien Künsten intellektuell geschult und von den Grazien körperlich betreut zu sein, legt den Grund für eine erfolgreiche Regententätigkeit.

In dem Bild, das die Entgegennahme des Bildnisses durch Heinrich zeigt, läßt Heinrich sich von Amor bei der Beurteilung anleiten (vgl. Abb. 45); auch Francia rät ihm eindringlich zu. Nach dem sogenannten Text von Baluze, der eine Art Zwischenstadium der Programmberatung mit Rubens festhält, haben Jupiter und Juno Heinrich das Bildnis zugeschickt. Sie beobachten vom Himmel aus das Ergebnis und verkörpern in Haltung und Gestik den Inbegriff einer intimisierten Ehebeziehung. Heinrich ist in voller Rüstung gegeben; die Rauchwolken in der Landschaft deuten darauf hin, daß er aus dem Felde kommt. Für das Intermezzo mit dem Frauenbildnis hat er Schild und Helm abgelegt. Sie werden von zwei Putti weggeschleppt, »um zu zeigen«, so will es der Text von Baluze gesehen wissen, »daß die Eheschließung des Königs Frankreich einen langen Frieden bescheren wird«.[16] Der allegorische Apparat gibt einem beglaubigten historischen Ereignis eine neue Dimension: Die Ehe, das private Glück des Königs, mündet in ein politisches Friedenskonzept. Das chronistische Ereignis wird überlagert von einer übergeordneten Erwartung.[17]

Das Bild der ersten Begegnung zwischen Maria und Heinrich in Lyon variiert diese Erwartung noch einmal (Abb. 51): In den Wolken »Heinrich der Große als Jupiter und die Königin als Juno, einander umarmend«. Auch diese Verkleidung war bei Fürstenhochzeiten üblich.[18] Durch die

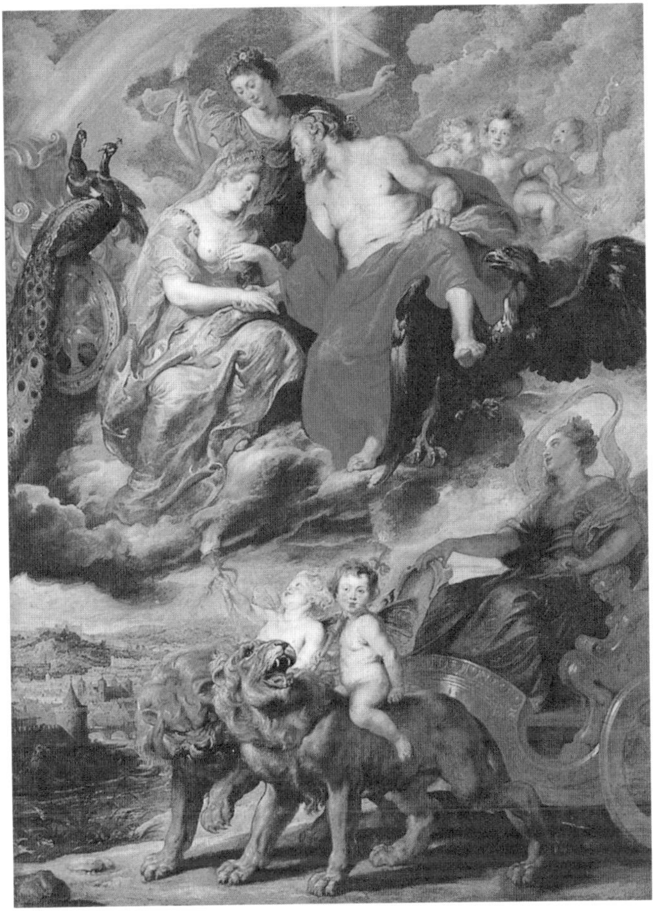

51 Peter Paul Rubens, Begegnung der Maria de' Medici mit Heinrich IV. in Lyon, Paris, Musée du Louvre

priesterliche Position und Geste des Hymenaios bekommt die Begegnung einen profanen Segen. Auf Erden wird ein Festwagen mit der Personifikation der Stadt Lyon, die im Hintergrund topographisch getreu wiedergegeben ist, von Löwen vorbeigezogen. Die wilden Tiere werden von Putti geritten, ein Zeichen dafür – so die seit von Simson übliche Deu-

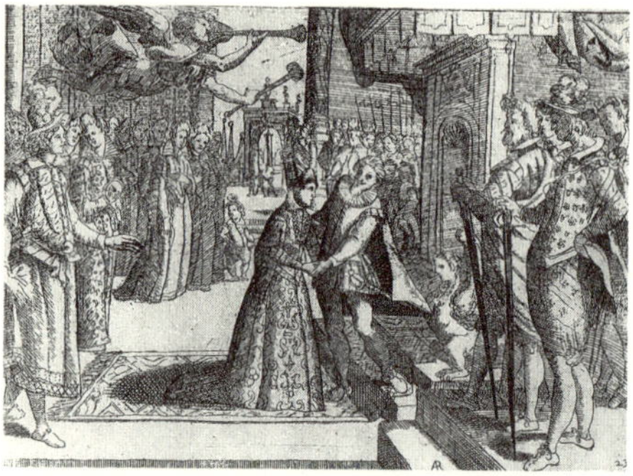

52 Aloiso Rosaccio, Die Begegnung der Maria de' Medici mit Heinrich IV. in Lyon, 1610

tung[19] –, daß durch Liebe die kriegerischen Leidenschaften gezähmt werden können. In Florenz hatte man seinerzeit eine realistischere Schilderung stechen lassen: Der König ist vom Thron herabgestiegen und drückt der züchtig gekleideten Braut begeistert beide Hände (Abb. 52).[20] Wir wissen, daß die erste Begegnung sich in Wirklichkeit bei Nacht unter peinlicheren Umständen abgespielt hat. Niemand jedoch verlangte damals von solchen Bildern zu erfahren, wie es wirklich gewesen ist, sondern allenfalls, wie es wünschenswerterweise gewesen sein könnte. Die allegorische Einkleidung, die Rubens gibt, dient der Verdeutlichung einer Erwartung, die mit einer Fürstenhochzeit verknüpft werden konnte.

In einer ganz anderen Weise schleicht sich die normative Vorgabe in die Komposition der Übergabe der Regentschaft an Maria de' Medici ein (Abb. 53). Hier wird auf alle allegorischen Beigaben verzichtet. Vor einer machtvollen Portalarchitektur überreicht Heinrich, bevor er mit seinen Mannen in den jülich-clevischen Erbfolgekrieg zieht, Maria den lilienbesetzten Globus. Heinrich und Maria führen jeweils eine Begleitschaft an, die auf Seiten Heinrichs aus kriegerischen Männern, auf Seiten der Maria aus unbeschuhten Frauen besteht. Zwischen diese kriegerischen und friedlichen Sphären ist nun der junge Thronfolger geraten, der somit in die für Prinzenerziehungsbilder beliebte Situation des Herkules am Scheidewege tritt (Abb. 54). Der König selbst schiebt ihn sanft zu der Frauenpartei hin. So ist eine mythologische Komponente wirksam, die wiederum einen Anspruch in Richtung einer Friedensregierung artikuliert. Die Medaille, die aus Anlaß der Übertragung 1603 von Guillaume Debré geprägt worden war und die Rubens zugrunde legte[21], hat gerade dieses Moment nicht, so daß man es als den Eigenbeitrag des Künstlers ansehen kann.[22]

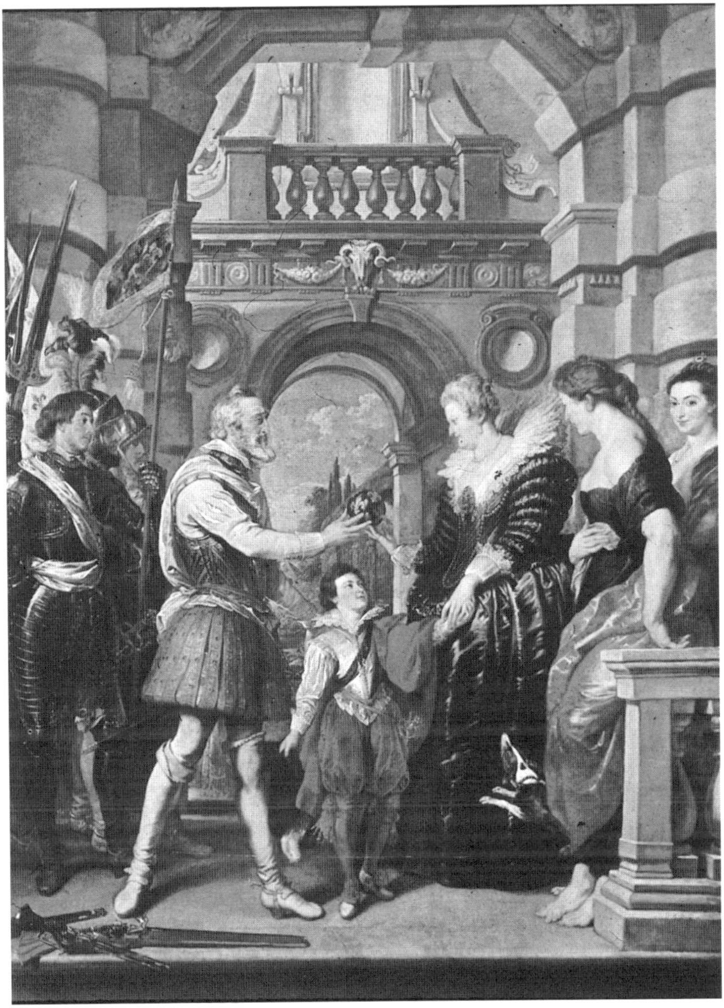

53 Peter Paul Rubens, Heinrich IV. überträgt Maria de' Medici die Regentschaft, Paris, Musée du Louvre

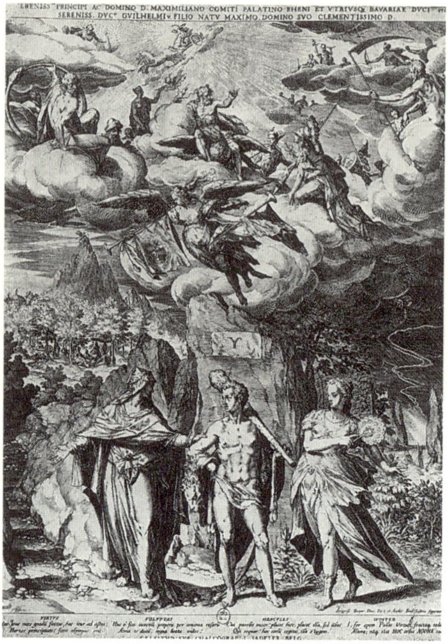
PRINCIPI AC DOMINO D. MAXIMILIANO COMITI PALATINO RHENI ET VTRIVSQ BAVARIAE DVCI
SERENISS. DVC. GVILHELMI FILIO NATV MAXIMO DOMINO SVO CLEMENTISSIMO D.

54 Johann Sadeler nach Friedrich Sustris, Maximilian I. von Bayern als Herkules am Scheidewege, vermutlich anläßlich seiner Ernennung zum Regenten 1595, Kupferstich

Das in der Forschung viel diskutierte Bild mit dem Götterrat, entfaltet eine Art Regierungsprogramm, das die Königin nach dem Tod des Königs und nach der Übernahme der Regentschaft den Olympiern unterbreitet (Abb. 55). Eine Frau, die entweder Maria de' Medici selbst oder eine in ihrem Namen Sprechende ist[23], trägt, den Caduceus als Rede- und Friedenszeichen vorzeigend, Jupiter vor, daß die spanische Doppelhochzeit, die vor ihr Juno und ein Putto an einer Weltkugel schon vorspielen, »Europa den Frieden bescheren« wird, wie es der Text von Baluze formuliert. Der ganze Götterhimmel diskutiert den Vorschlag, während Athena und Apoll die bösen Gegenkräfte aus dem Bild vertreiben. Der Götterrat war auch der Emblematik als allegorisierter Fürstenrat vertraut.[24] Rubens wertet ihn mit reichlichen Antikenzitaten auf, vorneweg mit dem des Apoll von Belvedere.[25] Es ist wohl kaum richtig, wie es in der Literatur oft geschieht, den antiken Götterapparat im Medicizyklus als Medium einer religiösen Fundierung fürstlicher Herrschaft im Sinne eines Gottesgnadentums zu deuten. Eher dürfte die Einmischung mythologischer Wesen in aktuelle Belange an die normierende Kraft einer »Loi de Dieu

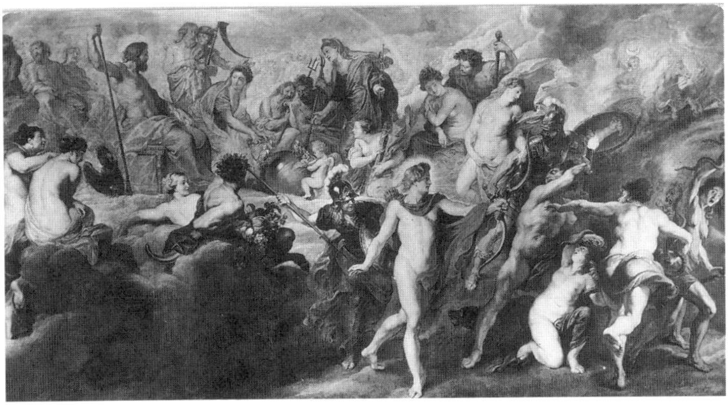

55 Peter Paul Rubens, Die Götter beraten über die Ziele der Maria de' Medici, Paris, Musée du Louvre

et de nature« erinnern, die nach der französischen Staatstheorie die herrscherliche Souveränität einschränkten und das herrscherliche Handeln in Übereinstimmung mit universalen, natürlichen Gesetzen hielten.[26]

Im sechzehnten Bild des Zyklus wird eine historische Episode durch eine altvertraute politologische Metapher überhöht (Abb. 56). Das Bild soll auf die Übergabe der Regentschaft durch Maria de' Medici an ihren 1614 großjährig gewordenen Sohn hinweisen.[27] Die Erinnerung an diesen Wechsel war inzwischen belastet durch Nötigung, Mord und Verbannung, die das Verhältnis der Königin in den vergangenen zehn Jahren zu ihrem Sohn bestimmt hatten, und die soeben durch eine Versöhnung ungeschehen gemacht werden sollten.

In diesem Fall konnte Rubens zurückgreifen auf eine in der französischen politischen Ikonographie immer wieder eingesetzte, und auch 1614 mehrfach genutzte Bildformel: auf das Staatsschiff, dessen Steuerruder der König übernimmt. Aus Anlaß der Großjährigkeit hatte Maria eine Medaille prägen lassen, die zeigt, wie sie selbst als Cybele das Staatsschiff sicher durch den Sturm lenkt; an Bord sitzen nackte olympische Götter, die die Königsfamilie darstellen sollen (Abb. 57). Das Motto ›Durch Dienst an den Göttern wurde sie selbst zur Göttin‹, zeigt sie im Konsens mit den Himmlischen. Eine andere Medaille aus dem gleichen Jahr zeigt die Königin im Heck sitzend, den jungen König in vollem Ornat am Bug stehend (Abb. 58).[28] Im Unterschied zu solchen Vorprä-

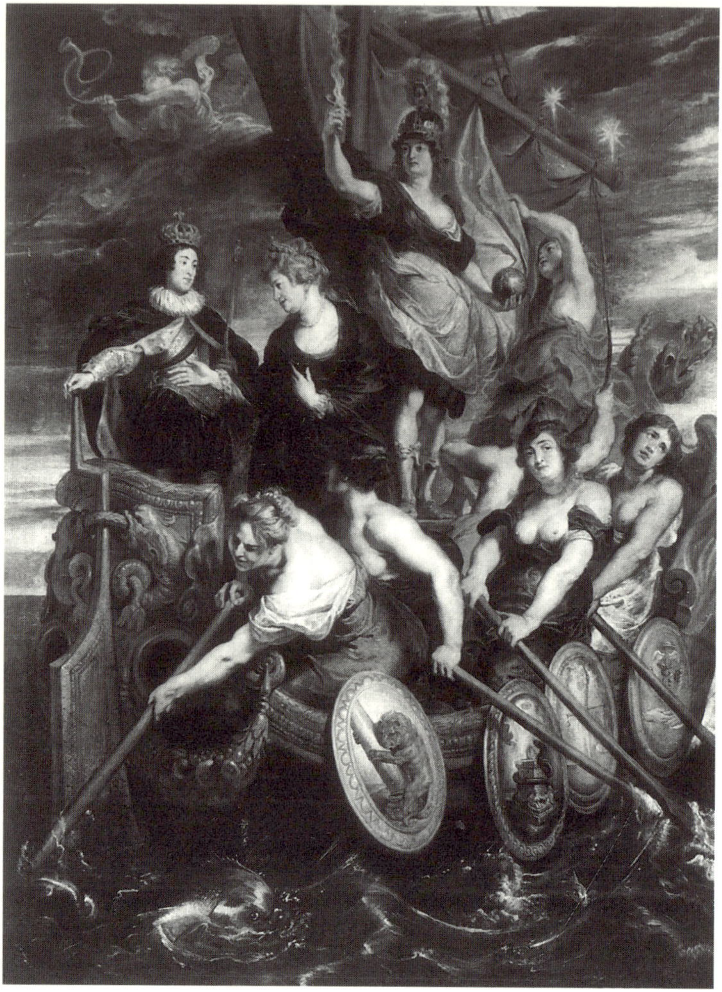

56 Peter Paul Rubens, Die Übergabe der Regierung an Ludwig XIII. aus Anlaß seiner Großjährigkeit, Paris, Musée du Louvre

gungen sind bei Rubens die dienstbaren Geister aus der allegorischen Welt aktiviert: die rudernden und das Segel hissenden Tugenden und die alles überblickende Francia bringen das Schiff in Fahrt.

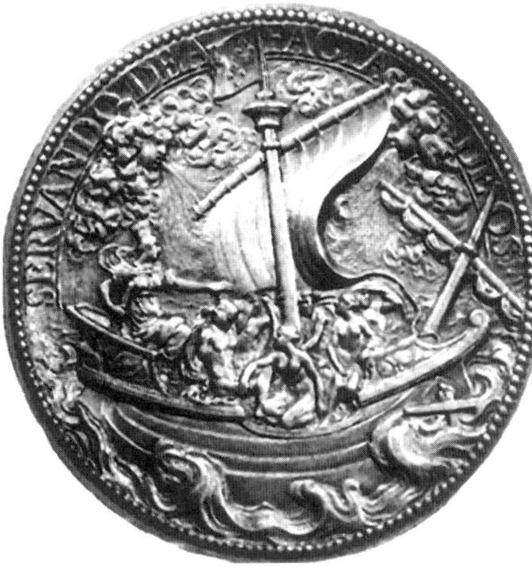

57 Guillaume Debré, Maria leitet als Cybele die Geschicke des Staates, 1615, Medaille, Paris, Bibliothèque nationale, Cabinet des médailles

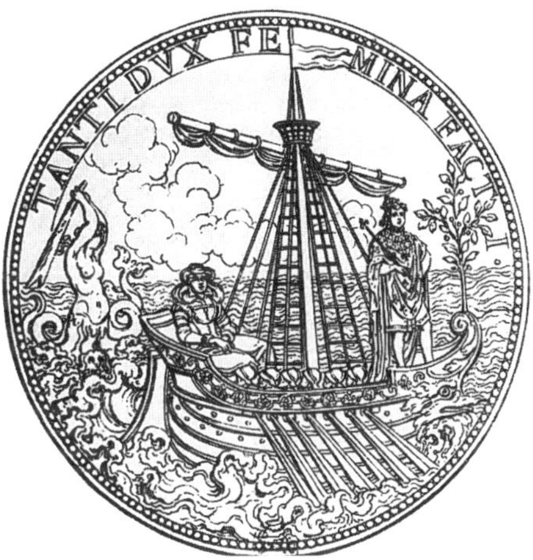

58 Medaille aus Anlaß der Volljährigkeit Ludwigs XIII., Der König und seine Mutter im Staatsschiff, Stich nach einer Vorlage von 1614

Die Entstehungsgeschichte dieses Bildes zeigt, daß jede Position auf dem ausfahrenden Staatsschiff bedeutsam war. In einer ersten Zeichnung, die heute im Louvre aufbewahrt wird, hat Rubens die Situation vorskizziert (Abb. 59): Beherrschend tritt auf dem erhöhten Heck des Schiffes eine Gestalt mit Szepter und Kugel hervor, die Rubens inschriftlich als »Regnum Gallie« bezeichnet.[29] Bis zur Endfassung des Gemäldes hin erfährt diese Figur mit Flammenschwert und Weltkugel

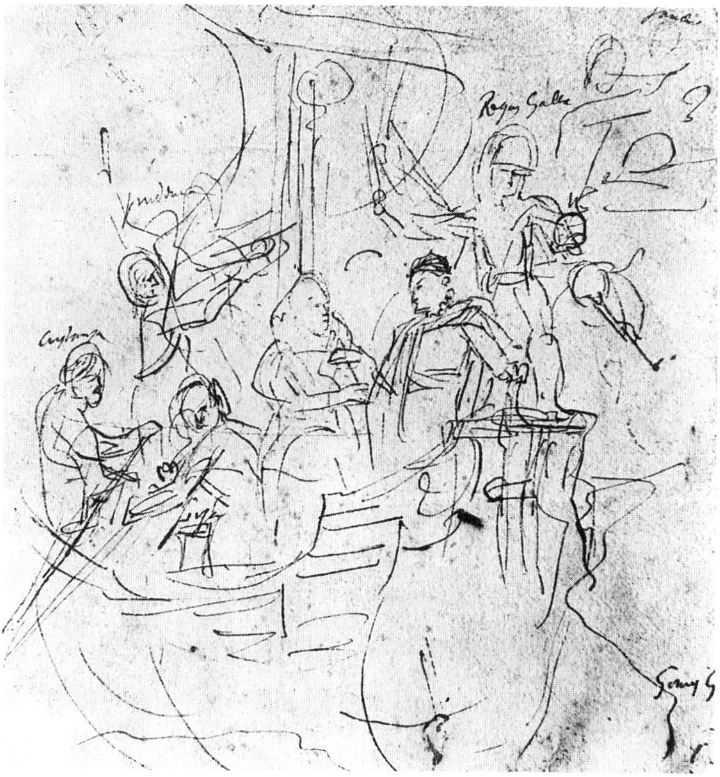

59 Peter Paul Rubens, Vorzeichnung zu dem Bild mit der Volljährigkeit Ludwigs XIII., um 1622, Paris, Musée du Louvre, Cabinet des Dessins

eine auffällige Aufwertung, die die eigentliche Regierungsübergabe fast zu einem Randereignis werden läßt. Sie rückt groß und mächtig vor den Mast des Schiffes, von dem Maria de' Medici verdrängt wird. Wenn in dem Begriff des ›Regnum‹ oder der ›Francia‹ auch die Vorstellung von einer Volkssouveränität mitenthalten ist, dann darf man einen Vergleich zitieren, den Duplessis-Mornay 1579 gezogen hat: »Vergleicht man, wie üblich, den Staat mit einem Schiff, so ist der König der Steuermann, das Volk der Schiffsherr; solange der König auf das Gesamtwohl bedacht ist, leistet ihm das Volk willig Gehorsam.« In der theoretischen Auseinandersetzung darum, ob das Königtum unmittelbar von Gott oder von diesem über das Volk übertragen sei, stand die letztere Position der *ultramontani* Maria de' Medici näher, während die erstere von der gallikanischen Partei vertreten wurde.[30] Wie immer man die Umstellungen, die Rubens nach der Louvrezeichnung vorgenommen hat, beurteilt: Es ist deutlich, daß das aktuelle persönliche Ereignis dem Allgemeinen untergeordnet wird, daß die Sache selbst einem Begriff von der Sache gegenübergestellt wird.

Eine andere Umstellung im Verlauf der Bildgenesis erlaubt ähnliche Schlüsse. Eine Röntgenaufnahme der Münchener Skizze bekräftigt, was die Zeichnung schon andeutete: Die Tugenden, die das Schiff zu rudern hatten, saßen mit dem Rücken zum Bug, drehten also das Schiff bei, um anlegen zu können.[31] Tatsächlich war es in der traditionellen Staatsschiffmetaphorik üblich, daß der Herrscher das Schiff in den sicheren Hafen lenkte. So hatte Justus Lipsius im Jahre 1600 das in Belgien ankommende Infantenpaar, Albert und Isabella, als Castor und Pollux angesprochen, die in dem gegenwärtigen Sturm Ruhe gewährleisten, und er hatte sie beschworen: »hanc navim, e bellorum fluctibus, ex insidiarum procellis, subducetis eam in portum«[32]; das Schiff aus den Kriegsstürmen *in* einen Hafen zu lenken. Sowohl in der Literatur wie auch in der Bildkunst pflegt die Fahrtrichtung zum Hafen hinein die übliche und verantwortungsbewußte zu sein. So zeigt es auch 1611 das Emblembuch des Rollenhagen, in dem der König das Ruder gemächlich in den Hafen lenkt (Abb. 60).[33] In der Übermalung der Münchener Skizze und in der abgelieferten Endfassung hat Rubens dieses übliche Schema umgekehrt: Das Staatsschiff wird vom Ufer durch die Fortitudo abgestoßen. Tief beugt sie sich aus dem Boot, um am abstakenden Ruder einen letzten Schwung zu gewinnen. Zwei Helferinnen hissen das Segel, um den Wind aufzufangen. Zwei Famae blasen am Himmel, wo Castor und Pollux eine ruhige See verheißen, zum Abschied. Wenn man nicht annehmen will, daß Rubens den neuen König dem Vorwurf der Leichtfertigkeit aussetzen wollte, muß man eine andere Variante der Staatsschiffmetaphorik heranziehen. Eine Stelle bei Cicero besagt, daß das Ende einer Amtszeit mit der Ankunft in den Hafen, daß aber der Amtsantritt mit dem Auslaufen eines Schiffes zu vergleichen sei.[34] Rubens hat also geschwankt, ob er in dem Bild die Vergangenheitsform, die auf die zurückliegende Amtszeit der Königin angespielt hätte, oder ob er die Zukunftsform wählen sollte, die auf die bevorstehende Regierung Ludwigs XIII. verwies. Er hat schließlich die Zukunftsform gewählt und dem jungen König als Steuermann des Staatsschiffes eine her-

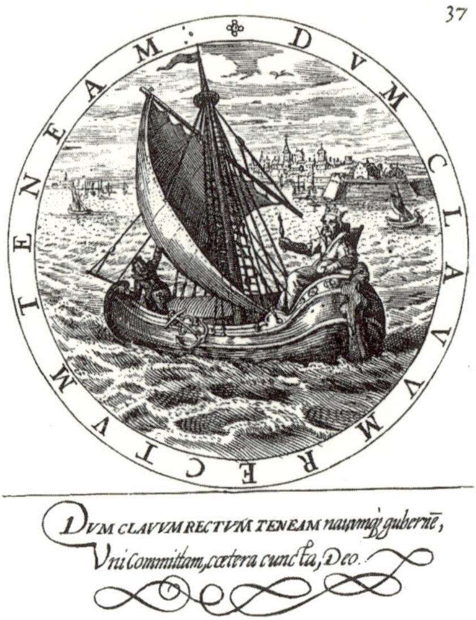
37
DVM CLAVVM RECTVM TENEAM
Dum clavum rectum teneam navimq; guberne,
Vni Committam, cætera cuncta, Deo.

60 Gabriel Rollenhagen, »Nucleus Emblematum«, Arnheim 1611, Nr. 37: »Dum Clavum Rectum Teneam«, Kupferstich von Crispin de Passe d. Ä.

ausgehobene Stellung gegeben. Auch wenn man den Eindruck haben kann, daß das Manöver den Rudertakt der Tugenden etwas durcheinandergebracht hat, bleibt doch die Aussage des Bildes klar: Unter der Voraussetzung eines munteren Tugendeinsatzes hat der junge König eine Chance, erfolgreich zu neuen Ufern aufzubrechen.

Ein Gemälde, durch das Rubens noch im letzten Augenblick ein zurückgewiesenes Bild ersetzen mußte, hat ihn zu einer der wenigen grundsätzlichen Äußerungen über seine Arbeit veranlaßt. Maria thront unter einem Baldachin und hält dem Publikum mit der Rechten die Waage hin (Abb. 61). Minerva flüstert ihr von hinten etwas zu. Zu ihrer Linken vor dem Thron steht Abundantia und kann die Früchte und Reichtümer kaum alle halten. Dennoch werden diese von Liberalitas einzeln in die Hand genommen und an die Künste verteilt, die in Gestalt von Putti auf den Treppen sich herandrängeln, während Ignoranz, Neid und Verleumdung am Boden gefesselt liegen. Von links führt Saturn vielleicht Francia heran. Rubens schildert die Entstehung des Gemäldes so: »Anstelle des Bildes, das die Flucht der Königin aus Paris darstellte, malte ich ein ganz neues, das das Glück ihrer Regentschaft bedeutet und die Blüte des französischen Königreiches, nach der Wiedergeburt der Wissenschaften und Künste dank der Freigiebigkeit und dem Glanz

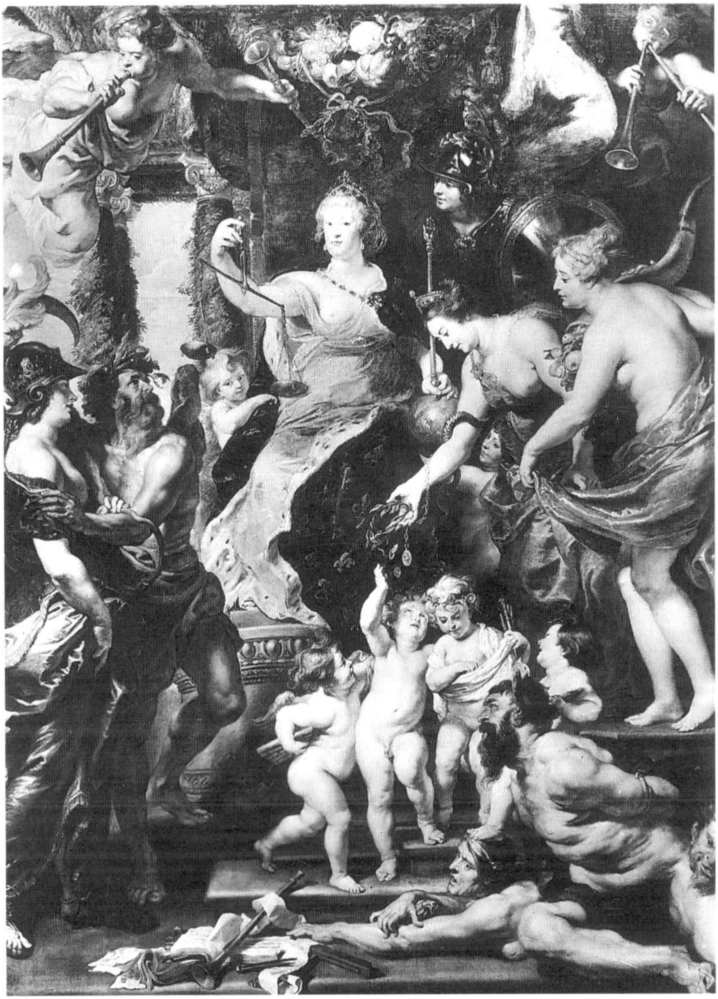

61 Peter Paul Rubens, Die glückliche Regierung der Maria de' Medici, Paris, Musée du Louvre

Ihrer Majestät. Sie sitzt auf einem glitzernden Thron, und mit ihrer Weisheit und ihrem Gerechtigkeitssinn hält sie die Welt in Gleichgewicht. Dieser Gegenstand, der nicht eine besondere Staatsräson dieses

Königreiches berührt und der sich auf kein Individuum bezieht (ne s'applica ad alcun individuo), hat sehr gut gefallen, und ich glaube, wenn man sich ganz auf uns verlassen hätte, dann wären die Probleme auch mit den übrigen Themen geringer gewesen und ohne Skandal und Murren durchgegangen.«[35] Tatsächlich war das zu ersetzende Bild, das die Flucht der Maria de' Medici aus Paris darstellte, einem sehr individuellen Ereignis gewidmet, während der neue Gegenstand ein allgemeineres Anliegen vorträgt. Die Attribute des Glücks, die Maria de' Medici als neue Astrae ausweisen[36], entsprechen nicht einer besonderen Staatsräson, sondern einer Forderung der Vernunft, mittels einer Wiedergeburt der Künste und Wissenschaften die Ursache von Zwietracht und Unrecht am Boden zu halten.

Das Wechselspiel zwischen persönlicher Verwicklung und normativer Erwartung, zwischen *publice et privatim* findet in jedem Bild des Zyklus statt. Der Widerspruch zwischen Beschreibung und Wertung, zwischen realer und enkomiastischer Existenz löst sich nicht über unsere Sympathie oder Antipathie gegenüber der Königin auf, sondern am ehesten über eine Berücksichtigung der späthumanistischen Lobestechniken und deren Funktionen. Die Panegyrik, die Justus Lipsius mit Hilfe des Plinius reaktiviert hatte, will durch Lob einen positiven Maßstab des Handelns nahelegen, anraten oder anmahnen. Für Bacon ist solches Lob ein Versuch zu bessern und zu belehren: *laudando praecipere.*[37] Dem Lieblingsschüler des Lipsius und Bruder des Künstlers, Philipp Rubens, der des öfteren Panegyriken zu verfassen hatte, »ist nicht entgangen, daß es tatsächlich meistens so ist, daß jemand des Lobes um so würdiger ist, je weniger er auf die öffentliche Verkündung seines Lobes bedacht ist«. Dennoch war der Panegyrikus für Lipsius aus zwei Gründen sinnvoll: »der eine ist, daß die guten Fürsten durch dieses Lob in ihrem guten Handeln bestärkt, und der zweite ist, daß die schlechten durch jenes Lob höflich zu einem guten Handeln verleitet werden«.[38]

Von niemandem wurde erwartet, die in dem Zyklus ausgebreiteten Überfluß- und Glücksverhältnisse als die Beschreibung eines Istzustandes zu nehmen. Wohl aber waren alle Parteien daran interessiert, die grundsätzlichen Leitlinien eines politischen Denkens vor Augen zu haben, das sich anschickte, in Paris wieder Fuß zu fassen, und für das Maria de' Medici kein Geringerer als Richelieu zu Diensten stand. Es ist vielleicht noch zu wenig in Rechnung gestellt, daß Rubens während der Arbeit am Medicizyklus am wenigsten mit der Königin selbst zu tun hatte, sondern mit höchst eigenständigen Männern wie Nicholas de

Peiresc und dessen Bruder Sieur de Valavez; wie Claude Maugis, dem Kaplan der Königin, der für diese über Peiresc mit Rubens verhandelte; wie Jacques und Pierre Dupuy, denen sich mißtrauend auch Richelieu zugesellen konnte.[39] Dieser Kreis war durchaus in der Lage, über die engeren Interessen der Königin hinauszudenken. Die Selbstverpflichtung auf Normen und Maximen, die auf einen Sollzustand anwendbar waren, wie sie der Zyklus propagierte, war aber schließlich auch für Maria de' Medici wichtiger und wirksamer als die selbstgerechte Behauptung, unter ihrer Regierung sei in Frankreich die *aetas aurea* schon Wirklichkeit gewesen. Die mariologische Allusion und der allegorische Apparat, also die beiden hier herausgestellten überpersönlichen Grundkomponenten, lassen sich, so wie sie im Zyklus eingesetzt sind, als die Medien universaler, göttlicher und natürlicher Wertvorstellungen verstehen, die den besonderen Ereignissen und Personen der geschichtlichen Wirklichkeit postulativ gegenübertreten.

II.

Diese von zwei durchgehenden Merkmalen des Zyklus abgeleitete These soll an einem Einzelbild des Zyklus verifiziert werden.

Die Peripetie des Lebens der Maria de' Medici ist am Kopf des Saales mit drei Großformaten markiert, von denen das mittlere den Tod des Gemahls, Heinrichs IV., und die Übernahme der Regentschaft durch Maria schildert (Abb. 62). Das Doppelthema besetzt ein Breitformat, das von zwei gleichgroßen Bildern flankiert wird, links von der Krönung der Maria, rechts vom Götterrat.[40]

Für den ikonographischen Aufwand war Rubens wahrscheinlich jener Text von Baluze zur Hand, den Jacques Thuillier 1969 veröffentlicht hat, und der für das Mittelbild folgende Anweisungen gibt: »Im Himmel befinden sich die Götter. Sie urteilen, König Heinrich habe es verdient, eher unter die Götter als unter die Sterblichen gezählt zu werden. Deshalb ordnen sie Jupiter und Saturn ab, den König in den Himmel zu entführen und ihm dort einen Platz zuzuweisen. Da der König entführt wird, beklagen zwei Viktorien den Verlust, den das Königreich und der ganze Erdball mit diesem größten König und Feldherren erlitten haben. Auf der anderen Seite sitzt die Königin in Witwentracht traurig und bekümmert ob ihres großen Verlustes. Sie wird begleitet von Minerva und Prudentia. Dieser übergibt die Providentia, die Vor-

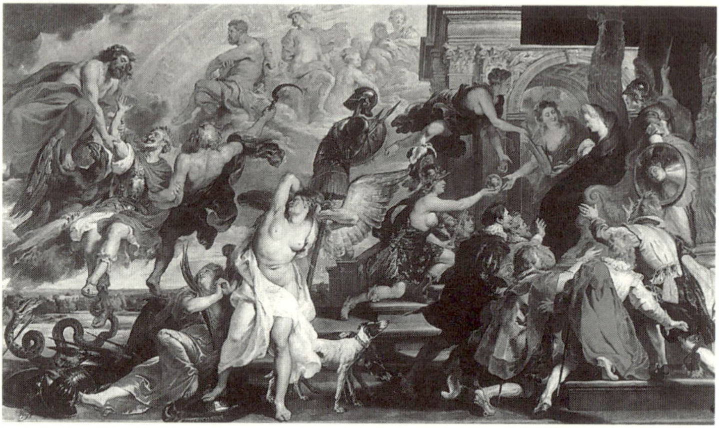

62 Peter Paul Rubens, Der Tod Heinrichs IV. und die Übernahme der Regierung durch Maria de' Medici, Paris, Musée du Louvre

sehung Gottes, das Steuer. Vor der Königin kniet Francia und bietet der Königin eine Kugel an, die mit Lilien geschmückt ist. Sie bedeutet die Regierung. Francia ist umgeben von dem Volk, das die Königin anfleht, die Regierung des Staates zu übernehmen.«[41]

Der Text zeigt, daß es ungenau war, die linke Seite des Bildes mit dem Hinscheiden Heinrichs IV. als Apotheose zu bezeichnen.[42] Der Euphemismus des Bildes besteht darin, daß es den Mord an Heinrich als eine Entführung durch Jupiter und Saturn ausgibt. Das war nicht das Verfahren, in dem Apotheosen abzulaufen pflegten. Das Thema war heikel. Ausdrücklich war Rubens untersagt worden, im Bild das Gerücht, Maria habe vom Mordvorhaben gewußt, zurückzuweisen.[43] Die Aussage des Textes von Baluze, die Götter hätten die Entführung wegen der *Verdienste* Heinrichs beschlossen, muß bei Rubens die Erinnerung an eine Seite der »Emblemata Horatiana« des Otto van Veen aus dem Jahr 1607 (Abb. 63) wachgerufen haben: Hier hebt die Virtus diejenigen, die sich in Krieg und Frieden ausgezeichnet haben, gen Himmel. Der Geistesheld wird von Virtus untergehakt, der Waffenheld klammert sich (ähnlich wie Heinrich an Jupiter) an ihr fest. In der *descriptio* wird die Auszeichnung ganz im Sinne eines *praemium virtutis* gedeutet: »Die Tugend hebt den Menschen heraus und versetzt ihn über den Äther. Sie

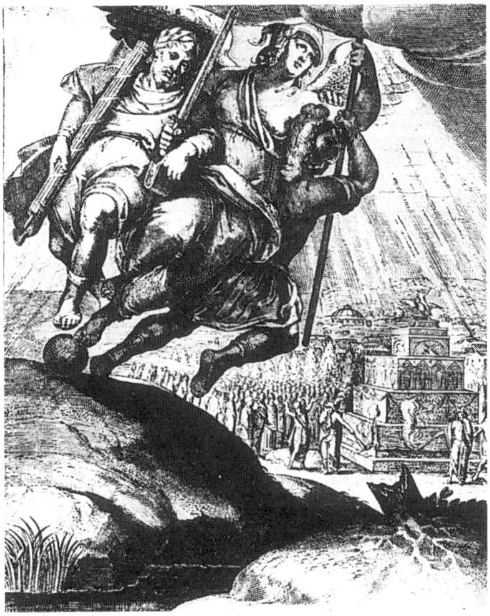

63 Otto van Veen: »Virtus Immortalis«, aus den »Emblemata Horatiana«, 1607

ist das einzige und alleinige Mittel, uns unsterblich und den Göttern gleich zu machen.«[44] Der Herrscher ist unsterblich und sternenwürdig nicht kraft der Gottbegnadetheit seines Amtes, sondern kraft tugendhafter Leistungen.

Heinrich trägt den Lorbeerkranz, die *corona triumphalis,* und die vergoldete Rüstung[45] eines römischen Triumphators, die zum Teil auf dem Boden zurückgelassen ist. Das Tropaion, die Viktorien und vor allem der Triumphbogen im Hintergrund weisen darauf hin, daß in Rubens' Version Heinrich mitten aus einem Triumph heraus von den Göttern entführt wurde. Tatsächlich hatte Heinrich für den Tag, an dem er dann ermordet wurde, einen feierlichen Einzug der Königin aus Anlaß ihrer Krönung vorgesehen, und fast alle Triumphbogen, die er hatte errichten lassen, konnten auch für die Feierlichkeiten aus Anlaß seiner Beisetzung verwendet werden.[46] Rubens nutzt die historischen Tatsachen zu einer Geschichte, die von einem König erzählt, der als Götterliebling mitten aus einem verdienstvollen Leben gerissen wurde.

Der Text von Baluze wünscht sich auf der rechten Seite des Bildes eine Königin in Witwentracht. Wenn es nach der historischen Wirklichkeit gegangen wäre, hätten sich die Programmgestalter eher nach einem Stich richten müssen, der 1610 herausgegeben worden war. Er zeigt eine Allegorie auf den Tod Heinrichs IV.; der aufgebahrte, von einem Phönix in Rauchwolken verklärte König, ist umringt von Ereignissen vor und nach seinem Tod (Abb. 64)[47]: Links Ludwig im Kreise ehrwürdiger männlicher Berater, rechts gegenüber Maria wie beim Tee im Kreise vornehmer Hofdamen. In der oberen Ecke rechts wird gezeigt, wie dem Volk verkündet wird: »Loys est declaré Roy et (...) la Reyne Gouvernante«. Aus den Rauchwolken wendet sich die *Fama laeta* in Richtung des jungen Ludwig. Diese Akzentuierung legt den Gang der Dinge zwar auch tendenziös aus, berücksichtigt aber, daß der Neunjährige der rechtmäßige König war, der auch gekrönt wurde, und von dem die Mutter, nach druckvoller Beratung mit dem Parlament, sich zur Regentin hatte ernennen lassen.

In Rubens' Mittelbild wird auf die Rolle des Prinzen keine Rücksicht genommen, doch wird vermieden, die offiziösen Herrschaftszeichen zu zeigen. Die Szene ist so arrangiert, als habe man staatstheoretische Traktate zu Hilfe genommen. In der vorbereitenden Skizze in Leningrad (Abb. 65) hat Rubens der beflügelten Figur, die vom Himmel herabstürzt und die als »Providence de Dieu« bezeichnet wird, noch eine initiative Rolle zugeteilt. Sie hält alle Zeichen – Globus, Ruder und wohl auch

64 Anonymer Stich, Allegorie auf den Tod Heinrichs IV., 1610, Paris, Bibliothèque nationale

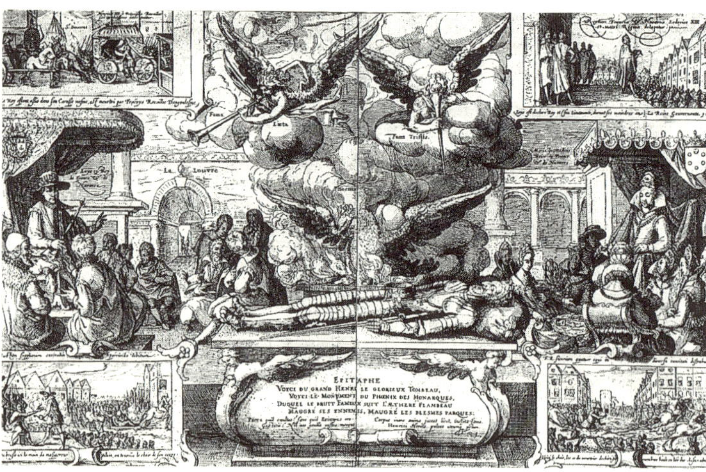

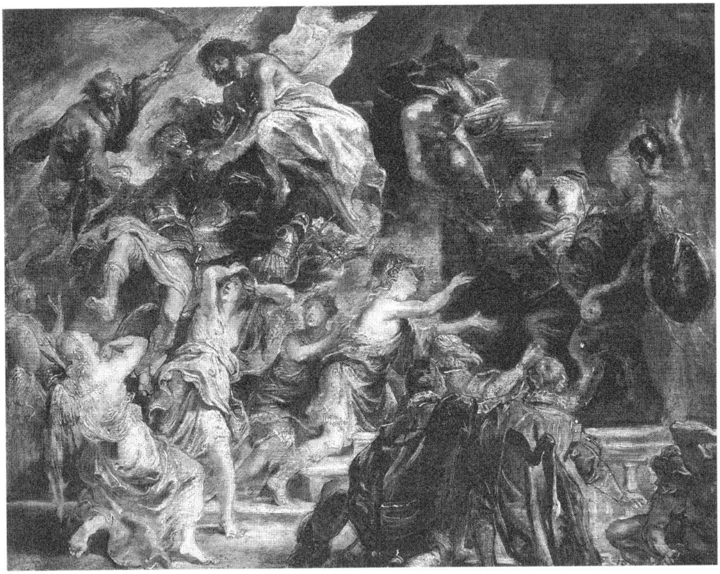

65 Peter Paul Rubens, Ölskizze zum Bild mit dem Tod Heinrichs IV. und der Übernahme der Regierung durch Maria de' Medici, Leningrad, Eremitage

Szepter – in Händen und bietet sie Maria an. Zur Endfassung hin ist diese Figur so verändert, daß man von ihrer Entmachtung sprechen könnte[48]: Sie ordnet sich ein in den Reigen der übrigen allegorischen Figuren; sie verliert ihre Flügel und profaniert damit, trotz Nimbus, eher zu einer Personifikation der ›Regierung‹, als die sie später angesprochen wird[49]; die Kugel und das Szepter muß sie an Francia abgeben; das Ruder, das ihr verblieben ist, wird, ebenso wie der Globus, Prudentia übergeben.[50] Francia gewinnt deutlich an Gewicht. Der Text von Baluze schreibt vor, daß »Francia von Leuten aus dem Volk umgeben ist, die die Königin anflehen, die Regierung zu übernehmen«. Francia handelt offenbar in deren Auftrag. Im Bild wird sie von Kavalieren, die teilweise in Sporen gekommen sind, unterstützt, selbst unter ihrem ausgestreckten Arm schauen sie hervor. So etwas wie eine Akklamation ist in Gang gekommen. Zunächst war also – wie die Leningrader Skizze zeigt – an eine himmlische Provenienz der Herrschaftszeichen und der Regierungsgewalt gedacht, die aber zur Endfassung hin zu einer innerweltlichen umgedeutet wird. Die staatstheoretische Position, welche die politische Regierungsvollmacht vom Volkswillen ableitet, entsprach der Theorie der katholisch-päpstlichen Partei, der Maria de' Medici nahestand. Um den Primat des Papstes in kirchlichen Angelegenheiten zu sichern, behauptete sie, das Amt des Königs sei ein zeitliches und vom Volk übertragenes. Die gallikanische Partei dagegen behauptete, der König von Frankreich habe sein Amt unmittelbar von Gott, sei deshalb als weltlicher und kirchlicher Herrscher unabhängig vom Volk wie von päpstlichen Legitimationsspenden.[51] In den Handlungsablauf im Mittelbild werden politische Grundsätze eingewickelt, die unter den politischen Theoretikern der jeweiligen Parteien heftig debattiert wurden.

Wenn man die Genesis des Mittelbildes rekonstruiert, bemerkt man, daß Rubens zunächst zwei unterschiedliche Positionen fixiert hat, um dann die Entindividualisierung des politischen Geschehens in seinen Bildern bis in die kleinsten Details hinein umzusetzen, womit er zugleich die ihm von den Auftraggebern ausdrücklich gewährte »libertà di cangiare il sito et positura delle figure«[52], also die ihm zugestandene Freiheit, die Stellung der Figuren zu bestimmen, genutzt hat.

Es gibt drei vorbereitende Studien zu diesem Mittelbild, die Leningrader und Münchener Ölskizzen und eine Zeichnung. Die Leningrader Skizze (vgl. Abb. 65) ist der früheste Entwurf. Schon hier sind die zwei einzigen zeitgeschichtlichen Figuren, Maria und Heinrich, jeweils in die Mitte einer Bildhälfte gerückt, Heinrich etwas höher als Maria. Beide Bildhälften sind jedoch noch nicht auseinandergezogen, sondern durch ein dichtes Figurengedränge in ein Verhältnis von Ursache und Wirkung gebracht.

Auf der linken Bildseite ist Heinrich in einer heftigen Bewegung gezeigt. Aus dem Keil, in den die beiden Viktorien ihn fast noch einklemmen, löst er sich eigenmächtig durch eine heftige Beinbewegung. Jupiter macht ihm mit der rechten Hand einen beschwichtigenden Gestus.

Der Heftigkeit des Geschehens um Heinrich entspricht es, daß sich nach rechts hin alles überstürzen will. Francia, bedrängt von der zurückblickenden Verkörperung von Paris, stürzt über die Treppe hin und streckt beide Hände flehend zu Maria. In starker Verkürzung fliegt Providentia vom Himmel herab und hält Maria alle Herrschaftszeichen entgegen. Die Männer, die für das Volk stehen, bilden den dritten Aktionsimpuls, der auf Maria zustürzt. Alle erflehen den rettenden Zugriff. Auch Prudentia beugt sich eilfertig vor den Thron, so, als verlange sie eine Reaktion.

Links also ein König, der sich mit eigener Energie von der Erde absetzt. Daraus entsteht eine hilflose Panik, die in drei Bewegungsspitzen auf ein Ziel, auf Maria, zutreibt. Die Gesamtexistenz des Staates, so muß man deuten, ist nach dem plötzlichen Ausscheiden des Königs dem erlösenden Zugriff, der persönlichen Willensentscheidung der Maria de' Medici anheimgegeben.

In einer Zeichnung hat Rubens einen ersten Versuch unternommen, die Figur Heinrichs zu entkräften (Abb. 66). Seine Beine hängen herunter, die geschraubte Eigenbewegung ist abgemildert, der rechte Arm klammert sich nicht mehr an Saturn. Die Zeichnung enthält eine Beischrift, die besagt: »qualque dio meneras a l'eschange de espouss« – irgendein Gott soll den Wechsel der Gatten herbeiführen. Dies bedeutet, daß der Regierungswechsel nicht mehr, wie es noch die Leningrader Skizze vorsah, als ein dramatischer Wechsel von einer Person zur anderen, sondern als das Ergebnis eines Eingriffes irgendeines Gottes erscheinen sollte.[53]

Dieses alternative Konzept entfaltet Rubens in der Münchener Skizze (Abb. 67). Das jetzt gewählte langgestreckte Rechteckformat erlaubt es, die Hauptpersonen auseinanderzurücken und auf eine gleiche Höhe zu bringen. Auf Seiten Heinrichs verliert dieser durch eine gegensinnige Verschiebung der Gesamtgruppe ganz die motorische Eigendynamik. Heinrichs Beine hängen fast passiv herab. Sein Körper hat sich ent-

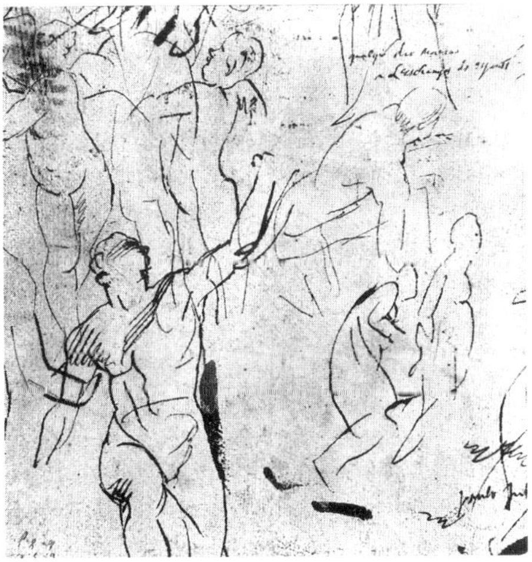

66 Peter Paul Rubens, Vorzeichnung für eine Skizze zum Bild mit dem Tod Heinrichs IV. und der Übernahme der Regentschaft durch Maria de' Medici, ehemals Bremen, verschollen

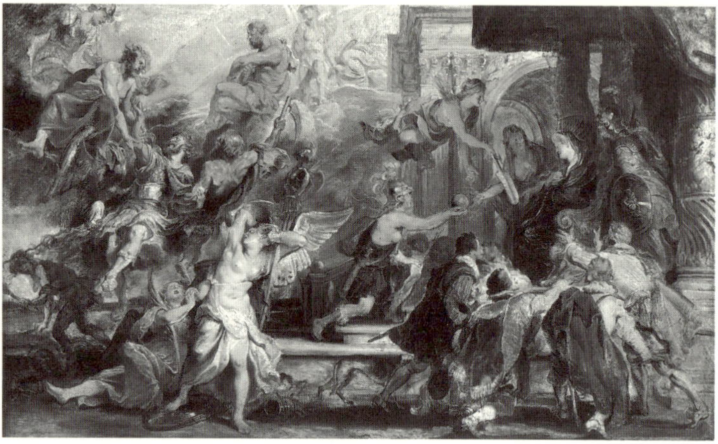

67 Peter Paul Rubens, Ölskizze zum Bild mit dem Tod Heinrichs IV. und der Übernahme der Regentschaft durch Maria de' Medici, München, Alte Pinakothek

spannt, er ist ganz den Göttern anheimgegeben, da seine Begleitung auseinandergestoben ist: Viktoria ist aus der Kniestellung spiegelbildlich in die Sitzstellung nach rechts versetzt, ihre Genossin tritt frontal zum Betrachter hin nach vorne in die Bildachse, und eine neue Figur mit Fackel, die den Mord verantwortet, entflieht nach links aus dem Bild. Die Entkräftung Heinrichs erforderte einen forcierten Einsatz der Götter. Jupiter und Saturn tauschen die Plätze, wobei Saturn jetzt die Last von unten packt, also wirklich entführt, und auch Jupiter greift jetzt mit beiden Händen zu. Zusätzlich eilt von oben noch Mars zur Hilfe. Die Götter sind also in gleichem Maße aktiviert, wie Heinrichs Eigenbewegung zurückgenommen ist. Im Olymp sind jetzt Götter und Göttinnen sitzend oder stehend am Zodiakus entlang aufgereiht, so daß Heinrich in einen vorgegebenen, geordneten Raum verbracht wird.

Auch auf Seiten der Regierungsübergabe ist die bedingende Aktivität der Hauptperson in eine eher bedingte Passivität übergegangen. Suchten in der Leningrader Skizze die Hände von allen Seiten einen Mittelpunkt, den nur Maria ausfüllen konnte, so haben diese Hände in der Münchener Skizze in der Kugel einen neuen Mittelpunkt gefunden. Ihr Bezugspunkt ist von Maria weg verlagert und radial auf die Kugel hin zentriert. Francia, jetzt befreit von der Rückenfigur, die in den Himmel versetzt ist, streckt nicht mehr aus einer überstürzten Haltung heraus ihre Hände zu Maria hin. Sie hat aus einer ruhigen, auf breiterem Treppenpodest sichereren Stellung heraus mit der Linken das Szepter zum Knie zurückgenommen, während sie in der Rechten die Kugel wiegt, die von Prudentia entgegengenommen wird. Diese übernimmt auch das Ruder von Providentia. An die Stelle der allegorischen Figuren, die in der Leningrader Skizze wohl Neid und Mißgunst vertraten[54], ist ein weiterer Edelmann hinzugetreten, der die noch auf Maria hin gerichteten Armbewegungen zur Staatskugel hinüberlenkt. Die weggefallene Balustrade gibt der Gruppe mehr Raum, sich zu formieren. Die Figuren ordnen sich um den Thron Marias zu einer Kreisform, in die Maria eingerückt ist. Sie neigt sich nicht mehr handlungsbereit nach vorne, sondern ist in den Thronsessel zurückgesunken, so daß sie vor der Salomonischen Baldachinsäule zu sitzen kommt. Den Vorzug, vom Triumphbogen umrahmt zu sein, genießt jetzt Prudentia.

Dem dramatischen Umschlag, der in der Leningrader Skizze inszeniert ist, steht in der Münchener Skizze ein gefestigter, autochthoner Mechanismus gegenüber, in dem die Protagonisten nur ausgetauscht werden. Rubens ist damals in Paris Hugo Grotius wiederbegegnet, der behauptete, Naturgesetze hätten auch Gültigkeit, wenn es Gott nicht gäbe.[55] So könnte Rubens eine staatliche Handlungsfähigkeit, eine staatliche *machina,* wie auch er gerne sagte, entworfen haben, die unabhängig von Morden und Triumphen, von persönlichen Launen und Zufällen funktionsfähig bleibt.

In dem Großformat der Endfassung (vgl. Abb. 62) ist das pointierte Konzept der Münchener Skizze etwas abgeklärter und anschaulicher vorgetragen.

Heinrich und Maria bleiben links und rechts in nahezu gleicher Höhe angeordnet. Eine durchgezogene Stufenkante stellt eine einheitliche Plattform bereit. Die Szenerie ist also weiter von Zufälligkeiten bereinigt. Die Figuration um Heinrich beruhigt sich noch mehr. Der oben herbeieilende Mars ist eliminiert (wohl deshalb, weil er auf dem folgenden Bild eine negative Rolle zu übernehmen hat); unten verwandelt sich der Mörder in eine durchbohrte Schlange.[56] Heinrich bekommt eine klarere Flugbahn zugewiesen. Der Zodiakus mit Löwe, Jungfrau und Waage senkt sich in stärkerer Biegung bis zu Heinrichs Fingerspitzen herab, wofür eigens ein Gewandzipfel Jupiters aus der Münchener Skizze geopfert wurde. Saturn trägt statt der Sense eine Sichel, so daß der Zugang zum Olymp offener ist. Freundliche Gesichtszüge lockern die Atmosphäre. Jupiter und Heinrich scheinen sich jetzt zu begrüßen. Der Olymp ist um eine Schäkerszene zwischen Venus und Amor erweitert.

Eine verschleifende Entspannung ist auch in anderen Partien angestrebt. Die sitzende Viktoria, von der Nähe zu Saturns Fußsohle erlöst, registriert den Abgang Heinrichs eher mit einem Seufzen als mit einem Klagegeschrei. Mit der stehenden Viktoria bildet sie eine geschlossene, ganz in den Vordergrund gerückte Gruppe. Die mächtig in die Bildachse hineinragende Panzertrophäe entfaltet ein mahnendes Pathos. Die stehende Viktoria ist die eigentliche Mittlergestalt des Bildes geworden. Für ihre Mittlerrolle von rechts nach links und von unten nach oben nutzt sie den Rundschild wie eine kleine Drehbühne. Mit dem Kopf wendet sie sich betrübt zu Heinrich; mit dem mächtigen, nach rechts hin ausgefächerten Flügel gibt sie den Einsatz für die Bewegung zum Throne hin nach rechts – ein Impuls, den auch die schnüffelnden Hunde getreu wahrnehmen.

Viele kleine Veränderungen, die um den Thron herum vorgenommen sind, belegen die Bewußtheit und Folgerichtigkeit, mit der Rubens seine Konzeption einer Entindividualisierung des Vorganges umgesetzt hat. Wie Heinrich dem Olymp deutlicher zugeordnet ist, so Maria den Formstrukturen ihrer Umgebung. Sie gleicht sich in ihrer Haltung der Archivolte des Triumphbogens an, die jetzt parallel zum Zodiakus verläuft. Die Kanellüren der gedrehten Säulen laufen jetzt nicht mehr in Gegenrichtung zur Körperhaltung Marias, sondern umbetten sie. Prudentia tritt noch voller vor das weiter geöffnete Triumphtor; Kugel und Ruder hat sie fast schon ergriffen. Providentia, die kompositionell jetzt mit ihren Nachbarfiguren verbunden ist, nimmt über Maria hinweg Kontakt auf zu Athena, deren Schild deutlicher den Thronbereich abschirmt. Francia, ohne flatterndes Gewand, der Kontur des Viktoriaflügels eingepaßt, hat sich weiter stabilisiert. Sie hält die Kugel jetzt so, daß sie vor einem Pilaster des Triumphbogens gesehen wird. Francias ausgestreckter Arm hat in der Balustrade mit Kugel ein Gegengewicht, wie bei einer Waage. Die Gruppe der bittenden Männer hat einen eigenen Treppenabsatz bekommen, ihr Gestenrepertoire ist erweitert, der mittlere vollzieht die Haltung der Francia nach. Die Figuren sind deutlicher um den Thron zu einem Kreis zusammengerückt.[57]

Rubens hat sich eigens aus Paris die Erlaubnis eingeholt, Heinrich und Maria eine römisch-antike Kleidung zu geben. Dadurch erscheinen die einzigen zeitgeschichtlichen Figuren in einen allgemeineren Zusammenhang gerückt. Um sie herum sammeln sich die allegorischen Figuren wie im blinden Verständnis zu geometrisch definierbaren Figurationen. Diese konstituieren sich vor den Augen, aber ohne unmittelbare Ansprache des Betrachters. Keine Figur wendet sich aus dem Bild nach außen. Der große Schritt, den Viktoria auf den Betrachter zu unternimmt, durch den auch der Rundschild über den Bildrand geschoben wird, ist reuevoll durch ihre Rückwendung ins Bild wieder zurückgenommen. Nur für sich selbst beansprucht die Bildwirklichkeit Evidenz.

Alle Bemühungen, die Rubens in die Ausarbeitung der Komposition verwendet hat, laufen darauf hinaus, eine lebendige und glaubwürdige politische Struktur vorzustellen, die gegenüber allen zeitgeschichtlichen Zufälligkeiten als ein selbständiges, vernünftiges staatliches Handeln hervortritt. Es kann keine Rede davon sein, daß ein absolutistischer Herrscher- und Persönlichkeitskult gefördert wird. Vielmehr hat Rubens bis in jeden Gewandzipfel hinein ein Konzept künstlerisch umgesetzt, das der gegebenen Wirklichkeit, den lebenden Persönlichkeiten allgemeinere, doch lebendig verkörperte, also nachvollziehbare Grundsätze und Maximen gegenüberstellt.

Es gibt keinen Anlaß, Rubens und sein Publikum für so einfältig zu halten, daß sie ihre Anschauung von der zeitgeschichtlichen Realität durch Gemälde hätten prägen lassen müssen oder wollen. Maria de' Medici wäre schlecht beraten gewesen, wenn sie ernsthaft geglaubt hätte, sie könne ihren Zeitgenossen die Bildergeschichten des Rubens als ihre wahre Geschichte, die fiktive Bild-Wirklichkeit als eine von ihr selbst geleistete Wirklichkeit ausgeben. Wenn die Welt so gewesen wäre, wie sie im Medicizyklus erscheint, dann hätte es keinen Grund gegeben, sie so reich ausgeschmückt zu malen. Aus den Mängeln der unmittelbaren Wirklichkeit leitet sich nach Hegel die Notwendigkeit des Kunstschönen her. Der gewaltige Aufwand an mythologischen und allegorischen Helfern offenbart reale Defizite und entsprechenden Deutungsbedarf. Von Brüchen und Gefährdungen ist übrigens auch im Medicizyklus einiges zu sehen: Immer wieder müssen die bösen Widersacher vertrieben und bekämpft, müssen Morde kaschiert, muß gezeigt werden, wie die Königin über Leitern aus ihren Schlössern flüchtet, wie sie die mühsame Versöhnung mit ihrem Sohn betreiben muß. Es bleibt also in dem Zyklus allenthalben gegenwärtig, daß ein ganz anderer Modus zum Einsatz hätte kommen müssen, wenn es irgend auf geschichtliche Wirklichkeit angekommen wäre. Es geht in diesem Gemäldezyklus nicht um die Wirklichkeit, sondern um deren Deutung; nicht um politische Tatsachen, sondern um politische Vorstellungen, nicht um eine gelebte Wirklichkeit, sondern um eine wünschbare Wirklichkeit. Sie anschaulich, glaubhaft und lebendig zu machen, bedarf es der Kunst, die dafür nicht auf wirkliche Menschen, sondern auf fiktive mythische und allegorische Wesen zurückgreifen muß.

Ein politisch ungemein wacher Künstler hat sich im Medicizyklus durch ein komplexes panegyrisches Material immer wieder durchgearbeitet zu damals aktuellen Ergebnissen. Rubens hat offenbar den Spielraum zu nutzen vermocht, der in dem damaligen Verständnis der Panegyrik gegeben war: Es möchte über Belobigungen zugleich Mahnungen äußern. Bisher sind dem Medicizyklus des Rubens immer nur die Belobigungen entnommen worden. Es ist die Absicht dieser Studie gewesen, auch die Mittel und Wege einer Belehrung zu beschreiben, mit der der Maler über den geschichtlichen Augenblick hinauszugelangen versuchte.

Anmerkungen

1 Porticus Medicaea ad illustrissimum Cardinalem Richelaeum, Paris 1626, S. 4 und Lyon 1628, S. 6.

2 Die wissenschaftliche Beschäftigung mit dem Medicizyklus setzt ein mit K. Grossmann: Der Gemäldezyklus der Galerie der Maria von Medici, Straßburg 1906; weitet ihren Horizont zu einem geistesgeschichtlichen Panorama in der Dissertation von O. Georg von Simson: Zur Genealogie der weltlichen Apotheose im Barock, besonders der Medicigalerie des P. P. Rubens, Straßburg 1936; strebt eine dokumentarische Endgültigkeit an bei J. Thuillier und J. Foucart: Rubens: Le storie de Maria de' Medici di Rubens al Lussemburgo, Mailand 1967; erfährt von der Genesis her eine künstlerische Würdigung bei J. Held: The Oil Sketches of Peter Paul Rubens, 2 Bde., Princeton 1980, bevor sie sich ikonographisch und antiquarisch detailliert bei S. Saward: The Golden Age of Marie de' Medici, Ann Arbor, Mich. 1982 und bei R. Forsyth Millen und R. E. Wolf: Heroic Deeds and Mystic Figures. A new Reading of Rubens' Life of Maria de' Medici, Princeton 1989. – Geplant war noch für eine gegenüberliegende Galerie ein Zyklus zum Leben Heinrichs IV., vgl. I. Jost: Bemerkungen zur Heinrichsgalerie des P. P. Rubens, in: Nederlands Kunsthistorisch Jaarboek, Bd. 15, 1964, S. 175–219. – Zur ursprünglich von Maria de' Medici (wohl in Anlehnung an Fontainebleau) vorgesehenen seitenparallelen Lesung vgl. D. Marrow: The Art Patronage of Maria de' Medici, Diss. University of Pennsylvania 1978, S. 67f. und Jost ebda., S. 183. – Gerne verweise ich darauf, daß ich für diese Studie großen Gewinn aus einem Hauptseminar gezogen habe, das ich im SS 1993 an der Universität Hamburg über den Medicizyklus abgehalten habe.

3 W. Stechow: Rezension von Thuillier/Foucart (s. Anm. 2), in: Art Journal, Bd. 31, 1971/1972, S. 212.

4 Das ist immer betont worden, vgl. Grossmann (s. Anm. 2), S. 25; von Simson (s. Anm. 2), S. 296; auch Held (s. Anm. 2), S. 100 und Millen/Wolf (s. Anm. 2), S. 33f.

5 Die Analogie bei H. Gerson/E. H. Ter Kuile: Art and Architecture in Belgium 1600 to 1800, Harmondsworth 1960 (= Pelican History of Art), S. 91, sodann M. Jaffé: Rubens Catalogo Completo, Mailand 1989, Nr. 714 und Millen/Wolf (s. Anm. 2), S. 34. Rubens' Bild der Erziehung Mariä im Antwerpener Museum (R. Oldenbourg: P. P. Rubens. Klassiker der Kunst, Stuttgart/Berlin 1921, S. 338) wird um 1630 datiert. Die Skizze mit der Szene, in der Anna Maria die Haare schmückt, datiert Held (s. Anm. 2), Nr. 369 in die Jahre 1613/14. Zum Thema der Erziehung Mariä, das seit um 1200 nachweisbar ist und das übrigens Francisco Pacheco für heterodox hielt, weil Maria vollkommen auf die Erde gekommen sei, vgl. Ausst.-Kat. »Kunst und Kultur im Weserraum«, Münster 1966, Bd. 2, Nr. 10, S. 337; Lexikon der Marienkunde, Regensburg 1957, Bd. 1, s. v. Anna. Im 15. Jahrhundert liegt die Komposition, die Rubens alludiert, schon fest (vgl. F. Winkler: Altniederländische Malerei, Berlin 1924, S. 28). J. Langner: Die Erziehung der Maria von Medici, in: Münchener Jahrbuch der Bildenden Kunst, Bd. 30, 1979, S. 107–130, hat das Verdienst, auf die Grammatica-Ikonographie hingewiesen zu haben, doch berücksichtigt er nicht, daß in sie die weit ältere Marien-Erziehung aufgenommen ist.

6 E. Kieser: Rubens' Madonna im Blumenkranz, in: Münchener Jahrbuch der Bildenden Kunst, Bd. 1, 1950, S. 225 und C. Eisler: Portrait of the Artist as St. Luke, in: Art News, Bd. 58, H. 9, 1959, S. 26. Über die Praktik dieser Bildnistransaktionen im höfischen Milieu vgl. M. Warnke: Hofkünstler, Köln 1985, S. 279ff.

7 Seit Grossmann (s. Anm. 2), S. 33 wird dieser mariologische Bezug gesehen: vgl. von Simson (s. Anm. 2), S. 304 und Millen/Wolf (s. Anm. 2), S. 61. Neuerdings haben K. Weber und J. Müller Hofstede: ›Non si fa niente contra la verità‹: Historischer Schauplatz und ikonographische Inszenierungen im Vermählungsbild von Rubens' Medici-Zyklus, in: Wallraf-Richartz-Jahrbuch, Bd. 51, 1990, S. 131–163 den Gehalt dieser ›Sposalizio-Formel‹ forciert, indem sie darin (ähnlich wie schon im Anschluß an Blunt auch Saward, s. Anm. 2, S. 59)eine »speziell florentinische Tradition des repräsentativen Hochzeitsbildes« sehen, andererseits eine tridentinische, ehe-sakramentale »Neubelebung des sakralen Gehalts dieses Schemas« erschließen, wozu freilich nicht nur der Hymen, der Hund, sondern auch die lässige, auf dem Altar abgestützte Haltung der französischen Vertreter Heinrichs wenig passen wollen.

8 So schon F. M. Haberditzl: Studien über Rubens, in: Jahrbuch der Kunstsammlungen des Allerhöchsten Kaiserhauses, Bd. 30, 1912, S. 281ff., sodann Grossmann (s. Anm. 2), S. 46; Thuillier/Foucart (s. Anm. 2), S. 79. Millen/Wolf, S. 91 äußern sich ablehnend und geben den wichtigen Hinweis auf ein Bild des Parrasio Micheli von 1575, das die Geburt des Infante Ferdinando darstellt.

9 J. Burckhardt: Erinnerungen aus Rubens, hrsg. v. H. Kauffmann, Leipzig 1928, S. 135.

10 So Gerson (s. Anm. 5), S. 90.

11 Vgl. von Simson (s. Anm. 2), S. 379, der auch auf eine literarische Parallele hinweist. Vgl. auch E. M. Vetter: Rubens und die Genese des Programms der Medicigalerie, in: Pantheon, Bd. 32, 1974, S. 366.

12 Vgl. G. Ladner: Die Anfänge des Kryptoporträts, in: Michael Stettler zum 70. Geburtstag, Bern 1983, S. 78–97; A. Reinle: Das stellvertretende Bildnis, Zürich/München 1984; F. Polleross: Das sakrale Identifikationsporträt, 2 Bde., Worms 1988. Für Frankreich B. Walbe: Studien zur Entwicklung des allegorischen Porträts in Frankreich von seinen Anfängen bis zur Regierungszeit König Heinrichs II., Diss.

Frankfurt/M. 1974; A.-M. Lecoq: Francois Ier imaginaire, Paris 1987; P. Choné: Emblemes et pensée symbolique en Lorraine (1525–1633), Paris 1991.

13 So unter Berufung auf von Simson Rüdiger an der Heiden: Peter Paul Rubens: Skizzen zum Medicizyklus, München 1984 (Bayerische Staatsgemäldesammlungen, H. 7), S. 15; entsprechend Millen/Wolf (s. Anm. 2), S. 61f., die »the principle of rule by divine right« annehmen. Vgl. auch Marrow (s. Anm. 2), S. 149–155.

14 Dazu F. Bardon: Le Portrait mythologique à la Cour de France sous Henri IV et Louis XIII: Mythologie et Politique, Paris 1974 und die in Anm. 10 genannte Literatur.

15 Der Vers eines Anonymus von 1626 faßt es prägnant: »Cui Charites corpus formant, mentemque Minerva.« (Bulletin de la Société de l'Histoire du Paris et de l'île de France, Bd. 8, 1881, S. 149). – E. Hinrichs: Fürstenlehre und politisches Handeln im Frankreich Heinrichs IV., Göttingen 1969, stellt S. 82 heraus, daß die Betonung der Eloquenz, bei Rubens durch den spektakulären Merkur akzentuiert, ein neues Motiv in der Fürstenspiegelliteratur darstellt. Vgl. auch Saward (s. Anm. 2), S. 12, 41ff.

16 J. Thuillier: La ›Galerie de Medicis‹ de Rubens et sa genèse: un document inédit, in: Revue de l'art, Bd. 4, 1969, S. 56.

17 Rubens wird auf der Vorderseite des ›Arcus Philippei‹ in der »Pompa Introitus Ferdinandi« diesen Gedanken wiederholen: G. Gevartius: Pompa Introitus Honori Serenissimi Principis Ferdinandi Austriaci..., Antwerpen 1642, Reprint Unterschneidheim 1971, S. 26/27. Vgl. auch Saward (s. Anm. 2), S. 52.

18 Zum Zeitpunkt der Enthüllung des Medicizyklus wird von Jean Puget auch die Hochzeit Ludwigs XIII. mit Anna mit der Ehe zwischen Juno und Jupiter verglichen, vgl. J. Grimm: Alexanderdarstellungen zur Zeit Ludwigs XIV., in: Romanistisches Jahrbuch, Bd. 23, 1972, S. 79. 1512 war auch Anne de Bretagne als Juno gegeben worden, vgl. Walbe (s. Anm. 12), S. 46, Abb. 23 und D. de Chapeaurouge: Theomorphe Porträts der Neuzeit, in: Deutsche Vierteljahresschrift für Literatur- und Geisteswissenschaft, Bd. 42, 1968, S. 268. Antike und florentiner Beispiele bei Saward (s. Anm. 2), S. 70.

19 Von Simson (s. Anm. 2), S. 311; J. Held: Rubens' Glynde Sketch and the Installation of the Whitehall Ceiling, in: Burlington Magazine, Bd. 112, 1970, S. 279. Ähnliches war kurz zuvor in Lissabon gezeigt worden, vgl. E. M. Vetter: Der Einzug Philipps III. in Lissabon 1619, in: Gesammelte Aufsätze zur Kulturgeschichte Spaniens, Bd. 19, 1962 (= Spanische Forschungen der Görresgesellschaft, Bd. 19), S. 225.

20 Gestochen von Aloisio Rosaccio. Vgl. S. Mamone: Paris et Florence: Deux Capitales du spectacle pour une Reine: Marie de Medicis, Paris 1990, S. 222.

21 Zuletzt Millen/Wolf (s. Anm. 2), S. 101.

22 M. E. lassen sich auch die ikonographischen Wandlungen von der vorbereitenden Münchener Skizze zur Endfassung (vgl. Abb. 53) hin so erklären: Dort hatte die Frau im Vordergrund eine Schlange und war dadurch wohl als Prudentia gekennzeichnet. Über Allegorien der Prinzenerziehung in Gestalt des Herkules am Scheidewege vgl. E. Panofsky: Herkules am Scheideweg, Hamburg 1930, S. 116f. und ergänzend E. Tietze-Conrat: Notes on ›Hercules at the Crossroads‹, in: Journal of the Warburg and Courtauld Institutes, Bd. 14, 1951, S. 308ff.

23 Nach R. Baumstark: Ikonographische Studien zu Rubens' Kriegs- und Friedensallegorien, in: Aachener Kunstblätter, Bd. 45, 1974, S. 140: Europa; nach

Thuillier/Foucart (s. Anm. 2), S. 84: Iris; nach Vetter (s. Anm. 11), S. 364 und an der Heiden (s. Anm. 13), S. 32: Pax; nach Millen/Wolf (s. Anm. 2), S. 140 und Saward (s. Anm. 2), S. 116ff.: Maria de' Medici.

24 A. Henkel/A. Schöne: Emblemata. Sonderausgabe, Stuttgart 1978, Sp. 1718; eine entsprechende Schilderung bei Ronsard mitgeteilt bei H. Keller: Das Nachleben des antiken Bildnisses, Freiburg 1977, S. 129. 1599 hatte Otto van Veen einen Bogen für Albrecht und Isabella in Antwerpen verziert: »Jupiter sitzt mit anderen Göttern des höchsten Ranges, mit Juno, Neptun, Pallas, Mars und Venus, auf feierlichem Thron, als sei es ein von Merkur zusammengerufener Rat der Götter. Ihm naht sich die Hispania, und auf ihre Bitte wird der Friede vom Himmel herabgesandt und Hymenaeus führt ihn« (H. G. Evers: Rubens und sein Werk, Brüssel 1944, S. 304).

25 Eine Zusammenstellung bei F. Baudouin: Rubens en de antieke Kunst, in: Hermeneus, Bd. 49, 1977, Nr. 3, S. 163f. und Thuillier/Foucart (s. Anm. 2), S. 85.

26 Darüber Hinrichs (s. Anm. 15), S. 39ff. Nach R. v. Albertini: Das politische Denken in Frankreich zur Zeit Richelieus, Marburg 1951, S. 199 ist die Lehre vom Gottesgnadentum im 17. Jahrhundert »eine letzte Stütze bei dem Versuch, die absolute Gewalt des Königs nicht als Willkürherrschaft auslegen zu müssen«. Vgl. auch Hinrichs ebda., S. 39ff. Die undifferenzierte Zuordnung von pauschalen Begriffen (Gottesgnadentum = Absolutismus; Volkssouveränität = Demokratismus) hat in der kunsthistorischen Literatur zu ganz unangemessenen Wertungen geführt.

27 Vgl. E. Wirth Marvick: Louis XIII: The Making of a King, New Haven/London 1986, S. 145–154, und mit interessantem Bildmaterial Mamone (s. Anm. 20), S. 251ff.

28 Vgl. Grossmann (s. Anm. 2), S. 78f., und mit zusätzlichen Hinweisen Millen/Wolf (s. Anm. 2), S. 171f.

29 J. Held: Rubens: Selected Drawings, London 1959, Bd. 1, Nr. 50 verso. »Regnum Gallie« wird das Gleiche bedeuten wie »Francia« im Text von Baluze.

30 Vgl. Henri Sée: Idées politiques en France au XVIIe siècle, Paris 1923, S. 35ff., sowie unten Anm. 35. In M. Warnke: Kommentare zu Rubens, Berlin 1965, S. 55 war diese Stelle aus Duplessis-Mornay für dieses Bild herangezogen worden. Dem hat zuletzt Held (s. Anm. 2), S. 118 widersprochen. Die Einwände relativieren sich, wenn man berücksichtigt, daß der Vergleich auf Plato zurückgeht. Vgl. D. Peil: Untersuchungen zur Staats- und Herrschaftsmetaphorik in literarischen Zeugnissen von der Antike bis zur Gegenwart, München 1983, S. 780f. Es ist aber merkwürdig, daß Vetter (s. Anm. 11), S. 372 argumentiert, Rubens könne kaum die Lektüre eines Traktats zugetraut werden, der auf dem Index stand, da doch bekannt ist, daß Rubens sich um Bücher von Duplessis-Mornay (wie um manch andere indizierte Publikation) bemüht hat (vgl. Brief an Valavez vom 26.12. 1624; C. Ruelens/M. Rooses: Codex Diplomaticus Rubenianus, 6 Bde., Antwerpen 1887–1909 [fortan CDR], Bd. III, S. 315).

31 Held (s. Anm. 2), S. 118

32 Iusti Lipsi Dissertatiuncula apud principes: item C. Plini Panegyricus, Anwerpen (Officina Plantiniana) 1600, (S. 14).

33 Gabriel Rollenhagen: Sinn-Bilder. Ein Tugendspiegel (1611–1613), hrsg. v. C.-P. Warncke, Dortmund 1983, Nr. 37, S. 85.

34 Vgl. Peil (s. Anm. 30), S. 774f.

35 Rubens am 13. Mai 1625; CDR, Bd. III, S. 353f.

36 So Vetter (s. Anm. 11), S. 367 und an der Heiden (s. Anm. 13), S. 39.

37 Vgl. Francis Bacon: Essays (1597), London 1972, LIII, S. 156.

38 Caussa duplex huius instituti. Ut boni laude ista firmarentur in bene agendo, et mali, eo blande traherentur. O si nostri aeui mos ferret, quid utilius?« (Lipsius wie Anm. 32, S. 16.) Ähnlich im Vorspruch: »... ut sub blando eo titulo, et boni quae faciunt, recognoscant; et alij, quae facere deberent, recognoscant«; auch S. 110; vgl. auch M. Morford: Stoics and Neostoics. Rubens and the Circle of Lipsius, Princeton 1991, S. 125f. – In Warnke (s. Anm. 30), S. 103 wird eine Berücksichtigung der Panegyrik bei der Beurteilung des Medicizyklus postuliert. Die in Anmerkung 2 zitierte Arbeit von Saward hat die mögliche Ergiebigkeit der panegyrischen Literatur durch fast beliebige antiquarische Kumulationen geradezu zugeschüttet und andererseits die wichtigsten Quellen in diesem Zusammenhang: Lipsius Kommentar zu Plinius' Panegyricus und die Panegyriken des Philipp Rubens auf Philipp II., Erzherzog Albrecht (daraus auf S. 200 das Zitat: »Philippi Rubeni Orationes et Epistolae selectiores«, in: S. Asterii Amaseae Homiliae Graece et Latine nunc Primum Editae Philippo Rubenio Interprete, Antwerpen 1615) oder auch auf Hannibal oder Cicero, gar nicht herangezogen.

39 Eine sichere Nachricht über eine persönliche Begegnung zwischen Rubens und der Königin nach der Vertragsunterzeichnung liegt erst für das Datum der Enthüllung und Besichtigung vor, wie der Brief vom 13.5.1625, CDR, Bd. III, S. 353 von Rubens an Peiresc belegt. Über die Gesprächspartner des Künstlers ist in den Kommentaren im Codex Diplomaticus Rubenianus und bei R. Saunders Magurn: The Letters of Peter Paul Rubens, Cambridge 1955 einiges mitgeteilt, aber es fehlt doch noch an einer strukturellen Einschätzung dieses Beraterteams im Vorhof der Königin. Bei Marrow (s. Anm. 2), S. 90f. sind die Topoi einer vorgeblichen Innigkeit der Beziehungen zwischen Künstler und Königin zusammen, während ich der realistischeren Einschätzung von Jost (s. Anm. 2), S. 176f. zuneige.

40 Es gibt die These von J. Coolidge: Louis XIII and Rubens: The Story of the Constantine Tapestries, in: Gazette des Beaux Arts, Bd. 67, 1966, S. 271–292, Rubens habe mit dem Teppichzyklus zum Leben Konstantins für Ludwig XIII. ein gegen Maria de' Medici gerichtetes Programm geliefert. Im Mittelteppich des Konstantinzyklus ist ebenfalls ein Regierungswechsel dargestellt. Der sterbende Konstantin überreicht seinen drei Söhnen, vornehmlich dem Ältesten, die Reichsinsignien, womit demonstrativ das männliche Erbrecht im Sinne der Lex Salica herausgestellt wäre. Die These hat Zustimmung und Ablehnung erfahren; skeptisch Thuillier/Foucart (s. Anm. 2), S. 96, zuletzt zustimmend W. Brassat: Tapisserien und Politik, Berlin 1992, Nr. 38, S. 198f.

41 Thuillier (s. Anm. 16), S. 60.

42 Peiresc an Rubens am 22.4.1622 spricht von »la morte del marito et la Regenza«; das Memorandum von Baluze: »Le Roy ravy au ciel«; die von Rubens korrigierte »Porticus Medicea« von Morisot beschreibt in beiden Auflagen (1626: S. 5; 1628: S. 7): »Saturnus cum Ioue in Deorum numerum Henricum Magnum rapit«; G. P. Bellori: Le Vite de' Pittori, Scultori e Architetti Moderni, hrsg. v. E. Borea, Turin 1976, Bd. 1, S. 249: »re Enrico, che dal Tempo condotto al cielo vienne abbracciato da Giove«. Von »L'Apothéose d'Henri IV et la Regence de la Reine« wird wohl erstmals 1708 in der Beischrift zum Nachstich des Nattier gesprochen, vgl. Ausst.-Kat. II »Peter Paul Rubens«, Köln 1977, S. 118.

43 Peiresc an Rubens am 26.5.1622, CDR, Bd. II, S. 415.

44 Otto van Veen: Quinti Horati Flacci Emblemata, Reprint Hildesheim/New York 1972, S. 14f. – Held (s. Anm. 29), S. 116 interpretiert so, als werde die

Virtus gen Himmel getragen. Vgl. auch Jost (s. Anm. 2), S. 213 und Millen/Wolf (s. Anm. 2) S. 127ff., Abb. 42.

45 Für sie hatte sich Rubens die Zustimmung des Peiresc eingeholt, der sie am 3./4.11.1622 gibt: »senza alcun scrupulo puo V.S. far l'arme del Re indorate … vivendo si dilettava assai di veder suoi ritratti o figure vestite all' antiqua et nobilmente arricchite …« Er habe zu sagen gepflegt, er trage reiche Kleider lieber in Bildnissen als in Wirklichkeit (CDR, Bd. III, S. 63).

46 Mamone (s. Anm. 20), S. 184ff. und Millen/Wolf (s. Anm. 2), S. 122ff., S. 132.

47 Mamone (s. Anm. 20), S. 192.

48 Vgl. Millen/Wolf (s. Anm. 2), S. 133f. mit etwas anderem Akzent. Bei Vetter (s. Anm. 11), S. 368 liest man: »Sie (die Vorsehung) überreicht der die Huldigung der Francia Empfangenden das Ruder als Legitimierung der königlichen Gewalt.«

49 Vgl. Thuillier/Foucart (s. Anm. 2), S. 82. Tatsächlich sind Frauenfiguren mit Ruder und Kugel bei Rubens gewöhnlich eine Politica oder eine Gute Regierung, so auf dem Titelblatt zu Lipsius »Opera Omnia«, vgl. P. E. Schramm: Sphaira, Globus, Reichsapfel, Stuttgart 1958, S. 160.

50 »La France est environnée de peuples qui supplyent la Reyne d'accepter le gouvernement de l'Estat« (Thuillier, s. Anm. 16, S. 60). Zum Begriff des ›peuple‹ vgl. Hinrichs (s. Anm. 15), S. 53ff., 179ff.; vielleicht ist es richtig, die Gestalten als »Vertreter des Parlaments« zu bezeichnen, was sie aber noch lange nicht zu Volksvertretern in unserm Sinne macht. Zum Parlament vgl. Albertini (s. Anm. 26), S. 63ff. und Hinrichs ebda., S. 91ff., 218ff.

51 Vgl. Albertini (s. Anm. 26), S. 30; J.-L. Harouel/J. Barbey/E. Bournazel/J. Thibaut-Payen: Histoire des institutions de l'époque franque à la Révolution, 2. Aufl. Paris 1989, S. 398ff.

52 Peiresc an Rubens am 15.9.1622, CDR, Bd. III, S. 37f.

53 Held (s. Anm. 29), Nr. 51 verso; die Inschrift hier nach G. Glück/F. M. Haberditzl: Die Handzeichnungen von Peter Paul Rubens, Berlin 1928, Nr. 148 wiedergegeben. Evers (s. Anm. 24), S. 303 hat sie erstmals auf das Mittelbild bezogen.

54 Vgl. Millen/Wolf (s. Anm. 2), S. 125.

55 Über die persönlichen Kontakte von Rubens mit Grotius vgl. die Briefe von Peiresc an Gevartius am 16. 2. 1622 (CDR, Bd. II, S. 232); Peiresc am 8.9.1622 an Rubens über die Krankheit des Grotius berichtend und dessen Apologia besorgend; Peiresc an Rubens am 15.9.1622 mit Übermittlung von Grüßen des Grotius an Rubens (CDR, Bd. III, S. 40). Rubens erwähnt ihn am 15.10.1626 gegenüber J. Dupuy, am 30.12.1627 gegenüber P. Dupuy, den er um Schriften bittet; ähnlich am 13.1.1628, am 25.2.1628, am 6.3.1628 und am 13.4.1628 (vgl. Magurn, s. Anm. 39, S. 146, 218, 230, 239, 242, 256, 360). Zur Staatstheorie von Grotius vgl. E. Reibstein: Volkssouveränität und Freiheitsrechte, Freiburg/München 1972, Bd. I, S. 207ff., der aus der Lebenssituation des Grotius in Frankreich heraus eine Tendenz zur theoretischen Akkomodation an den Absolutismus feststellt.

56 Vgl. Millen/Wolf (s. Anm. 2), S. 125.

57 R. W. Berger: Rubens and Caravaggio: A Source for a Painting from the Medici Cycle, in: Art Bulletin, Bd. 54, 1972, S. 474–477 sieht die Komposition auf dieser Seite von Caravaggios *Rosenkranzmadonna* in Wien beeinflußt.

Goyas Gesten

Am 22. März 1798 schrieb Goya in einer Eingabe an die königliche Regierung in Madrid: »Da es sechs Jahre her sind, daß ich ganz meine Gesundheit verlor, insbesondere das Gehör, und ich demzufolge so schwerhörig bin, daß ich ohne den Gebrauch von Handzeichen nichts verstehen kann, war es mir nicht möglich, mich um meine beruflichen Angelegenheiten zu kümmern ...«[1]

Danach war Goyas Verständigung mit seinen Mitmenschen seit seinem sechsundvierzigsten Lebensjahr auf die Gestensprache zurückgeworfen. Sich selbst kann er noch in artikulierter Sprache mitteilen, doch Antworten kann er nur noch schriftlich oder über Handzeichen aufnehmen. Man hat gesagt, Goya habe sich »die Taubstummensprache aneignen müssen, um sich überhaupt noch verständigen zu können«.[2]

Die Abhängigkeit von der Gestensprache verwies Goya auf das neueste praktische Ergebnis einer alten theoretischen Bemühung um das Wesen der Gesten und Gebärden. Seit Aristoteles war die Gebärde der körperliche Reflex innerer seelischer Vorgänge. Als solche wurde sie dann dem Redner wie dem Schauspieler als erlernbares Verstärkungsmittel im rhetorischen Einsatz empfohlen.[3] Auch in den Kunstakademien hatte man, nachdem Le Brun einen gestischen Ausdruckskatalog erarbeitet hatte, alle Künstler darin unterwiesen, für jede seelische Stimmungslage die angemessene Gebärdenformel verfügbar zu haben.[4] Lavaters physiognomische Lehre von der Außenausprägung der Seele in den Merkmalen des Gesichts, die seit 1775 in Umlauf war, ist zumindest in Fragmenten auch Goya zur Kenntnis gekommen – wie einige Nachzeichnungen nach Lavaters Charakterableitungen belegen.[5]

Wenn die Gebärde die Trägerin seelischer Bewegungen war, dann konnte sich ergeben, daß die Gesten die seelischen Regungen unmittelbarer und umfassender zu spiegeln vermochten als die Wörter, die je nach Region und Nation verschieden ausgeprägt waren. Schon Quintilian hatte bemerkt, daß im Unterschied zur verbalen Sprache die Gestensprache von allen verstanden werde, so daß sie eine allen Menschen gemeinsame Redeweise sei: »Omnium hominum communis sermo.«[6] Seit dem 17. Jahrhundert fand diese universale Verständigungsmöglichkeit ein immer größeres Interesse. Giovanni Bonifacio schrieb 1616 ein Buch über »L'arte de' Cenni«, über die Kunst der Gebärdenzeichen, und John Bulwer entwickelte 1644 eine »Chirologia« oder eine »Natursprache der Hand«. Beide betonen den universalen Wert der Gestensprache. Während die artikulierten Sprachen Verständigungsbarrieren zwischen den Nationen errichteten, biete die Gestensprache eine allgemeine Mitteilungsebene; systematisch angewandt, könne sie eine »Universalsprache« ergeben, durch welche Babel rückgängig zu machen sei.[7] Noch der Mentor und aufgeklärte Freund Goyas, Melchior Jovellanos, paraphrasiert in diesem Sinne den alten Quintilian: »Kaum ist zu sagen, über wieviele Bewegungen die Arme verfügen. Alle übrigen Körperteile begleiten eigentlich nur das, was gesprochen wird. Doch von den Armen möchte man sagen, daß sie für sich sprechen. Bitten wir nicht etwa mit ihnen, versprechen, rufen, verzeihen, mahnen, flehen, verachten, fürchten, fragen und verneinen wir nicht mit den Armen? ... Während es so viele Sprachen unter den Menschen und Völkern gibt, stellen die Bewegungen der Arme eine allen Menschen gemeinsame Sprache dar – »un lenguaje común á todos los hombres.«[8]

Diese Aufwertung der Gestensprache zu einer eigenen Universalsprache zeitigte jene praktischen Konsequenzen, die dem schwerhöri-

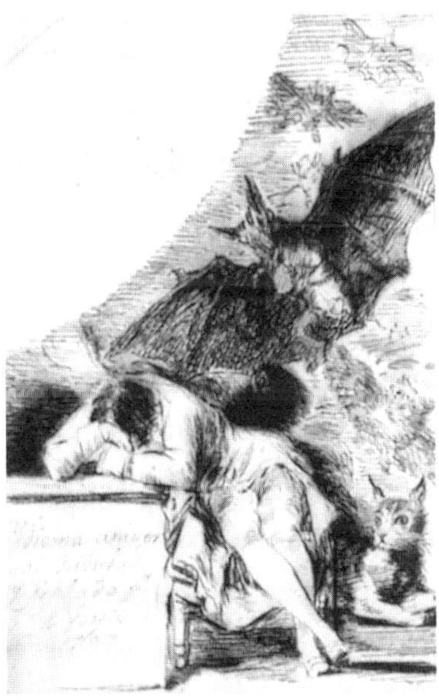

68 Francisco de Goya, Frontispiz für die Serie der Träume (»Sueños«), 2. Version, 1797

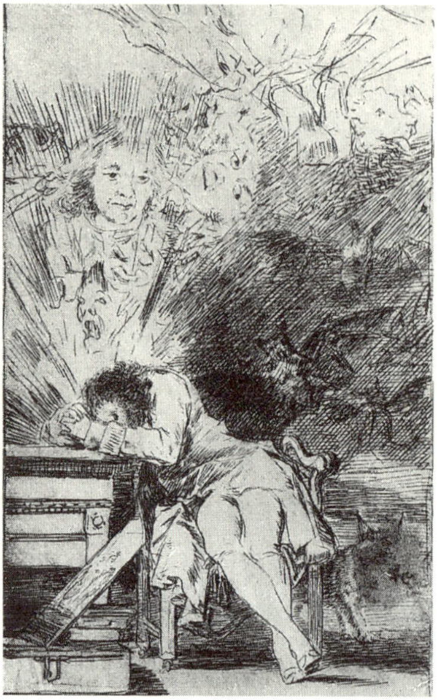

69 Francisco de Goya, Capricho 43: Der Schlaf der Vernunft gebiert Ungeheuer, erster Entwurf, 1797

gen Goya nützlich werden sollten. Im Jahre 1776 veröffentlichte der Abbé de l'Epée in Paris sein »Projet d'une langue universelle« und hatte damit, sechzehn Jahre nach seiner Gründung der ersten Taubstummenanstalt, das erste erfolgreiche System einer Taubstummensprache vorgelegt. Er nennt sie eine »langue universelle«, eine Universalsprache.[9] Aus ihr müßte Goya jene »cifras de la mano«, jene Handzeichen, bezogen haben, von denen er 1798 schreibt.

Ein Jahr zuvor, als er noch daran dachte, das berühmte Autorenbild, das später Capricho 43 werden sollte, als Titelblatt für eine Serie von »Träumen« (Sueños) zu nehmen, hat Goya jenem Kernbegriff der Gestentheorien auf einem Sockel in dem Blatt ein Denkmal gesetzt: Die Inschrift verkündet, daß Francisco Goya ein »Ydioma universal« gezeichnet und radiert habe (Abb. 68).[10]

Trotz dieses Versprechens einer universalen Mitteilung versagt sich der Autor selbst in seinem Titelbildentwurf jede Kommunikation. In einem allerersten Entwurf hatte Goya sein volles Gesicht noch unter die Traumgegenstände im Hintergrund gesetzt (Abb. 69), denn immer pflegten auch in der Vergangenheit melancholische (Abb. 70) oder

70 Cristofano Allori, Michelangelo als Dichter, Florenz, Casa Buonarroti

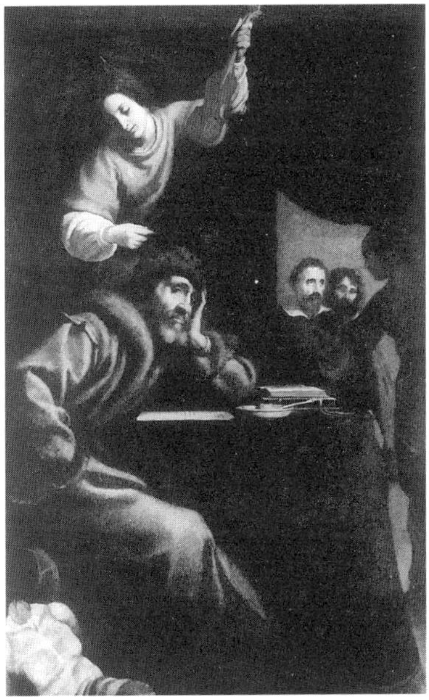

schlafende Autoren doch ihr Gesicht zu zeigen.[11] In seinem zweiten Entwurf jedoch (vgl. Abb. 68) eliminiert Goya sein Gesicht, so daß der Autor, der doch in der Beischrift eine universale Sprache ankündigt, selbst nicht zu sprechen ist. Er vergräbt sein Gesicht in die über den Sockel gelegten Arme, ähnlich wie es zur gleichen Zeit Füssli tat, als er *Das Schweigen* zu veranschaulichen hatte.[12]

Wenn Goya mit dieser Selbstabsperrung gegenüber dem Bildbetrachter auch seine persönliche Lage meinte, die ihn von der Umwelt isolierte, dann konnte er sich erinnert haben an ein älteres Titelblatt, auf dem das körperliche Leiden eines Autors eine ähnliche Rolle gespielt hatte (Abb. 71). Stefano della Bella hatte 1649 für die Werkausgabe des gelähmten Paul Scarron den Dichter im Rollstuhl gezeigt, wie er, mit dem Rücken zum Leser, bildeinwärts auf den Parnaß zufährt, wo sich ihm die Musen spottend in den Weg stellen.[13] Wie bei Goya ist die persönliche Not so gewendet, daß sie vom Publikum abschnürt, dafür aber einer Inspirationssphäre zuführt.

Die Herkunft des Begriffs »Ydioma universal« aus der Gestentheorie gibt dem Entwurf zu Capricho 43 einen eigentümlichen Sinn, der eine autobiographische Situation zu einem künstlerischen Programm erweitert: Was die methodische Gebärdensprache dem Taubstummen, das leistet die Sprache der Phantasie dem Künstler. Diese ist inthronisiert als eine neue Universalsprache, die das auf sich selbst eingegrenzte Subjekt wieder mitteilungsfähig macht. Im Rückgang auf sich selbst muß sich der Künstler diese Sprache neu aufbauen. Von dieser neu erworbenen Sprachgewalt erwartet die Beischrift unter dem Bild, daß sie die schädlichen Vorurteile verdrängt, so wie der Autor in dem Bild davon träumt, daß ein aufklärender Lichtkreis die Dunkelmächte in seiner Umgebung verdrängt.[14]

Als Goya eine weitere Fassung des Bildes als Nummer 43 in die Serie der »Caprichos« einreihte (Abb. 72) hat er mit seinem Namen auch den persönlich begründeten Hinweis auf das »Ydioma universal« weggelassen und ihn ersetzt durch den aufklärerischen Gemeinplatz, daß der Schlaf der Vernunft Monstren erzeugt: »el sueño de la razon produce monstruos«.[15] Damit aber ist das Bild in die Tradition jener populären Bildprägungen gebracht, die etwa einem Kaufmann klar zu machen suchten, daß, wenn er schlafe und nicht wachsam sei, die Gierigen wie

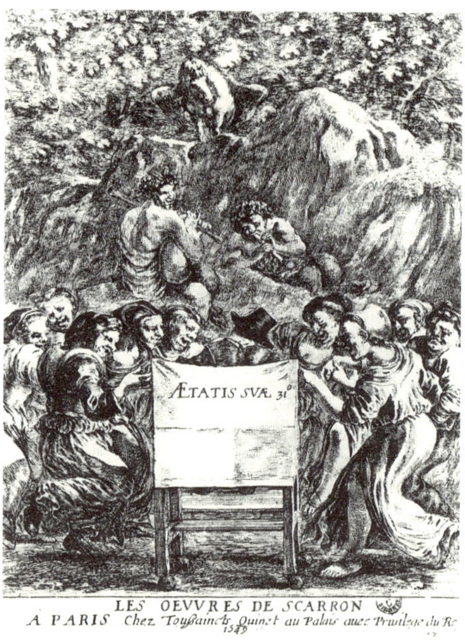

71 Stefano della Bella, Titelblatt zu »Les Oeuvres de Scarron«, 1649, Radierung

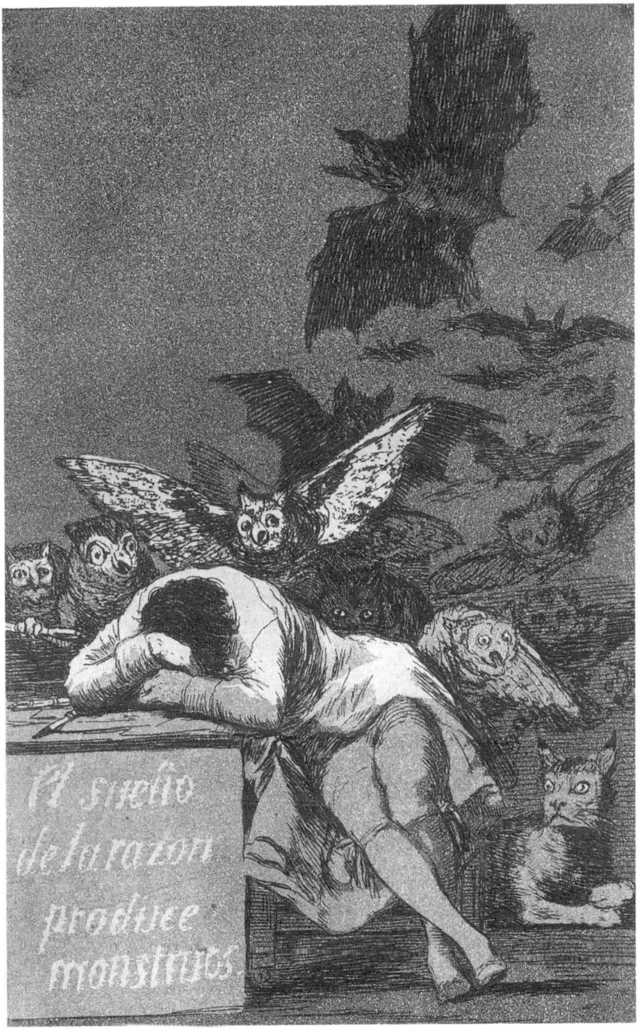

72 Francisco de Goya, Capricho 43: Der Schlaf der Vernunft gebiert Ungeheuer

Affen sich über seine Habe hermachen.[16] Mit dem Text hat sich auch der Bildsinn verschoben. Der Autor, dessen Haupt sich über verkrallten Händen zu einer dichten Kalotte verfestigt hat und damit vollends weggesunken ist, schläft, währenddessen die andrängenden Sachwalter der Unwissenheit und Triebe sich schon der beiseite gelegten Instrumente des Künstlers bemächtigen.[17] Sie können jetzt kecker werden, weil sie nicht mehr im Hintergrund einen Kampf mit dem Licht ausfechten müssen, sondern frei sind, den Autor anzufallen und auch den Betrachter anzugehen. Der Kommentar der Biblioteca Nacional, der vielleicht von Goya selbst stammt, spricht davon, daß sich alles in Visionen auflösen muß, wenn von den Menschen der »Schrei der Vernunft« (el grito de la razón) nicht gehört werde.[18] Im Entwurf war das Licht der Aufklärung mit einer Universalsprache im Bunde. In der Endfassung ist es Nacht; die Vernunft müßte den Schlafenden ein geschrieenes Weckzeichen geben. Im Bild selbst findet das Wahrheitspathos keinen Träger mehr; kein großer Gestus hält der Finsternis die Fackel des Lichts entgegen.

Einem ausgreifenden, emphatischen Gestus jedoch begegnen wir in Capricho 71 (Abb. 73). Eine Hexe verkündet ihren überraschten Genossinnen: »Wenn es Tag wird, dann gehen wir«. Wenn Licht, Aufklärung einbricht, dann verschwinden die Nachtwesen. Doch es ist nicht ein Lichtträger, sondern es ist die Hexe, die den großen Aufbruchsgestus vollzieht.

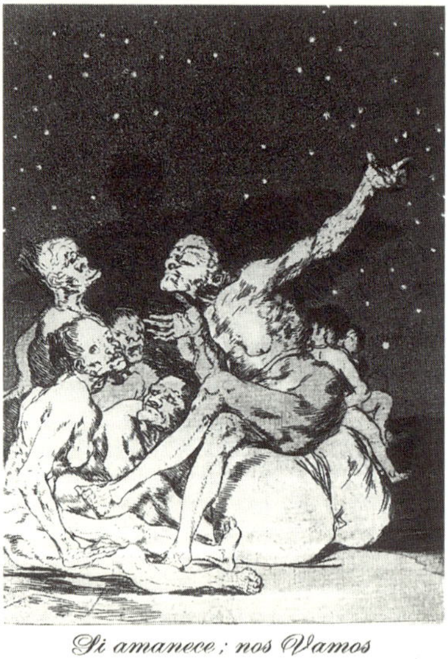

73 Francisco de Goya, Capricho 71: Wenn es Tag wird, dann gehen wir

Als Herder im gleichen Jahr 1799 die Jahrhundertschwelle und zugleich seine neue Zeitschrift »Aurora« ankündigte, entfaltet er eine ganz andere Bildsprache: »Eine *Aurora,* denn was nützte ein panisches Schreckensgeschrei, das die Sinne verwirret und den Mut entkräftet? Dem Wandrer in der Nacht ist der erste Strahl der Morgenröthe ein Bote der Hoffnung, ein angenehmer Gefährte. Den Griechen war Eos (die Morgenröthe) eine freundliche Himmelstochter; mit Rosenfingern hebt sie den Schleier der Nacht auf und verjagt Schrecken und Träume. Sie verkündiget und gibt Licht; sie erweckt und belebet.«[19] Setzte man sich Herders Text in ein Bild um, so hätte man einen sehnsüchtigen Nachtwanderer, der seine Arme hoffnungsfroh dem rosenfingrigen Morgen entgegenstreckt. Bei Goya aber ist es der Hexe, dem negativen Wesen überlassen, diesen Gestus zu vollziehen: Das Pathos der Wahrheit ist aus dem Zustand der Unwahrheit entfaltet. Nicht eine neue strahlende Macht verkündet den Tag, sondern die alten finsteren Mächte verabschieden sich. Deshalb ist Goyas Gestik nicht eine solche von Siegern, nicht eine Verkündigungsgestik, sondern die gebrochene Gestik von Gefallenen, Gefährdeten und Bedrohten, die eher eine Passionsgestik ergibt.

Außerhalb Spaniens konnte ein vertrauensvolles Bürgertum mit der alten Theorie, wonach »der Körper die sichtbar gewordene Seele selbst« sei (Sulzer), ernst machen und ein natürliches, von innen getragenes, tugendhaft-bestimmtes Gebaren postulieren, das die Fesseln der Konvention, der veräußerlichten Haltungsgestik abgeworfen hätte.[20]

Goya aber empfing die aufgeklärten Programme in einem Land ohne tragfähiges Bürgertum. Von früh auf bewegte er sich als Künstler in einer höfischen Sphäre, in der die Gebärdensprache ebenso gekünstelt, grammatikalisch geregelt, berechnet und modelliert war wie die verbale Sprache.[21] Hier ließ man sich Beispiele spontaner Bewegungen als jokose Unterhaltung auf Gemälden und Teppichen darbieten, und Goya hat reichlich davon geliefert.[22] Die Forderung, daß ein Höfling die andressierte Geste mit Leichtigkeit und Ungezwungenheit vortragen müsse, war schon als ein Zwang erkannt, der die Fesseln mit Grazie zu tragen befahl: 1781 war in Madrid die letzte spanische Ausgabe der Emblemata des Alciato (1531) erschienen, in der ein Höfling im Block vorgeführt ist.[23] Goya hat diese Selbstfesselung der adligen Hofschichten auf Capricho 50 verschärft, indem er die Adligen regungslos in ihren Wappenbriefen verpackt zeigt; überleben können sie nur, wenn ihnen von anderen Schichten Nahrung zugeführt wird. In diesem Zustand der

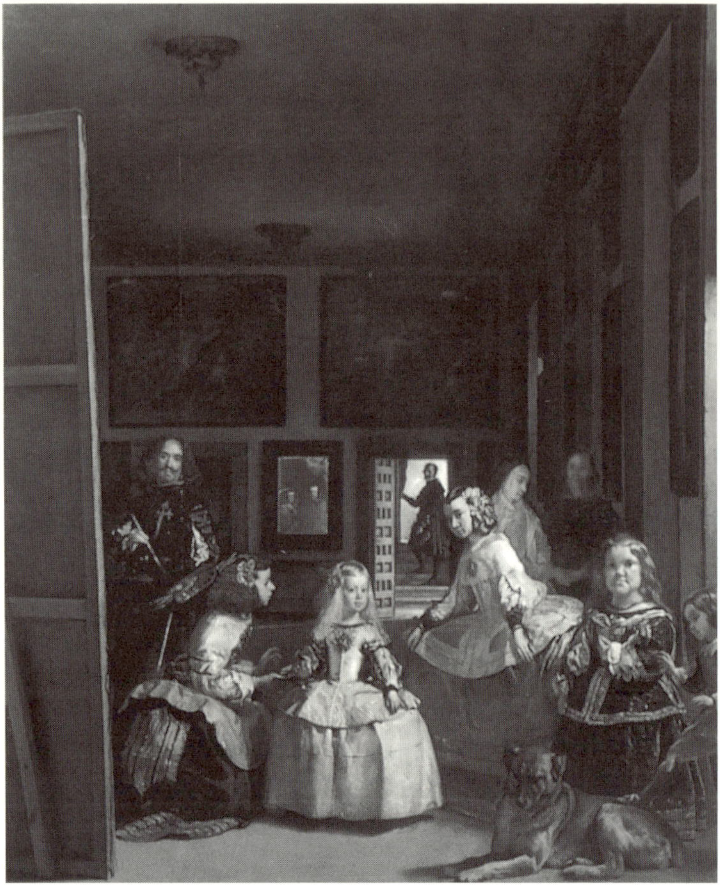

74 Diego Velázquez, Die Familie Phillips IV. (Las Meninas), 1656, Madrid, Museo del Prado

Erstarrung endete ein jahrhundertealtes körpersprachliches Beziehungs- und Regelsystem, und Goya ist der Chronist seines Zusammenbruchs geworden.

Wenn Velázquez eine Hoffamilie zu malen hatte, dann wußte er jedem Mitglied die angemessene Gebärde zuzuteilen (Abb. 74): Die fünfjährige Infantin Margarita weiß, daß sie ein Erfrischungsgetränk, das ihr dargebracht wird, entgegennehmen können muß, ohne das vor ihr niederkniende Hoffräulein anzublicken; einer Prinzessin ziemt es nicht, eine Dienstleistung mit einem dankenden Blick zu erwidern, auch wenn sie ihr mit der Demut eines Verkündigungsengels zuteil wird. Das adlige Fräulein zur Linken der Infantin weiß, daß sie nur dazu bestellt ist, die Infantin abzuschirmen, nicht aber, um konkurrierend, mit geradem Rückrat und en face, in Szene zu kommen. Die kleine Infantin weiß auch, daß es sich nicht ziemt, den Eindruck zu erwecken, beim Konterfeien käme es darauf an, daß sie den Maler ansieht; vielmehr muß er sie aufsuchen und ihr nachblicken, denn sie darf es nicht nötig haben, in Positur zu gehen. Es ist eine Eigenschaft von Domestiken, sich bildfein zu machen und gespreizt in Pose zu bringen, wie die Zwergin, die sich rechts breit aufgepflanzt hat. Den kleinen Kollegen aus dem Zwergenhaushalt muß es deshalb stören, daß auch der Hund sich bedeutsam ins Bild setzen will. Auch der Maler hat sich fein gemacht für den Auftritt, während das Erzieherpaar sich flüsternd im Hintergrund hält. Der Hofmarschall José Neto weiß ebenfalls, daß er, bevor er den Raum verläßt, noch einen Blick zurückwerfen muß, um sich zu versichern, daß alles beim Rechten ist.

Scheinbar mühelos vollziehen die Hofmitglieder die Rangskala der Gesten, die ein strenges Reglement ihnen auferlegt hat. Unter und vor dem unbewegten Spiegelbild des Königspaares zeigt sich der Hofstaat als ein funktionierendes gestisches Regelsystem, als ein Perpetuum Mobile, das der Maxime gehorcht: »Je höher einer ist vom stande/ie weniger bewegt er sich.«[24]

Louis-Michel van Loo hatte vom französischen Hof die pompösen Inszenierungsmittel mitgebracht, als er 1743 die Familie der spanischen Bourbonen ins Bild zu bringen hatte (Abb. 75): Vor einem Proszenium von Säulen und gewaltigen Vorhängen, in denen sich der Gestus ausgreifender königlicher Verfügungsgewalt darstellt, sitzt die Familie, jetzt ohne Lakaien, das königliche Elternpaar unbewegt und gelassen, umschwärmt von einer Kinderschar, die sich als Könige (von Neapel), als Großadmirale, Erzbischöfe, Prinzen und Thronfolger mit ihren Gemahlinnen zu einem repräsentativen Gruppenbild versammeln. Die gelernten, erlaubten oder geziemenden Gesten greifen ineinander wie in einem Räderwerk; in der scheinbar zufälligen Situation ist jedem einzelnen eine Funktion in der familialen Staatsmaschinerie zugewiesen.[25]

Als Goya zum zehnjährigen Jubiläum der Regierung Karls IV. auch ein Familienbildnis zu liefern hatte (Abb. 76), tat er es, indem er über

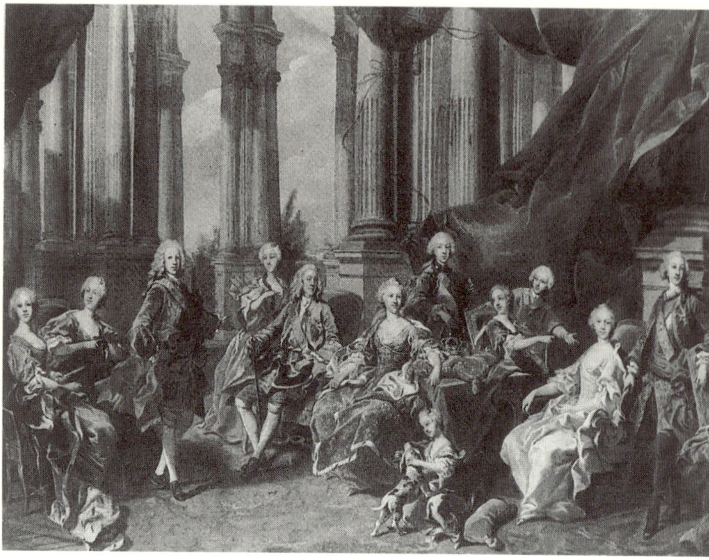

75 Louis-Michel van Loo, Familie Philipps V. von Spanien, 1743, Versailles, Trianon

die bourbonische Zwischenphase hinweg auf die *Meninas* des Velázquez zurückgriff. Die königliche Familie wollte offensichtlich nicht mehr in einem fremden, französischen Schema, sondern in der landeseigenen Vergangenheit gegründet erscheinen.

Doch das gestische Regelungssystem der *Meninas* (vgl. Abb. 74) scheint in Goyas Familienbild ins Stocken geraten zu sein. Der Kronprinz Ferdinand läßt sich von dem kleinen Bruder Carlos an die Taille fassen, so als müsse er zurechtgerückt werden. Manche der Figuren, etwa Ferdinand und der König, zeigen nur einen Arm. Es kommt kaum zu gestischen Beziehungen. Der linke Arm der Königin Maria Luisa verlängert die Scheidewirkung des Bildrahmens an der Wand im Hintergrund in die Gruppe hinein. Ihren rechten Arm legt die Königin schwer über die Schulter der Infantin Maria Isabel, doch diese koppelt sich von dem herandrängenden Volumen der Mutter durch eine schützende Armbewegung wieder ab. Die Arme liegen allenthalben wie Trennbalken zwischen den Figuren. Die Intervalle, die bei Velázquez die rhythmische Wellenbewegung eines Zusammenklanges ergaben, wirken hier wie

Einbrüche, durch die jede Figur allein gestellt ist. Diese Hoffamilie hat jegliche höfische Bewegungskultur, jedes gestische Raffinement, das Figuren zu einem schwingenden Gesamtornament verbinden konnte, abgestreift.

Dieses Gebaren der königlichen Familie ist immer wieder als unangemessen empfunden worden, und immer wieder ist die Demaskierungstechnik Goyas bewundert worden. Erst Schmoll-Eisenwerth hat das Bild in eine historische Konstellation gerückt, die den Habitus der Familie erklärlich macht, indem er auf Bestrebungen auch an anderen Höfen, etwa dem preußischen, hingewiesen hat, wo man nach der Französischen Revolution bestrebt war, sich bürgernah zu geben und sich mit bürgerlichen Tugenden auszustatten.[26] Daraus ergibt sich Goyas Versuch, die Königin als treu sorgende Mutter zu zeigen, den König als liebevollen Hausvater, die Infanten als wohlerzogene Knaben, die Infantin als kinderliebe Frau, die ein Baby auch einmal selbst in den Arm nimmt. Dies waren Eigenschaften, die außerhalb Spaniens schon länger

76 Francisco de Goya, Die Familie Karls IV., 1800-1801, Madrid, Museo del Prado

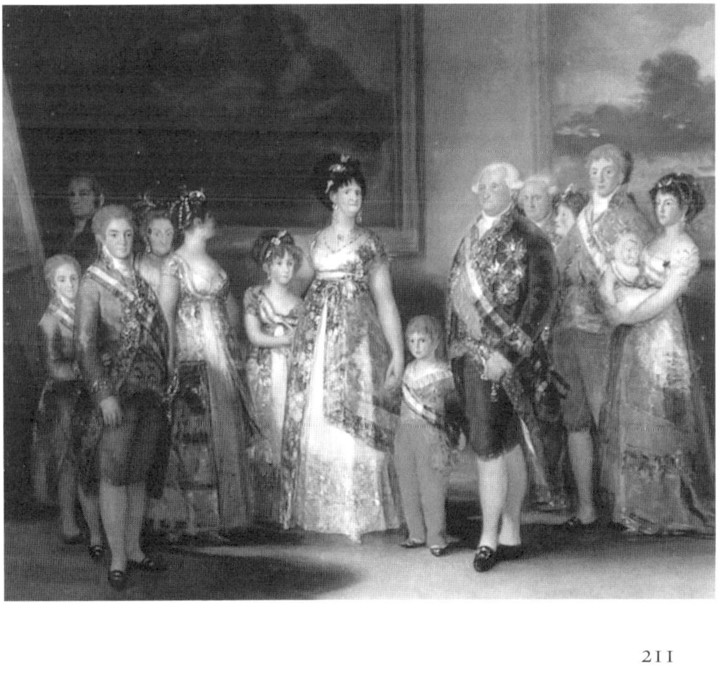

herrscherliche Familienbilder gleichsam humanisiert hatten.[27] Im Interesse einer Anpassungsbewegung an den neuen Zeitgeist hat Goya die Figuren in Stellungen zu zeigen, in denen sie weniger die höfische Repräsentation als sich selbst darstellen. Dennoch bleibt bemerkbar, daß der Stellungswechsel nicht leicht zu verwirklichen war, daß der Königsfamilie ein Lebensmedium entzogen ist, in dem sie bisher lebte und webte. Durch den Wegfall des höfischen Gestenapparates, der das Auftreten bisher gesichert hatte, ergibt sich ein gestischer Leerraum, in dem man sich neu orientieren, jeden Schritt neu erlernen muß. Wenn Walter Palm die Szene auf dem linken Bild an der Rückwand richtig gedeutet hat, dann handelt es sich um die drei Grazien, die jahrhundertelang der Inbegriff des freundschaftlichen zwischenmenschlichen Austausches waren.[28]

Daß der erste Auftrag, den der König dem frisch ernannten Primer Pintor de Camera erteilte, dieses Familienbild mit dem Ansatz einer psycho-physischen Neuorientierung gewesen ist, war kaum ein Zufall. Goya war der einzige Maler in seiner Umgebung, der sich schon länger mit neuen Bewegungsbedürfnissen befaßt hatte.

Schon 1783 hatte Goya die wegen einer morganatischen Ehe aufs Land verbannte Familie des ehemaligen Erzbischofs von Toledo und Infanten Don Luis in einem ungewöhnlichen Alltagsmilieu gezeigt. Während der alternde Infant am Tisch mit einem Kartenspiel beschäftigt ist, läßt sich seine jüngere, unebenbürtige Frau von einem Friseur das Haar kämmen. Der Maler, links an der Staffelei, nimmt teil an dem Alltag eines hochgestellten Haushaltes, von dem alle Repräsentationspflichten abgefallen sind.[29]

In aufgeklärten Kreisen der spanischen Aristokratie war man schon vor der Französischen Revolution auf der Suche nach einem neuen Gehabe, das die altüberlieferten Schemata der Selbstdarstellung zu verflüssigen suchte. Das kurz vor Revolutionsausbruch entstandene Familienbild der franko- und anglophilen Familie der Osuna zeigt (Abb. 77), daß man sich das neue Verhaltensmodell aus dem Ausland holte. In England hatte etwa Gainsborough aristokratische Familien in einer geselligen und gelockerten Entspanntheit gezeigt. Goya ist bei der Konzeption des Familienbildnisses der Osuna von solchen englischen Vorübungen ausgegangen[30], doch geraten ihm die Bewegungen noch nicht so flüssig. Die fünf auf den Betrachter gerichteten Augenpaare suchen Sicherheit vor einem Aufbruch. Vor dem diffusen, blaugrünen Hintergrund ohne Säulen und Vorhang wirkt die Familie wie eine Zelle, die sich eben erst

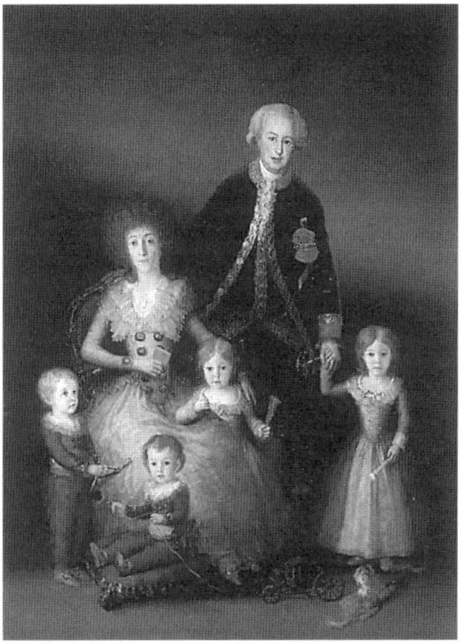

77 Francisco de Goya, Die Familie des Herzogs von Osuna, 1788, Madrid, Museo del Prado

öffnet. Der Vater, mit der Tochter an der Hand, schwenkt so aus, daß der Kern der Familie dadurch freigelegt erscheint. Die Bewegungen wirken wie willentlich vorgetragen, so als habe sich dieser aufgeklärte spanische Aristokrat die liberale Unbefangenheit der Engländer wohl intellektuell, nicht aber auch schon körperlich aneignen können. Unter Bangen scheint das aufgeklärte Bewußtsein einen ersten Schritt aus einem tief verinnerlichten Repräsentationsrahmen heraus in einen sinnlichen Freiraum zu wagen.

Auch in Einzelbildnissen hatte Goya aufgeklärten Kreisen der spanischen Oberschicht körperliche Übungsvorschläge für ein emanzipiertes Verhalten unterbreitet. Die Herzogin von Alba wird man kaum in Wirklichkeit je so gesehen haben, wie Goya sie 1795 malte (Abb. 78): Allein und frei in der weiten Landschaft stehend, mit herrischem Gestus auf den in den Sand geschriebenen Namen eines Malers weisend.[31] Es ist fast der Feldherrengestus, den vierzig Jahre zuvor Reynolds dem Commodore Cappel zugelegt hatte (Abb. 79). Ein ähnlich männliches Gebaren – im Reitdreß mit Peitsche in freier Landschaft stehend – hatte Reynolds 1780 der Lady Worsley zugelegt.

Nahm die aufgeklärte Frau herrische Züge an, so mußte der aufgeklärte Mann sich sensibel, gebrochen geben können. Der Herzog von

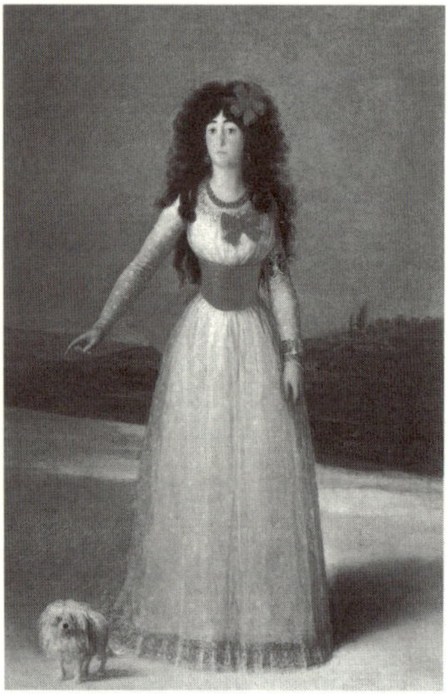

78 Francisco de Goya, Die Herzogin von Alba, 1795, Madrid, Privatbesitz Duque de Alba

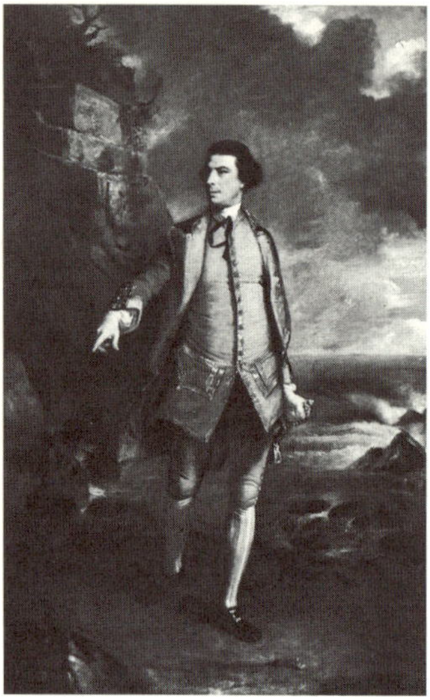

79 Joshua Reynolds, Bildnis des Commodore Cappel, 1753-1754, Greenwich, National Maritime Museum

Alba, der Gatte jener energischen Herzogin, läßt sich als Musikliebhaber vorstellen. Versonnen liest er in den Partituren von Haydn, eine für spanische Aristokraten provozierende Verwechslung von *Marte* und *Arte*.[32]

In die politische Sphäre stößt diese Gebarenstrategie mit dem Bildnis des adligen Schriftstellers und Justizministers Melchior Jovellanos von 1798 vor (Abb. 80). Für den Meditationsgestus, der den Aristokraten zum Denker macht, gab es Vorbilder in England, etwa das Bildnis des Earl of Landerdale, das Reynolds 1759/1761 fertigte (Abb. 81). In Spanien jedoch war es etwas ganz Neues, daß sich ein Staatsminister und Aristokrat nicht durch aufgehäufte Machtsymbole und nicht in einem Habitus gelassener Überlegenheit, sondern in dem Habitus suchender Reflexion darstellen ließ und seine Machtposition allein durch intellektuelle Kompetenz legitimiert zeigte; daß er sich nicht mehr durch Mars oder Herkules, sondern, wie es andernorts auch schon üblich war (Abb. 82), durch Athena protegiert sein ließ. Das Risiko dieser neuen

Selbsteinschätzung, das in Spanien nur unter dem Schutz des Hofes kurzfristige Chancen hatte, steht dem bald schon entlassenen Minister auf dem Gesicht geschrieben.[33]

Goya war also der einzige spanische Maler, der die kleine aufgeklärte Aristokratenschicht mit entspannten, liberal angehauchten westeuropäischen Gesten bedienen konnte. Deshalb kam nur er in Frage, als die Königsfamilie einen Maler suchte, der sie in einer Anpassungsbewegung an den liberalen Geist zeigen konnte (vgl. Abb. 76). Goya setzt den Auftrag so um, daß die Königsfamilie in eine gestische Suchsituation hineingestellt erscheint und spürbar bleibt, daß mit den europäischen Umwälzungen des voraufgegangenen Jahrzehnts nicht nur ein monarchischer Thron, sondern ein ganzes psycho-physisches Verhaltenssystem in Frage gestellt war.

In Frankreich hat der Maler David nach der Revolution und nach dem Zusammenbruch der höfischen Gesten- und Verhaltensnorm die gestische Erziehung des Volkes auch mit Hilfe großer Feste in Angriff genommen. Die Eidesgesten, die er vor der Revolution seinen Horatiern verordnet hatte, hat er dann in Paraden vor Robespierre in Lebens-

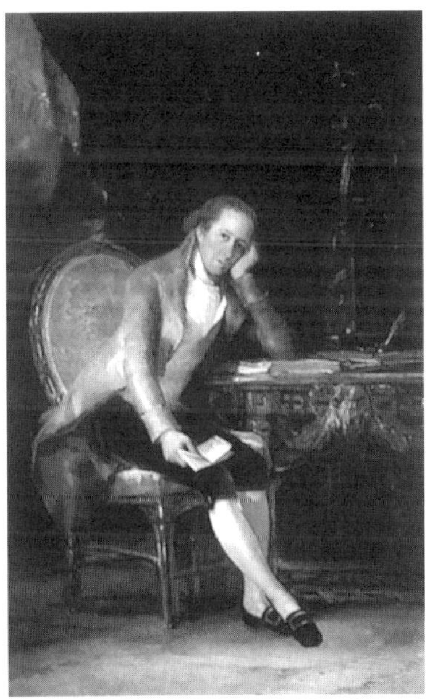

80 Francisco de Goya, Gaspar Melchor de Jovellanos, 1798, Madrid, Sammlung de Irueste

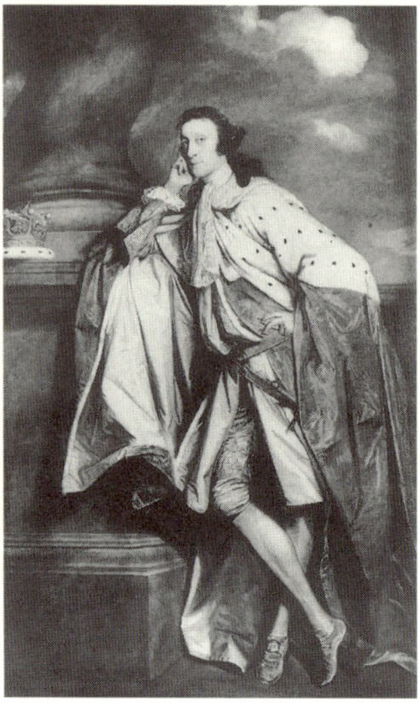

81 Joshua Reynolds, Bildnis des Earl of Landerdale, 1759-1761, Schloß Landerdale

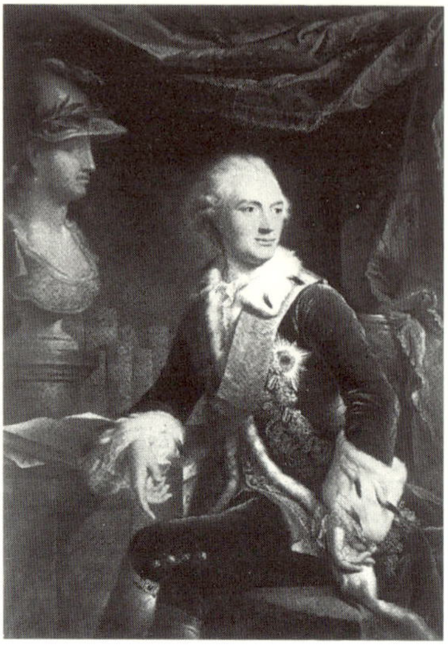

82 Georg A. A. Urlaub, Markgraf Christian Friedrich Carl Alexander von Ansbach und Bayreuth, 1772, Schloß Ansbach

formationen umgesetzt.[34] Schlugen in der jakobinischen Gestenpolitik die aufgeklärten Freiheitsgesten in Disziplingesten um, so entfesselte die politische Aufklärung in anderen Ländern ein ausgreifendes Pathos, durch das die Freiheitsideale in Gemälden gleichsam vorgeturnt werden.

Die historische Situation in Spanien gab den Weg zu optimistischen Freiheitsexperimenten nicht frei. Bei allen politischen Wechselfällen blieb doch die Alte Ordnung strukturell stabil. Aber dem Blick, der sich von den europäischen Einflüssen und Einbrüchen leiten ließ, mußten die alten Positionen als stehengebliebene Formen mit ausgetrockneten Inhalten erscheinen. In den Caprichos von 1797/1799 hat Goya bei den ausgehöhlten Traditionsbeständen Inventur gemacht. Künstlerisch jedoch ergab sich nicht ein Arsenal verstaubter Formeln, sondern ein Vorrat verformten Lebens. Mit leeren und verstörten alten Gesten wird ein neuer Sinn gesucht.

In mehreren Caprichos erscheinen die Gesten der galanten Welt des 18. Jahrhunderts wie Gesten aus einer Unterwelt. Vor einer armen Familie entfaltet ein verkrüppelter reicher Brautwerber das ganze Register ergebenster Verehrung (Abb. 83).[35] Es verkommt jedoch zu einem aufdringlichen Potenzgebaren, dem der Vater des Mädchens einen männlichen Konsens signalisiert, auf das die Mutter jedoch mit Verdeckung der Augen, die Tochter mit einem widerstrebenden Pudicitia-Gestus antwortet.[36] In einer freien Landschaft vollzieht sich das Ehegeschäft als eine Opferhandlung, in die ein altüberliefertes Gestenrepertoire verwickelt ist. Die Komposition erinnert das visuelle Schema einer Sposalizio, der alten sakralen Eheschließung. Aus ihrer Perversion entfalten die abgelebten Gesten neue Sprengenergien.

Immer wieder erscheinen in den Caprichos die alteingeübten Gebärden einer kirchlichen und frömmigkeitlichen Kultur, die durch einen neuen Kontext auch sinnlich neu aufgeladen sind. Auf Capricho 19 (Abb. 84) verfolgt die Alte den Erfolg der Lockeinrichtung für Männer aller Stände, so als bete sie zu Engeln. Schon lange gab es in der Graphik die »große Wunder-Baum, darauf die schöne Jüngling« oder auch »Jungfern« wachsen, und die Hofsatire empfahl solche Bäume wohl-

83 Francisco de Goya, Capricho 14: Welch ein Opfer!

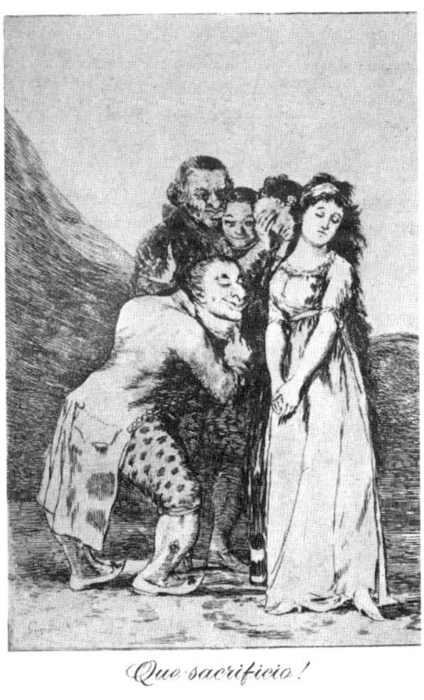

84 Francisco de Goya, Capricho 19: Alle werden fallen

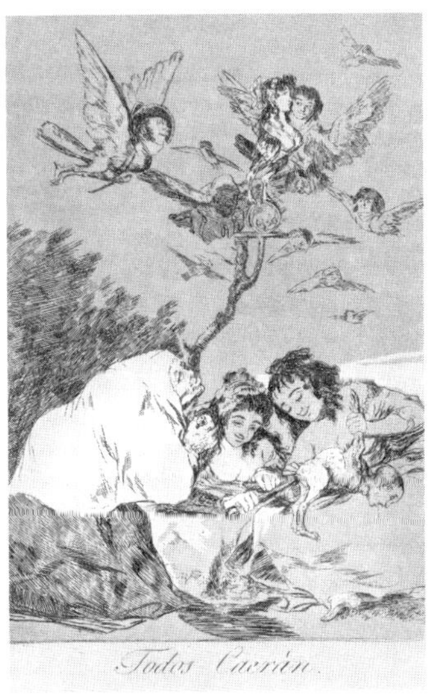

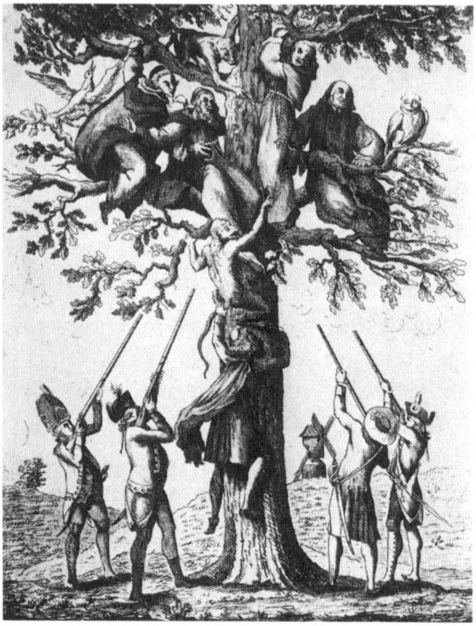

85 Anonym, Jagd auf Staats- und Kirchenleute in der Französischen Revolution, um 1791, Kupferstich

zupflegen, wenn man guter Früchte sicher sein wollte. Während die französische Revolutionsgraphik die alten »Ständebäume« schon mit ganz anderen Mitteln schüttelte (Abb. 85), sind Goyas Ernteergebnisse noch mit altkirchlichen Mitteln erzielt: Es ist ein Idol wie eine Heiligenbüste ausgesetzt, dem die Heilsbedürftigen zufliegen.[37] Mit den kirchlichen Glaubensformen werden auch sakrale Bildformeln disponibel; sie regenerieren sich in neuen Funktionszusammenhängen. Auf Capricho 59 (Abb. 86) wird die mächtige Felsplatte von einer hageren Figur so abgestemmt, wie auf den Altären jahrhundertelang die Schergen das Kreuz Christi abstemmten; doch der Körpereinsatz, der dort das Kreuz aufrichtete, soll hier verhindern, daß das niedergehende Gewicht der Platte alles zugrunde richtet. Auf Capricho 8 entführen die Mönche eine Frau im Bewegungsschema einer Grablegung. Auf dem folgenden Capricho 9 (Abb. 87) ist »Tantalus« der impotente Mann, der die Frau beweint wie auf unzähligen Pietàs Maria den Leichnam Christi beweinte; die Erlösungsgeschichte ist zu einem Thema der Individualgeschichte geworden.[38] Der geizige Alte auf Capricho 30 (Abb. 88) ist dem Gelächter seiner freizügigeren Mitbürger ausgesetzt wie Christus seinen Spöttern. Die eingekerkerte, schuldig gewordene Frau darf im Gefäng-

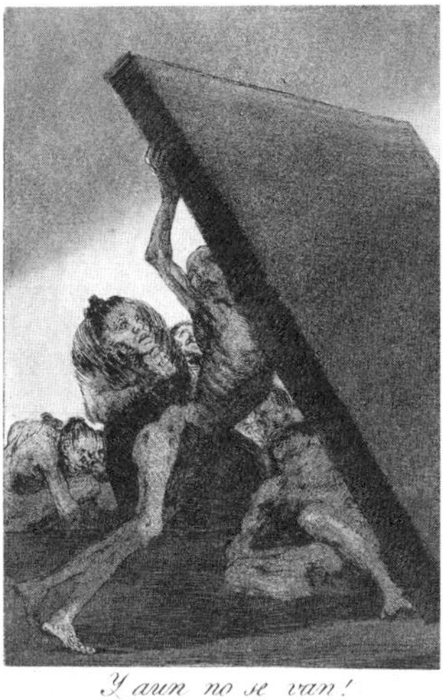

86 Francisco de Goya, Capricho 59: Und noch immer gehen sie nicht!

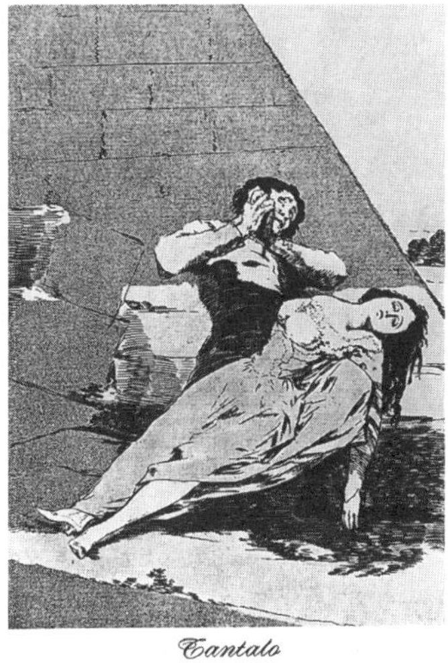

87 Francisco de Goya, Capricho 9: Tantalus

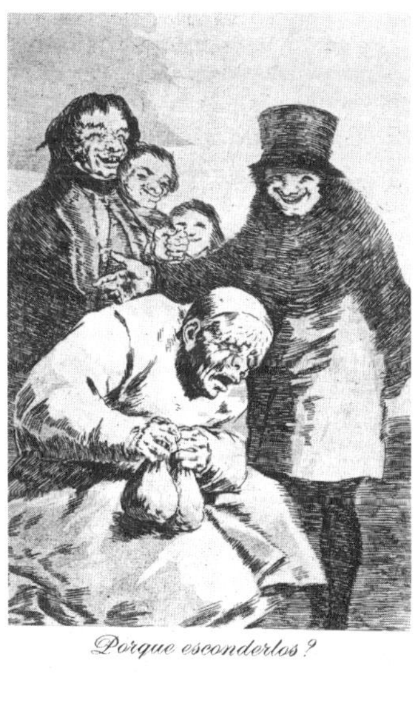

88 Francisco de Goya, Capricho 30: Warum sie verstecken?

nis unter der Lampe klagen wie Magdalena unter dem Kreuz. Und wenn Mönche und Nonnen miteinander gezecht und gehurt haben, dann dürfen sie sich danach in die gleiche erschöpfte Schlaflage bringen wie die Jünger im Garten Gethsemane am Ölberg.

Die Caprichos gehen aus von der Hinfälligkeit und Verfügbarkeit des konventionellen, institutionell abgestützten Gestenapparates. Jahrhundertelang Handlungs- und Verhaltensregler, sind diese hohl gewordenen Gesten wie Strohhalme, an die sich Opfer und Täter der alten Ordnung mit ihren Restenergien klammern. Goya kannte die akademische Möglichkeit, das Vakuum, das der Zusammenbruch der alten Körpersprache hinterlassen hatte, etwa durch Leihgesten aus der Antike aufzufüllen.[39] Dieser in Frankreich beschrittene Ausweg kommt in den Caprichos nicht vor. Vielmehr drängen in den leer gewordenen alten gestischen Verfügungsraum diejenigen körperlichen Reflexe und Triebe hinein, die von der überlieferten Gestenkultur abgedrängt oder unterdrückt waren. Aus den Tiefenzonen der menschlichen Rohnatur melden sich Bewegungen mit dem Anspruch, berücksichtigt zu werden. Öfters erscheinen in den Caprichos volkstümliche obszöne Gesten, wie die »Feige«[40], doch in der Regel sind es gesellschaftlich konventionalisierte Gesten, mit denen die ausgebrochenen Triebenergien Urständ feiern. Dieses Wechselverhältnis sei an einem Motiv verdeutlicht.

Der Mund war in der Malerei des 18. Jahrhunderts das sorgsam gepflegte Zierstück einer empfindsamen und kultivierten Gesichtslandschaft. Er war ein Organ, über welches Willens- und Gefühlssignale ausgesandt wurden.[41] In den Caprichos aber gerät der Mund zu einem Mal, zu einer Einbruchsstelle, durch die die Außenwelt ungehemmt eindringt.

Das bärtige adlige Großkind, das in Capricho 4 (Abb. 89) von einem Lakaien weggeschleppt wird, fährt mit beiden Händen in seinen aufgeschwollenen Mund. Wir kennen diesen Gestus als einen Gestus der Zerknirschung und der Reue aus mittelalterlichen Höllendarstellungen (Abb. 90).[42] In der »Erschießung des Dos de Mayo« (vgl. Abb. 100) hat Goya ihn wieder verwendet. Aus den Tiefenregionen der Hölle also hat Goya den Gestus bezogen, als er die hemmungslose, panische Genußsucht eines verzogenen Adligen zu charakterisieren hatte.

Auf Capricho 49 (Abb. 91) gibt sich der hingekauerte Mönch links unten lustbetont dem Essen hin, während sein Mitbruder mit einem monströsen Zeigegestus auf die Fensterform in der Rückwand verweist, die seinen eigenen Haimund monumental überhöht; gemeint ist die

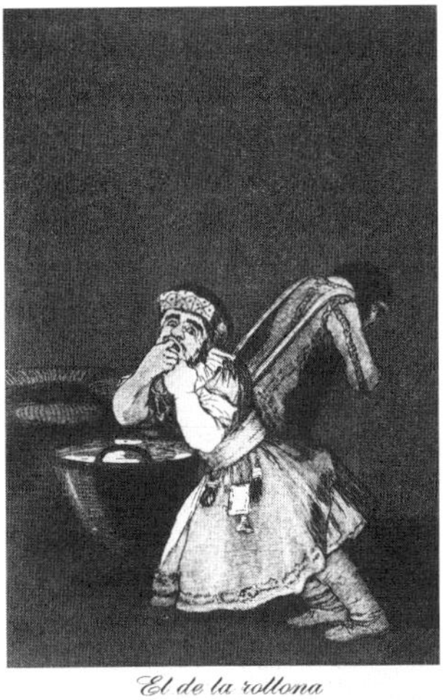

89 Francisco de Goya, Capricho 4: Das verwöhnte alte Kind

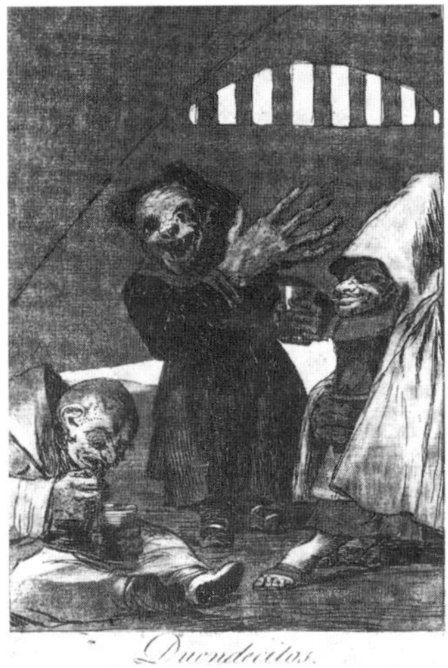

91 Francisco de Goya, Capricho 49: Poltergeister

90 Anonyme Dante-Illustration: Dante, Vergil und der Minotaurus in der Hölle, Buchmalerei, 2. Viertel des 14. Jahrhundert, Holkam Hall, Bibliothek des Earl of Leicester

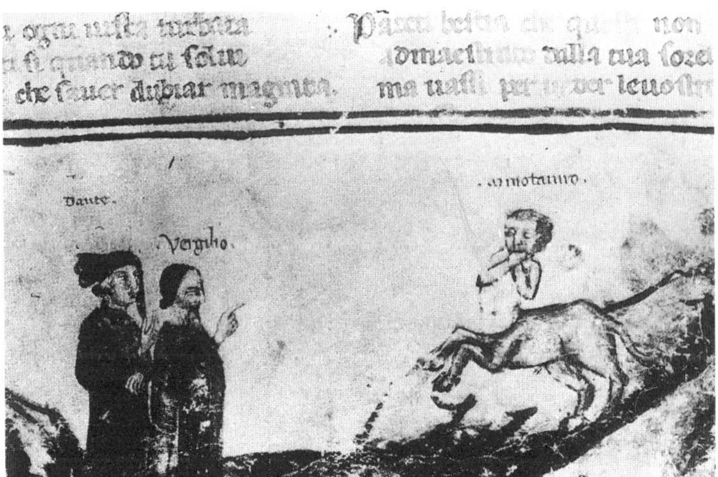

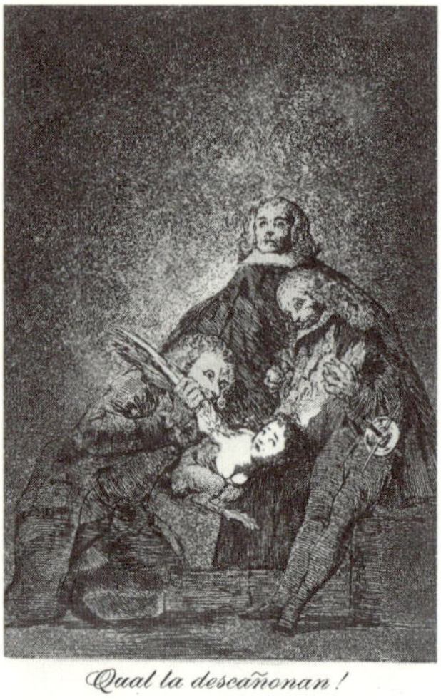

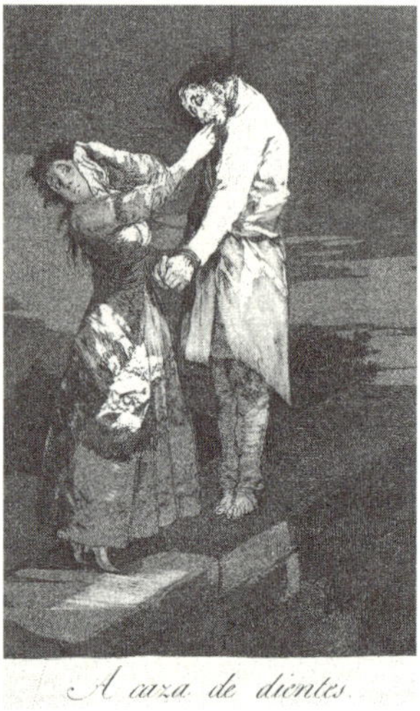

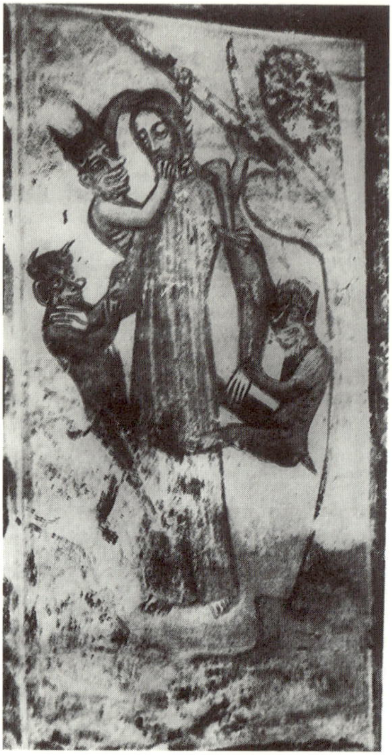

92 (o.l.) Francisco de Goya, Capricho 21: Wie sie rupfen

93 (u.l.) Francisco de Goya, Capricho 12: Auf Zähnejagd

94 (o.r.) Anonym, Der erhängte Judas, Fresko, vor 1404, Mâlincrav (Ungarn), Evangelische Kirche

Geldsucht der Kirche, die sich hier als elementare orale Befriedigungssucht äußert.

Die ehrenwerten Richter auf Capricho 21 (Abb. 92) rupfen ihre hühnergestaltigen Frauenopfer wie in Trance mit dem Mund. Aus der Bildhoheit des klassischen Dreiecks einer Heiligen Familie fallen sie in ein triebhaftes Naturverhältnis zurück, in dem der Mensch dem Menschen ein Wolf ist.

Die junge Frau auf Capricho 12 (Abb. 93) handelt nach den Geboten eines liebeszauberischen Aberglaubens, wenn sie dem Gehängten einen Zahn zu entreißen sucht; in Darstellungen des erhängten Judas waren es die Teufel, die ihm den Mund plünderten (Abb. 94).[43]

In Capricho 33 (Abb. 95) deutet die Beischrift an, daß die ärztliche Behandlung, die auf dem Bild gezeigt wird, ein politisches Heilverfahren ist. Daß der Herrscher ein Arzt sei, der einen kranken Körper im Notfall auch durch Amputation heilen müsse, war eine alte politologische Metapher.[44] Erst Goya hat sie als einen Eingriff verbildlicht, bei dem die Patienten sich entäußern, ihr Inneres auszuwerfen haben. Einen noch radikaleren Entwurf, der die zwischenmenschlichen Beziehungen auf die Grundlage eines Exkrementenaustausches stellte, hat Goya nicht veröffentlicht.[45]

Es ist kaum richtig, solche gestische Animalisierung so zu verstehen, daß Goya diagnostizieren wollte, nach dem Zusammenbruch der

95 Francisco de Goya, Capricho 33: Dem Pfalzgrafen

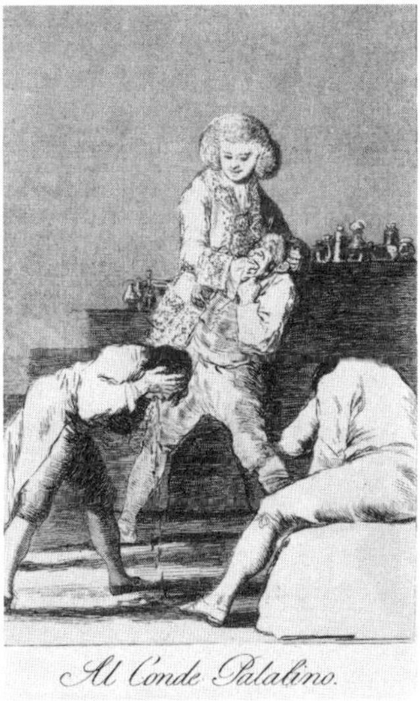

96 Francisco de Goya, Capricho 75: Ist niemand da, der uns losbindet?

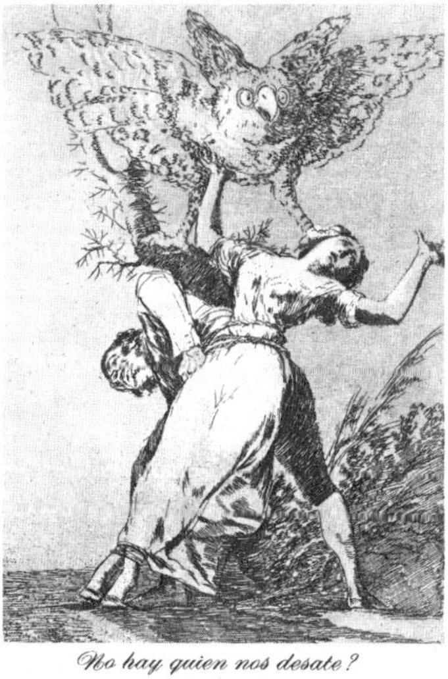

höfisch-sakralen Gestenordnung müsse die bestialische Natur des Menschen sich herauskehren. Denn Goya reaktiviert ja zumeist nur die von der alten Gestenordnung abgedrängten Vitalgesten, die jetzt auf der Ebene der Hochkunst mit den Kulturgesten zusammentreffen. Den Brechzwang, in den ein Stärkerer einen Schwächeren bringen kann, hatte Goya schon in dem Picaro-Roman des »Lazarillo de Tormes« geschildert gefunden, und sein Testament von 1812 verzeichnet das Gemälde, das Goyas Interesse für diese Szene belegt. Und wenn Goya die Unlösbarkeit der Ehe als Zwangsehe verbildlicht (Abb. 96), dann greift er auf Bildprägungen der hermaphroditischen »coincidentia oppositorum« zurück (Abb. 97), die auch schon durch die Höllen des Hieronymus Bosch gegangen waren.[46] Anders als David in Frankreich, der eine siegreiche Macht hinter sich wußte, als er ein Programm neuer Gesten aufstellte, hat Goya bei seiner Inventur im alten Gestenarsenal die Siegergesten mit den Opfergesten sich vergleichen lassen. Es ist keine gestische Universalsprache gezeigt, die das Leiden linderte.

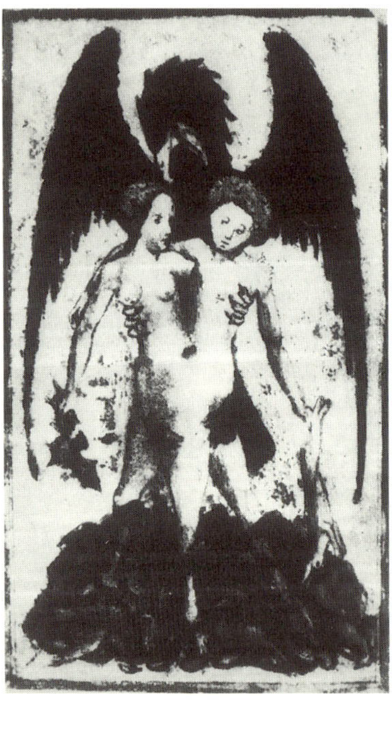

97 Anonym, Hermaphrodit als »coniunctio oppositorum«, Buchmalerei, 15. Jahrhundert, Zürich, Zentralbibliothek

98 Francisco de Goya, Desastres 37: Das ist schlimmer

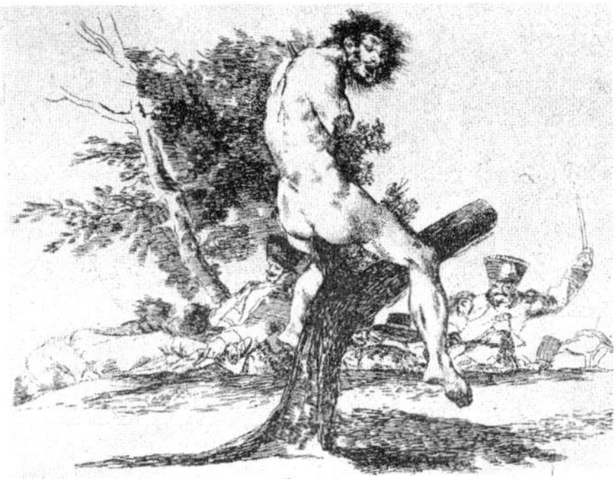

Wenn die Caprichos noch offen lassen, ob aus dem Zusammenbruch der alten Körpersprachen sich eine neue ergeben könnte, dann scheint der späte Goya wenig gesehen und erfahren zu haben, was eine solche Hoffnung stütze. Aus der Sicht des späten Goya sind die Menschen im Begriff, sich gestisch zu liquidieren. Sein Spätwerk enthält eine Grundfigur des gestischen Verstummens, die immer wiederkehrt.

Desastres 37 (Abb. 98) bietet das unbeschreibliche Beispiel einer gesten-unfähig gemachten Figur: Mensch und Natur so zueinander zurückgekehrt, daß sie gegenseitig Gliederfunktionen übernehmen können. In Desastres 39 (Abb. 99) sind Fleisch und Holz so ineinander verpfropft, daß der Baum die Klagegesten vollzieht, die dem Körper verwehrt sind. Nach manchem Blatt der Desastres sind nur noch Leichen

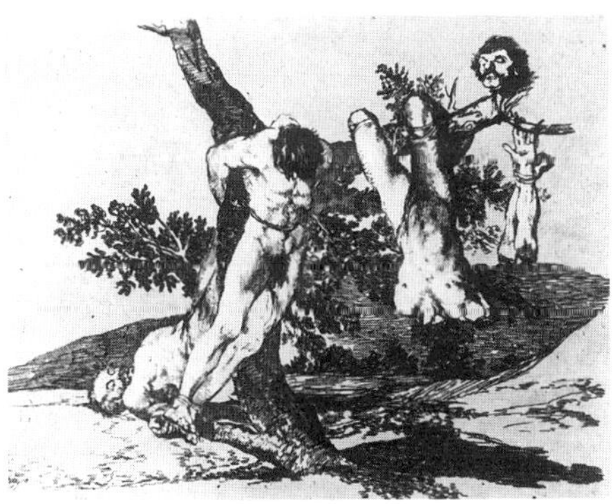

99 Francisco de Goya, Desastres 39: Große Heldentat! Mit Toten!

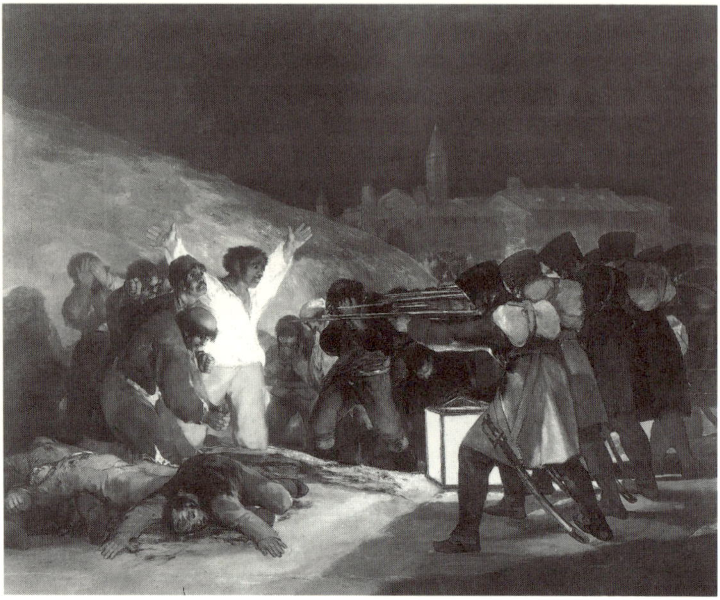

100 Francisco de Goya, Die Erschießung der Aufständischen am 3. Mai 1808, 1814, Madrid, Museo del Prado

befähigt, Gesten zu machen. Gestikulierenden Leichen stehen erstarrte Überlebende gegenüber.

Eine ganze Serie später Zeichnungen und Radierungen widmet Goya Gefangenen und Gefesselten, und schon in den Desastres hat Goya immer wieder die Erschießung gefesselter Menschen beschäftigt. Es war üblich, den zum Tode Verurteilten die Augen zu verbinden und sie gefesselt zu erschießen. Auch bei der spanischen Garrotte, dem Bruch der Halswirbel, wurden die Opfer gefesselt und erhielten Kruzifixe zwischen die Hände gesteckt. Goya hat diese Situation, die dem Menschen einen letzten Gestus versagt, sich immer neu vergegenwärtigt.

Ein Mal jedoch hat er den Gestus in dieser Grenzsituation sich entfalten lassen. Auch bei der Erschießung am Zweiten Mai 1808, die dem Bild zugrunde lag, das Goya wahrscheinlich 1814 für einen Triumphbogen zum Einzug Ferdinands VII. gemalt hatte (Abb. 100), waren die

Opfer gefesselt worden.[47] Vielleicht brauchte Goya von der hohen Anbringung am Triumphbogen her einen wirkungsvollen Gestus, der dem einziehenden König den Aufopferungswillen seiner Untertanen signalisierte. Der Gestus der Hauptfigur mit den hochgerissenen Armen ist oft und eindringlich beschrieben worden. Es ist gewiß ein alter Orantengestus, in dem, wie in Dürers *Christus am Ölberg* (Abb. 101), Bitte, Klage und Beschwörung zusammengefaßt sind.[48] Doch ist er zugleich aus der Grenzsituation zum Tode hin regeneriert, und die Tradition sakralisiert einen Gestus elementarer Empörung.

Die Rezeption von Goyas berühmtem Bild zeigt gerade gegenüber diesem Gestus einige Verlegenheit. Gisberts Darstellung der Exekution einer Gruppe von Liberalen unter der Führung Torrijos vom Jahre 1837 zeigt die Opfer gefesselt und gefaßt.[49] Aber auch Manet hat in seiner *Erschießung Kaiser Maximilians* (Abb. 102) den Gestus unterdrückt, obwohl der Kaiser, wie es seinem Rang entsprach, nicht gefesselt worden war.[50] Der Kaiser beantwortete diese Ehre, indem er Haltung bewahrt und in ruhiger Selbstbeherrschung seinen Mitopfern ermutigend die

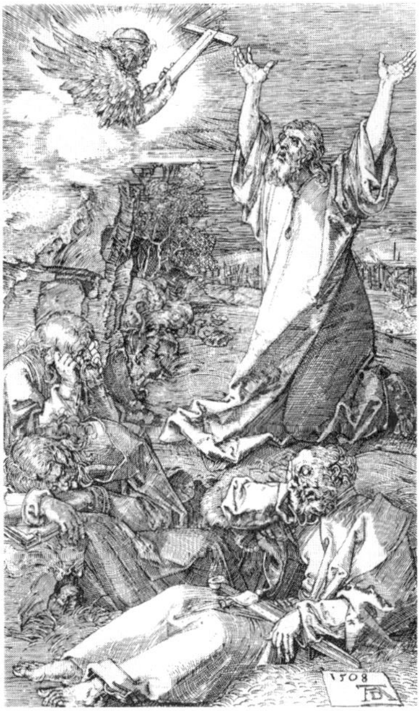

101 Albrecht Dürer, Christus am Ölberg, 1507-1512, Kleine Kupferstichpassion

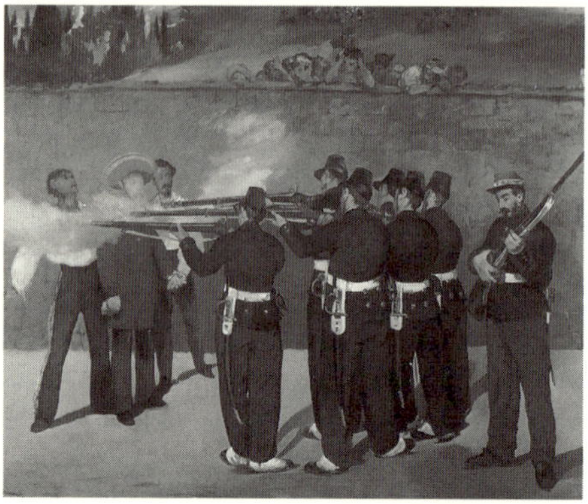

102 Edouard Manet, Die Erschießung Kaiser Maximilians von Mexiko, 1867, Mannheim, Kunsthalle

Hände drückt. Der vorrevolutionäre Verhaltens- und Gestencodex hat sich gegen die Lizenz, die Goya vorgegeben hatte, durchgesetzt.

Vor dem Feind die Arme hochzuwerfen bedeutet fortan schmähliche Ergebung. Als Ferdinand Avenarius 1918 aus der Masse der Karikaturen deutscher Kriegsgegner einige Pathosformeln zusammenstellte, stieß er immer wieder auf den Gestus aus Goyas »Dos de Mayo«.[51] Er ist eingesetzt, um die Feigheit der deutschen Soldaten, um Grundlagen des deutschen Heroismus offenzulegen. Sie sind wie Höhlenmenschen, die in ihre Urgesten zurückfallen (Abb. 103). Die Restauration gestischer Disziplin hat Goyas Gestus, in dem er ein Mal einen vitalen Gestus hatte adeln wollen, ereilt und zum Feigheitsgestus pervertiert.

Die Situation der Gestendiktate und -verluste, von der Goyas Gestenanalysen ausging, ist uns nicht ganz fremd. Viele Gesten, die Goya noch

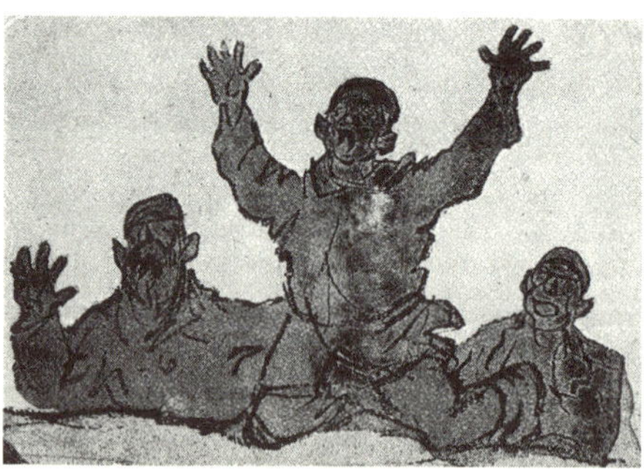

103 Französische Karikatur, 1916

geläufig waren und die er gezeichnet hat, sind in den letzten Jahren verschwunden: Die gestenfreundlichen Talare; das Hutabnehmen, der Bettlergestus oder der Prügelgestus (Capricho 25). Schwere Arbeitsgesten werden heiteren Berufsratern vorgeführt, und wie neuerlich die Priester[52] müssen ganz neuerdings auch die Politiker immer lächeln. Ein Deutscher Gruß ist über Nacht dem Gestenverbot verfallen. Militärische Eidesgesten provozieren Straßenschlachten. Die Faust zu heben, kann den Beruf kosten.

In einer solchen Situation der gestischen Verunsicherung mag es von Interesse sein, die Beobachtungen eines tauben, gestenabhängigen Künstlers aus dem Zeitalter der Revolutionen nachzuvollziehen.

Anmerkungen

1 »Como hace seis anos, que me faltó de todo punto la salud, y especialmente el oydo, hallandome tan Sordo que no usando de las cifras de la mano no puedo entender cosa alguna, por lo que no he podido ocuparme en cosas de mi Profesión ...« Zitiert nach Edith Helman: Trasmundo de Goya, Madrid 1963, S. 153f.

2 Jutta Held: Francisco Goya in Selbstzeugnissen und Bilddokumenten, Reinbek 1980, S. 42. Das ist insofern mißverständlich ausgedrückt, als Goya ja noch sprechen konnte, sich selbst also die Taubstummensprache nicht »aneignen« mußte, sondern von seinen Gesprächspartnern erwarten mußte, daß sie die »cifras de la mano« gebrauchten. – Die Natur der Krankheit wurde viel diskutiert. Die jüngste medizinische Diagnose mit dem Ergebnis, daß es sich wahrscheinlich um eine Bleiintoxikation handelte, bei Klaus Lederbogen: Francisco Goyas Krankheit und Tod, Deutsches Ärzteblatt, H. 36, 6.9.1979, S. 2288–2292.

3 Vgl. Karl Bühler: Ausdruckstheorien, 2. Aufl. Stuttgart 1968, S. 22ff.

4 Grundlegend für die Kunsttheorien das Gestenkapitel bei Gio. Paolo Lomazzo: Trattato Dell'Arte de la Pittura, Mailand 1584, Buch II, Kapitel 1–23. Vgl. auch Brewster Rogerson: The Art of Painting the Passions, in: Journal of the History of Ideas, Bd. 14, 1953, S. 68ff. Ein glanzvolles Beispiel einer Übertragung der rhetorischen Bewegungstheorien auf die Malerei bietet Günther Heinz: Realismus und Rhetorik im Werk des Bartolomeo Passarotti, in: Jahrbuch der Kunsthistorischen Sammlungen in Wien, Bd. 68, 1972, S. 156ff. – Die jungste Bibliographie zur Gestengeschichte und -forschung bieten D. Morris, P. Collett, P. Marsh, M. O'Shaughnessy: Gestures. Their Origins and Distribution, New York 1979, S. 275–292. – Auf der Grundlage der Le Brun-Rezeption sind einige Gesten in den Caprichos gedeutet von Eleanor A. Sayre: Goyas Gebärdensprache, in: Ausst.-Kat. »Goya«, Frankfurt/M. 1981, S. 82–85.

5 Vgl. Isa Lohmann-Siems: Der universale Formbegriff in der Physiognomik des 18. Jahrhunderts, in: Jahrbuch der Hamburger Kunstsammlungen, Bd. 9, 1964, S. 67ff. – José López-Rey: Goya's Caprichos, Princeton 1953, Bd. 1, S. 55ff.; Folke Nordström: Goya's Portraits of the Four Temperaments, in: De Artibus Opuscula XL. Essays in Honor of Erwin Panofsky, New York 1961, S. 398ff.

6 Quintilian: Institutio Oratoria, XI.3, 85–87 (hrsg. v. H. E. Butler, Cambridge 1961, S. 288f.): »Ut in tanta per omnes gentes nationesque linguae diversitate hic mihi omnium hominum communis sermo videatur.«

7 Giovanni Bonifacio: L'arte dei cenni con la quale formandosi fauella visibile, si tratta della muta eloquenza, che non è altro che un facondo silentio, Vicenza 1616; John Bulwer: Chirologia; or the Naturall Language of the Hand. Whereunto is added Chironomia: or, the Art of Manual Rhetoricke, London 1644. Zur Entwicklung der Vorstellung von einer Universalsprache im Zusammenhang mit Bemühungen um eine Taubstummensprache vgl. James R. Knowlson: The Idea of Gesture as a Universal Language in the XVIIth and XVIIIth Centuries, in: Journal of the History of Ideas, Bd. 26, 1965, S. 496ff.

8 Caspar Melchior Jovellanos: Tratado de Declamación, in: Obras, Biblioteca de Autores Españoles, Bd. 5, Madrid 1858, S. 147. In einem kunsttheoretischen Zusammenhang ist die Quintilianstelle paraphrasiert auch bei Bernard Dupuy Du Grez: Traité sur la Peinture, Toulouse 1699, S. 291. – In seiner »Memoria sobre Educación pública« spricht Jovellanos von der Hoffnung der Philosophie, »que el progreso de la razón y la comunicación humana traeria tal vez la época venturosa en que una lengua universal estableciese entre todas las sociedades y todos los hombres un vínculo de unión y fraternidad …« (Jovellanos: Espectáculos y Diversiones Públicas, Clásicos Castellanos, Madrid 1975, S. 88f.).

9 Abbé de l'Epée: Institution des Sourds et Muets, par la voie des signes méthodiques; Ouvrage qui contient le Projet d'une Langue Universelle, par l'entremise des Signes naturels, assujettis à une Méthode, Paris 1776, S. 135: »On a souvent désiré une Langue universelle, avec le secours de laquelle les hommes de toutes les nations pourraient s'entendre les uns les autres. Il me semble qu'il y a longtemps qu'elle existe, et qu'elle est entendue partout. Cela n'est pas étonnant: c'est une langue naturelle. Je parle de la langue des signes.«

10 »Ydioma universal. Dibujado y Grabado por Francisco de Goya ano 1797«. Vgl. Pierre Cassier: Francisco Goya. Die Zeichnungen, Fribourg 1975, Nr. 39, S. 76.

11 Das betrifft auch das Autorenbild des Mitelli, das Hanna Hohl: Giuseppe Mitellis ›Alfabeto in Sogno‹ und Francisco Goyas ›Sueno de la razón‹, in: Museum und Kunst. Beiträge für Alfred Hentzen, Hamburg 1970, S. 109ff., als Vorbild herangezogen hat. Vgl. auch die Beispiele bei George Levitine: Some Emblematic Sources of Goya, in: Journal of the Warburg and Courtauld Institutes, Bd. 22, 1959, S. 106–131; Ausst.-Kat. »Goya. Das Zeitalter der Revolutionen«, Hamburg 1980, S. 55; ferner zur Bildtradition Jan Bialostocki: Renaissance Artists as Philosophers in Meditation, in: Acta Historiae Artium Academiae Scientiarum Hungaricae, Bd. 24, 1978, S. 207–210.

12 Zürich, Kunsthaus. Vgl. Ausst.-Kat. »Goya. Das Zeitalter der Revolutionen« (s. Anm. 11), Nr. 432, S. 448.

13 Vgl. Margot Kruse: Das Selbstporträt von Paul Scarron in der Nachfolge des Selbstporträts von Cervantes, in: Romanistisches Jahrbuch, Bd. 27, 1976, S. 102ff. Der Kommentar des Scarron zu dem Frontispiz wendet sich »Au lecteur qui ne m'a jamais vu«. Zu den zwei Fassungen des Titelblattes vgl. Ausst.-Kat. »Mostra di incisioni di Stefano Della Bella«, Florenz 1973, Nr. 56, Abb. 60.

14 Die Beischrift unten lautet: »El autor soñando. Su yntento solo es desterrar bulgaridades perjudiciales, y perpetuar con esta obra de caprichos, el testimonio solido de la verdad«. Zur Deutung des Lichtkreises als Aufklärung vgl. Werner

Hofmann im Hamburger Katalog 1980 (s. Anm. 11), S. 58 und Sayre (s. Anm. 4), S. 82.

15 Vgl. George Levitine: Literary Sources of Goya's Capricho 43, in: Art Bulletin, Bd. 37, 1955, S. 56–59.

16 Vgl. dazu Horst Janson: Apes, London 1952, S. 215ff. – Ein Stich gleichen Themas nach Brueghel von 1562 bei F. W. H. Hollstein: Dutch and Flemish Etchings, Engravings and Woodcuts, Amsterdam 1968, Bd. III, Nr. 148 unter Hieronymus Cock.

17 Levitine (s. Anm. 15), S. 57 und wieder in seinem Aufsatz über die emblematischen Quellen (s. Anm. 11), S. 114f., 119 spricht davon, daß dem Künstler das Werkzeug überreicht werde und »inspires him to create monsters«; ich meine, auch im Hinblick auf die Tradition des »Beraubten Kaufmannes«, daß es ihm weggenommen wird.

18 »cuando los hombres no oyen el grito de la razón, todo se vuelve visiones.« Zitiert nach Edith Helman (s. Anm. 1), S. 230.

19 Johann Gottfried Herder: Ankündigung einer neuen Zeitschrift: Aurora, in: Sämmtliche Werke, Bd. 10, Stuttgart/Tübingen 1862, S. 284.

20 Vgl. Wolfgang Kemp: Die Beredsamkeit des Leibes. Körpersprache als künstlerisches und gesellschaftliches Problem der bürgerlichen Emanzipation, in: Städel-Jahrbuch, N. F. Bd. 5, 1975, S. 111–134.

21 Vgl. Norbert Elias: Über den Prozeß der Zivilisation, Bern 1969, Bd. 2, S. 370ff. Zur sozialgeschichtlichen Konstellation, in der die Aufklärung in Spanien wirksam wurde, zuletzt Manfred Tietz: Zur Polemik um die spanische Aufklärung, in: Archiv für das Studium der neueren Sprachen und Literaturen, Bd. 217, 1980, S. 75–92, bes. S. 89.

22 Vgl. Jutta Held: Die Genrebilder der Madrider Teppichmanufaktur und die Anfänge Goyas, Berlin 1971, S. 18ff. und, die Beziehung zum Hof betreffend, meine Rezension im »Pantheon«, Bd. 30, 1972, S. 526f.

23 Eine Abb. findet sich im Erstdruck des vorliegenden Aufsatzes: Hofmann, W./ Helman E./ Warnke, M.: Goya – »Alle werden fallen«, Frankfurt/M. 1981, S. 147, die der Madrider Ausgabe des Alciato von 1781 entnommen wurde und die im lateinischen Originaltext und mit dem kurzgefaßten Kommentar des Cludius Minois erschienen ist. Von dieser Ausgabe hätten emblematische Untersuchungen zu Goya auszugehen.

24 Fleming: Oden V, Nr. 18.

25 Zur Tradition der spanischen Königsfamilienbilder vgl. jetzt Edward J. Sullivan: Vicente López's ›Family of Charles IV‹ and Group Portraiture in Spain from El Greco to Goya, in: arts, Bd. 55, 1981, S. 126–135.

26 J. A. Schmoll gen. Eisenwerth, »Die Bilder der Königsfamilien von Goya und Chodowiecki«, in: Amici Amico. Festschrift für Werner Gross, München 1968, S. 305–324.

27 Das familiäre Motiv eines persönlichen Umgangs mit Kindern kommt in den spanischen Bildern königlicher Familien m. W. nicht vor. Dagegen ist es in England schon früh in hocharistokratischen Familienbildern aufgegriffen worden (William Brook, *Familie des 10. Earl von Cobham,* 1567, Victoria and Albert Museum; Cornelis Johnson, *Familie des 1. Barons Capel,* um 1639, London, National Portrait Gallery) und dann bei Johann Zoffany, *Georg III. mit Frau und 6 Kindern* (London, Royal Collection), auch im Königlichen Familienbild präsent. Die sitzende Großherzogin von Toskana hat in dem Bild der Familie des Großherzogs

Leopold, das Wenzel Werlin 1773 gemalt hat (Wien, Kunsthistorisches Museum), ein lebhaft gestikulierendes, halbnacktes Kind auf dem Arm, und so erscheint auch die Gemahlin Erzherzog Leopolds auf einer Porzellangruppe von Anton Grassi (Ausst.-Kat. »Österreich zur Zeit Kaiser Josephs II«, Stift Melk 1980, Nr. 1384), während auf einer Aquarellminiatur von um 1787 der Pfalzgraf Max Joseph seinen Sohn Ludwig als nacktes Baby vorweist (Ausst.-Kat. »Wittelsbach und Bayern«, München 1980, Bd. 3/2, Nr. 146). Auf dem Stich Chodowieckis war es in einer ersten Fassung einer Amme in die Arme gegeben, obwohl das Kind noch nicht geboren war, weshalb Chodowiecki Skrupel bekam (vgl. Schmoll/Eisenwerth, s. Anm. 25, S. 313). Wie sehr es sich um die Aufnahme verflüssigender bürgerlicher Vorstellungen handelt, wird vielleicht am deutlichsten durch Ingres' Bild *Heinrich IV. beim Empfang des Spanischen Botschafters mit seinen Kindern spielend* (1817), wobei der König im Ansturm seiner Kinder zu Boden geht. Vgl. Georges Wildenstein: J. A. Ingres, London 1954, Kat. Nr. 112–115.

28 Erwin Walter Palm: Ein Grazien-Gleichnis. Goyas Familie Karls IV., in: Pantheon, Bd. 34, 1976, S. 38–40. Im Kommentar des Minois in der Madrider Alciati-Ausgabe von 1781 heißt es zum Emblem mit den Drei Grazien, S. 304: »amore mutuo junctae inter sese: sunt affectu plane caelesti ac divino, omnibus grato et accepto«.

29 Rita de Angelis: L'opera pittorica completa di Goya, Mailand 1974, Kat. Nr. 165 mit Abb.

30 Darauf hat zuerst F. J. Sánchez-Cantón, in: Ars Hispaniae, Bd. XVII: Goya, Madrid 1965, S. 351 hingewiesen. Vgl. auch Joseph Gantner: Goya, Berlin 1974, S. 65. Über die Beziehungen der spanischen Aufklärer um Goya zu England vgl. José López-Rey: Goya and the World around him, in: Gazette des Beaux Arts, Bd. 28, 1945, S. 144ff. Daß die Caprichos möglicherweise einem Hinweis Moratíns auf englische Karikaturen verdankt werden, erschließt Xavier de Salas: Light on the Origins of Los Caprichos, in: Burlington Magazine, Bd. 121, 1979, S. 711–716. – Noch 1805 schrieb Jovellanos an den Kunsthistoriker und Freund Goyas, an Ceán Bermudez – »De todo lo cual inferirá Vm. que no hay un pueblo sobre la tierra de quien se puede esperar la perfección de las artes tanto como de los ingleses« (Jovellanos: Memoria del Castillo de Bellver – Discursos – Cartas, Clásicos Castellanos, Madrid 1969, S. 333).

31 Zu den beiden Fassungen des Bildes vgl. Elizabeth Du Guy Trapier: Only Goya, in: Burlington Magazine, Bd. 102 (1960), S. 159f.

32 Vgl. Elizabeth du Gué Trapier: Goya and his Sitters, New York 1964, S. 13.

33 Im Hinblick auf die ikonographische Tradition des »Gelehrten Adligen« besteht keine Notwendigkeit, das Bild mit Capr. 43 so eng zusammenzusehen und eine Datierung nach dem Sturz des Jovellanos (1798) vorzunehmen, wie dies jüngst S. A. Mansbach: Goya's Liberal Iconography: Two Images of Jovellanos, in: Journal of the Warburg and Courtauld Institutes, Bd. 41, 1978, S. 340ff. getan hat. Schon Franz I. von Frankreich war von Boulogne le Jeune mit Minerva und den Künsten zusammengesehen worden (vgl. Revue de l'Art, Nr. 16/17, 1972, S. 16, Abb. 12), und dies wurde gerade im 18. Jahrhundert außerhalb Spaniens eine sehr geläufige Verbindung.

34 Vgl. Wolfgang Kemp: Das Bild der Menge (1789–1830), in: Städel-Jahrbuch N. F., Bd. 4, 1973, S. 259ff.

35 Zu dieser »Hofgruppe« gehören auch Capricho 5, 6, 7.

36 Zu den Gesten auf Capricho 14 vgl. Sayre (s. Anm. 4), S. 85; der Gestus der Braut jedoch entspricht nicht so sehr den akademischen Vorgaben, daß der

Ausdrucksgehalt genau auf »Tristeza« oder »Sufrimiento« festzulegen wäre; auf Capricho 73 jedenfalls signalisiert der gleiche Gestus offensichtlich lüsterne Vorfreude.

37 Der Kommentar der Biblioteca Nacional vermerkt ausdrücklich, daß die Alte auf Capricho 19 »pide a Dios que caigan« (Helman: Trasmundo (s. Anm. 1), S. 224). Mit den »militares, paisanos y frailes«, die auch der Ayala-Kommentar benennt (ebda.), sind die Ständebäume assoziiert. Levitine hatte auf de Brys Stich einer solchen Lockeinrichtung hingewiesen (vgl. Ausst.-Kat. »Goya«, s. Anm. 11, S. 81, Nr. 26). Doch ist dort nicht ein Baum gegeben. Dieser entstammt mit Sicherheit der reichhaltigen Tradition der »Wunder-Bäume«, mit denen Männer oder Jungfrauen sich gegenseitig verführen. Beispiele: William A. Coupe: The German Illustrated Broadsheet in the 17th Century, Baden-Baden 1966, Bd. 1, S. 179; Wolfgang Brückner: Populäre Druckgraphik Europas: Deutschland, München 1975, Abb. S. 99; Reallexikon zur Deutschen Kunstgeschichte, s. v. »Bilderbogen«, Sp. 555, Abb. 4. – Bei dem Lockvogel denkt man auch an ältere Darstellungen des Antichrist, vgl. Journal of the Warburg and Courtauld Institutes, Bd. 35, 1972, Taf. IX, b, d.

38 Peter Kühn-Nielsen, Goya's ›Tantalo‹: Genesis of a Composition, in: Master Drawings, Bd. 12, 1974, S. 151–156 leitet die Komposition von einer Illustration des C. P. Marillier für die französische Ausgabe von Young's »Night Thoughts« (1769) ab; die beträchtlichen Abweichungen wandeln dieses mögliche Vorbild gerade in Richtung auf eine Beweinung ab. Vgl. auch Ausst.-Kat. »Goya« (s. Anm. 11), S. 78, Nr. 24.

39 Zu der Gruppe akademischer Gemälde Goyas vgl. Martin S. Soria: Goya's Allegories of Fact and Fiction, in: Burlington Magazine, Bd. 90, 1948, S. 196–200, und F. J. Sánchez-Cantón: La elaboración de un cuadro de Goya, in: Archivo Español de Arte, Bd. 18, 1945, S. 301–307.

40 Sie taucht sehr prononciert auf Capricho 11 bei dem Soldaten rechts im Vordergrund auf. Dazu Ludwig Flachskamp: Spanische Gebärdensprache, in: Romanische Forschungen, Bd. 52, 1938, S. 246f. und Morris u. a. (s. Anm. 4), S. 147ff. – Manche der von Flachskamp beschriebenen volkstümlichen Gesten lassen sich in den Caprichos wiederfinden: Den obszönen Einsatz des Zeigefingers in Capricho 26, 5; die zur Faust geballte Rechte als Ausdruck der Bewunderung der Stattlichkeit in Capricho 47; den »Que vergüenza!«-Gestus auf Capricho 48; das Küssen der Fingerspitzen für die Aussage »una muchacha – así!« auf Capricho 55; den Schweigegestus mit dem Finger an der Nase auf Capricho 28; vielleicht ein Bestechlichkeitsgestus die Gebärde des Geldzählens auf Capricho 30; der Saufgestus mit dem zum Mund geführten Daumen auf Capricho 80.

41 Bernard Dupuy du Grez: Traité sur la Peinture, Toulouse 1699, S. 290: »Mais sur tout les yeux et la bouche marquent d'abord ce que nous avons dans l'ame ...«

42 Vgl. Moshe Barasch: Gestures of Despair in Medieval and Early Renaissance Art, New York 1976, S. 4ff.

43 In der Regel wird Judas die Seele aus dem Gedärm gezogen; das Chorfresko aus Mâlincrav (Ungarn), vor 1404, nach dem Ausst.-Kat. »Die Parler«, Köln 1978, Bd. 2, S. 474. Eine Frau steckt ihren Finger in den Mund eines Schergen in dem *Kindermord* des Meisters der Freisinger Heimsuchung, Nürnberg, Germanisches Nationalmuseum (Ausst.-Kat. »Bilder des Menschen in der Kunst des Abendlandes«, Berlin 1980, S. 373, Abb. 9).

44 Vgl. Paul Archambault: The Analogy of the ›Body‹ in Renaissance Political Literature, in: Bibliothèque d'Humanisme et Renaissance, Bd. 29, 1967, S. 29,

33, 38 und Ahlrich Meyer: Mechanische und organische Metaphorik politischer Philosophie, in: Archiv für Begriffsgeschichte, Bd. 13, 1969, S. 171f. Als Arzt ist Kaiser Joseph II. in einer Lithographie dargestellt und von Georg Conräder gemalt worden (Ausst.-Kat. »Österreich zur Zeit Josephs III.«, Stift Melk 1980, Nr. 1726).

45 Gassier (s. Anm. 10), S. 168, Nr. 131.

46 Der Ausst.-Kat. »Goya. Die Radierungen«, Göttingen 1976, S. 61, Nr. 56 und mit ihm der Hamburger Katalog 1980 (s. Anm. 11), S. 94, Nr. 41 weisen auf ein Detail aus Boschs *Garten der Lüste* als mögliche Anregung zu der Verkettung von Mann und Frau in der Ehe. Nun hat aber Anna Boczkowská: The Crab, the Sun, the Moon and Venus, in: Oud Holland, Bd. 91, 1977, S. 226 unsere Abb. 95 als eine mögliche Quelle Boschs benannt, und es wäre nicht ausgeschlossen, daß Goya eine ähnliche selbständige Bildquelle zur Verfügung gestanden hat. – Zum Lazarillo-Bild vgl. F. J. Sánchez-Cantón: Como vivia Goya, in: Archivo Español de Arte, Bd. 19, 1946, S. 87, 106. José Lopez-Rey: Goya at the London Royal Academy, in: Gazette des Beaux Arts, Bd. 63, 1964, S. 363f. hat darauf hingewiesen, daß in »Lazarillo de Tormes« der blinde Alte nicht die Hand, sondern seine lange Nase in den Mund des Blindenführers steckt.

47 Vgl. Hugh Thomas: Goya. The Third of May 1808, London 1972, S. 44f.

48 Vgl. Ausst.-Kat. »Goya« (s. Anm. 11), S. 125, Nr. 69; S. 311, Nr. 282.

49 Thomas (s. Anm. 46), S. 92, Abb. 54.

50 Vgl. jetzt Ausst.-Kat. »Edouard Manet and the ›Execution of Maximilian‹«, Providence (Rhode Island) 1981, S. 10ff., S. 186, Nr. 24–27.

51 Ferdinand Avenarius: Das Bild als Narr, München 1918, S. 74ff.

52 Als »ein Signum unserer Zeit« beobachtet bei Lenz Kris-Rettenbeck: Probleme der volkskundlichen Gebärdenforschung, in: Bayerisches Jahrbuch für Volkskunde, Jg. 1964/1965, S. 24.

Die Demokratie zwischen Vorbildern und Zerrbildern

Demokratie gilt heute als ein politischer Zustand, mit dem jede nationale Geschichte ihr endgültiges Ziel und ihre Erfüllung gefunden hat.

Jahrhundertelang jedoch war für das politische Denken Demokratie eine bedenkliche Staatsverfassung. Auch nach der Französischen Revolution war sie für Wieland »die schlechteste aller Regierungsarten« oder für Fichte »eine schlechthin rechtswidrige Verfassung«.[1] In der dritten Auflage des liberalen Meyerschen Konversations-Lexikons konnte es 1875 heißen, es sei »nicht zu erkennen, daß in dem europäischen Staatsleben das monarchische Princip zu fest gewurzelt ist, als daß die Demokratie hier auf die Dauer Boden gewinnen könnte«.

Es ist also eine junge Errungenschaft, wenn heute Demokratie als ein Telos der Geschichte erscheint, als eine fast naturnotwendige Form des politischen und sozialen Lebens.

Haben Bilder dazu beigetragen, der Demokratie diesen hervorragenden, definitiven Stellenwert in der europäischen Bewußtseinsgeschichte zu erobern?

Die Demokratie tritt als eine abartige Herrschaftsform in die europäische Bildwelt ein. Um 1370 hat sich der französische König Karl V. von einem Gelehrten seines Hofes, Nicolas Oresme, die Hauptschriften des Aristoteles übersetzen und illustrieren lassen. Als Frontispiz zur »Politik« dient eine zweiteilige Illustration zu den Passagen, in denen Aristoteles gute und schlechte Regierungsformen vergleicht; der Buchmaler versucht, die guten und schlechten Ausprägungen der Staatsordnungen auf jeweils drei Streifen szenisch umzusetzen. An der Spitze aller guten Regierungen steht die Monarchie, die nach Aristoteles die beste aller Regierungsformen ist (Abb. 104).[2] Der König sitzt auf einem Baldachinthron und ist umgeben von Ratgebern aus verschiedenen Ständen, die vor ihm miteinander diskutieren und ihm ihre Ratschlüsse mitteilen; das Mittelalter kannte dieses Modell des gut beratenen Königs aus zahlreichen »Ratgeberbildern«, denn nur ein eingeholter Rat legitimierte die Hilfe der Untertanen. Als die Verkehrung dieses Regierungssystems erscheint auf der Gegenseite oben der Tyrann, der ohne Rat entscheidet, schwerbewaffnet auf seinem Stuhl sitzt, während seine Schergen links und rechts die Untertanen foltern und morden (Abb. 105). – In der mittleren Ebene werden die positiven und negativen Formen der

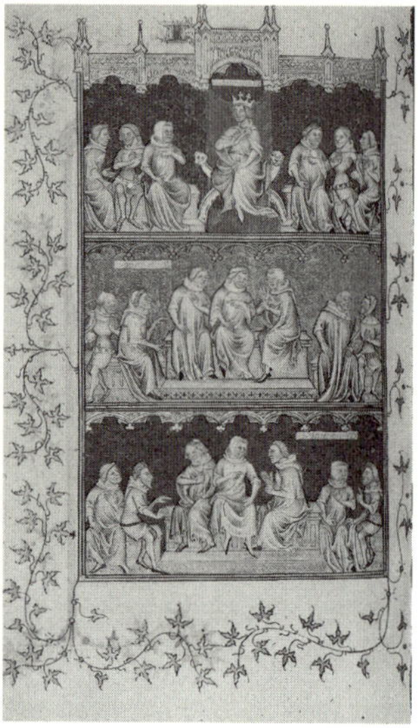

104 Die guten Herrschaftsformen. Monarchie - Aristokratie - Timokratie, Miniatur aus Nikolas Oresme, »Les Politiques d'Aristote«, Brüssel, Bibliothèque Royale, MS 11201-02, fol. 2 recto

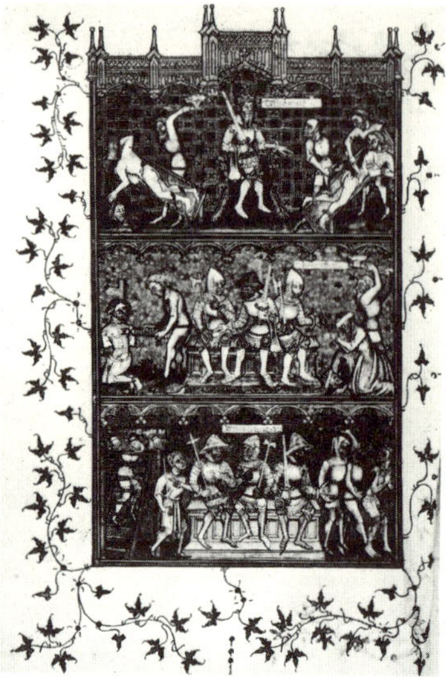

105 Die schlechten Herrschaftsformen. Tyrannei - Oligarchie - Demokratie, Miniatur aus Nikolas Oresme, »Les Politiques d'Aristote«, Brüssel, Bibliothèque Royale, MS 11201-02, fol. I verso

Aristokratie, der zweitbesten Regierungsform, gezeigt. In ihrer positiven Ausprägung links sind drei Männer als Staatslenker herausgehoben; das Kollegium spricht lebhaft miteinander, trotzdem wissen die seitlich sitzenden Standesvertreter sich bemerkbar zu machen. Die Perversion dieser Aristokratie ist die Oligarchie; sie zeigt das schwerbewaffnete, Geldbeutel schwingende Kollegium zerstritten und willkürlich die Untertanen foltern und töten. Die untere Bildebene zeigt links nicht, wie es von Aristoteles' Text eigentlich nahegelegt wäre, die Politie, sondern die Timokratie, eine Herrschaft der Reichen und der Geldbesitzer. In der positiven Ausprägung dieses Regierungssystems ist ein dreiköpfiges Ratskollegium gegeben, das nicht nur miteinander, sondern auch mit den Untertanen zu ihren Füßen das Gespräch sucht. Als Perversion dieser Herrschaft wird dasjenige Regierungssystem genannt, das wir heute als das ideale ansehen: die Demokratie, die nach Aristoteles deshalb pervers ist, weil sie nur den Armen zum Vorteil gereicht. Allerdings ist nach Aristoteles die Demokratie unter allen perversen Regierungssystemen noch das erträglichste, und so sieht es offensichtlich auch der Illustrator: Er zeigt auch hier ein schwerbewaffnetes Regierungskollegium mit verrohtem Aussehen, das zwar Prügel, Vertreibung und Würgebock gegen die Untertanen anwenden, doch sie nicht gleich köpfen läßt. Es ist aufschlußreich, daß der Illustrator durchaus selbständig gegenüber der aristotelischen Textvorlage den Umgang der Obrigkeit mit den Untertanen zum entscheidenden Kriterium für die Güte des Regierungssystems macht. Was den König vom Tyrannen unterscheidet, ist die Fähigkeit, Berater und Standesvertreter zu hören; die Güte der jeweiligen Regierungsform richtet sich nach ihrer Gesprächsfähigkeit gegenüber den Regierten. Das ist ein demokratisches Element, aber noch kein demokratisches Prinzip. Das, was »Demokratie« heißt, bleibt die schlechteste aller Regierungsformen, weil das Subjekt der Herrschaft die neidischen Armen sind, die nach Thomas von Aquin kraft Menge die Reichen unterdrücken, so daß in diesem demokratischen System »populus totus erit quasi unus tyrannus«.[3]

Solche aristoteleshörigen Bestimmungen bleiben für das ganze Spätmittelalter und für die Folgezeit maßgeblich. Das schloß nicht aus, daß im politischen Leben immer wieder demokratische Tendenzen aufbrachen und daß immer wieder eine forensische Rhetorik auch die Kunst für die Anpreisung politischen Gemeinsinnes heranzog. Die städtischen Kommunen bedienten sich seit dem 14. und 15. Jahrhundert immer häufiger der Bildkünste, wenn sie öffentlich ihre Grundsätze und politischen Standpunkte klarmachen wollten. Wenn die jeweils herrschende Partei in den Städten nach innen oder nach außen hin behaupten mußte, daß sie gegen irgendeine bedrohliche Gefahr das Gesamtinteresse einer unabhängigen und freien Republik vertrete, dann war sie selten um entsprechend treffende Bildaussagen verlegen.

Im Sieneser Rathaus hat in den Jahren 1338 bis 1340 der Maler Ambrogio Lorenzetti in seinen großen Wandbildern der Guten und der Schlechten Regierung solche »Schlagbilder« geliefert. Auf der einen Seite wirft die »Tyrannis« mit Zwietracht und Krieg das Recht zu Boden und stürzt das Land in Unordnung. Auf der anderen Seite aber läßt das »allgemeine Wohl« mit den Kardinaltugenden und mit der Eintracht das Recht in jeder Form gültig werden und Landarbeit und Gewerbe aufblühen.[4]

In Rom hat Cola di Rienzo 1347 und 1354 seinem republikanischen Freiheitspathos auch mit Hilfe großer Wandbilder Nachdruck verliehen. In Florenz nimmt man Herkules als Garanten der Volksfreiheit in die Stadtsiegel auf. In Perugia, Siena und – von dort angeregt – Schwäbisch Hall oder Nürnberg benutzt man Brunnenanlagen, um rechtliche Werte und politische Tugenden zu verkünden. Mit Hilfe von Denkmälern des Roland kann nach einem Konflikt der innerstädtische Friede und die neugewonnene Rechtssicherheit besiegelt werden. In Florenz können Judith oder David durch ihre Aufstellung vor dem Palazzo Comunale die Entschlossenheit verkünden, tyrannische Willkür niemals zuzulassen. In Venedig hat man ab 1536 zu Füßen des Campanile auf der Piazza San Marco eine Loggia errichten lassen, für die der Erbauer Jacopo Sansovino auch ein Skulpturenprogramm schuf, das sein Sohn 1581 ausführlich bespricht. Das Gesamtprogramm, das einer Machtkonzentration beim Dogen entgegenwirken soll, veranschaulicht die Herrschaftsmaximen des venezianischen Senats: In den Nischen die Bronzefiguren der Minerva, welche »die einzigartige und unvergleichliche Weisheit der Stadtväter in Sachen der Staatsführung«, die des Merkur, welche »die Wichtigkeit der Beredsamkeit bedeutet, mit der alle sorgsam bedachten Anweisungen bei den untertänigen Zuhörern Nachdruck erhalten«; die Figur des Sonnengottes Apoll vertritt »die Einzigartigkeit dieser Republik, die nach ihrer Verfassung, nach ihrer Einigkeit, und nach ihrer ungeschmälerten Freiheit mit keiner anderen vergleichbar ist«, und die Figur der Pax schließlich bedeutet, daß der Friede die Grundlage für das Gedeihen der Republik und für deren Harmonie ist.[5] – Auch wenn man fraglich sein läßt, ob je eine Regierung tatsächlich diesen ihr angedichteten Tugenden gerecht geworden ist, kann man doch für wichtig halten, daß aller Welt ein wünschbarer Kanon eines guten Regimentes vor Augen gestellt wurde. In der Ausstattung der Rathäuser können Gerechtigkeitsbilder deutlich machen, daß das Salomon-Urteil, die Susanna-Geschichte, daß die Großmütigkeit des Scipio oder die Gerechtigkeit des Trajan den Regierenden als Leit- und Vorbilder dienen. Feste oder Herrscherbesuche bieten Gelegenheit, in aufwendigen Prospekten und Schaubögen Wünsche, Ansprüche, Normen und Absichten öffentlich anschaulich zu machen.[6] So entstehen, gleichzeitig und auch in Konkurrenz zu den herrscherlichen Höfen, profane Aufgaben- und Motivkreise, deren tatsächliche Verbindlichkeit Thomas Hobbes (Leviathan, 1651 bzw. 1976, S. 167) gewiß richtig einschätzt: »Bis auf den heutigen Tag steht an den Türmen der Stadt Lucca in großen Lettern das Wort LIBERTAS geschrieben. Doch daraus kann niemand den Schluß ziehen, ein einzelner besitze dort mehr

Freiheit oder könne weniger zum Staatsdienst herangezogen werden als in Konstantinopel.« Man braucht dem nicht zu widersprechen und kann doch annehmen, daß auch durch solche Scheinveranstaltungen das Politikverständnis in den Kommunen mit Vorstellungen angereichert wurde, die als abrufbare Maßstäbe politischen Handelns wirksam werden konnten.

Die Bedeutung all dieser Bilder liegt nicht in ihrem Wirklichkeitsgehalt, sondern in ihrem Fiktionsgehalt. Je mehr in Wirklichkeit das politische Handeln sich von religiösen oder moralischen Vorgaben frei machte und sich nach nackten Staatsinteressen richtete, um so mehr bedurfte es zur Kompensation oder zur Überblendung einer scheinhaften Sinnproduktion, die im wesentlichen von den Künsten zu leisten war.

Die fiktionalen Wertschöpfungen können in Konfliktsituationen zugespitzt, beschworen und akut werden, so daß sie lange im kollektiven Gedächtnis wirksam bleiben: Gent unter den Artevelde (1338, 1379), Paris unter Marcel Etienne (1358), Florenz unter den Ciompi (1378), Böhmen unter den Hussiten (1419–1437), Florenz unter Savonarola (1494–1498), die Aufstände der Comuneros in Spanien (1520–1522), Deutschland in den Bauernkriegen (1525), Münster unter den Wiedertäufern (1534–1535), Neapel unter Masaniello (1647) – dies sind solche, durchaus nicht nur »von unten« getragene, propagandistisch oft aufgeheizte Kurzereignisse, die die politische Phantasie der Nachwelt immer wieder beschäftigt haben. Unter den wenigen Fällen, in denen diese aufflammenden Bewegungen eine überlokale, nationale Dimension erreichten, haben die Niederlande für die politische Ikonographie eine besondere Bedeutung gewonnen.

Bei den Niederländern traf der politische Selbstbehauptungswille auf eine künstlerische Kultur, die alten und neuen Vorstellungsinhalten eine gültige bildliche Form geben konnte. Die Geusen haben mit ihrer rot-weiß-blauen Flagge den Niederlanden als erstem Lande eine Nationalfahne gegeben. Humanisten sorgen für eine Anreicherung der politischen Propaganda um antike Symbolisierungs- und Allegorisierungsformen. Es wird die historische Erinnerung aktiviert, die die Bataver als Freiheitskämpfer gegen Rom aufruft und die die eigene Geschichte mit alttestamentlichen Schicksalen des auserwählten Volkes vergleicht. Besonders gerne wird das neue Staatsgebilde personifiziert, so daß Belgica und Batavia als Frau oder »Magd« von staatstragenden Tugenden begleitet und gestützt werden.

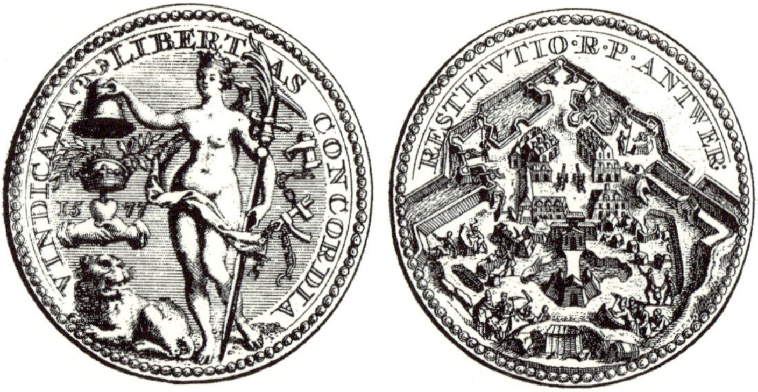

106 Kupferstich nach einer Medaille zum »Ewigen Edikt« und auf die Zerstörung der Zitadelle von Antwerpen im Jahre 1577, Avers: Libertas mit Attributen, Revers: Die zerstörte Zitadelle, aus G. van Loon, »Histoire métallique des Pays-Bas« (1732)

Die Freiheit, die in der Renaissance den Pileus der römischen Freigelassenen wiederbekommen hatte, ist vielleicht die wichtigste neu belebte politische Bildprägung der niederländischen Unabhängigkeitskämpfe.[7]

Freiheit bedeutet freilich noch weniger das Recht auf die Entfaltung individueller Fähigkeiten und Möglichkeiten innerhalb konsensuell bestimmter Grenzen als vielmehr einen Rechtszustand, in dem der Souverän Privilegien, »Freiheiten«, achtet und sich tyrannischer Willkür enthält. Ein »Ewiges Edikt«, das den Abzug der spanischen Truppen vorsah, und die Zerstörung der spanischen Zitadelle, welche die Stadt Antwerpen bedroht hatte, wurden im Jahr 1577 mit einer Medaille gefeiert, auf der Libertas das Joch zersprengt und neben Hut und Schwert auch Friedens- und Vertrauenssymbole vorweist (Abb. 106). In der freien, antikischen Körperlichkeit und in der Bewegung des in einer Spirale aufwehenden Tuches mag sich etwas von jener »liberté naturelle« regen, die gleichzeitig Bodin (Les six livres de la Republique, 1576 bzw. 1977, S. 19) als einen Zustand bestimmt, in dem es möglich ist, »ne souffrir autre commandement que de soymesme«. Einen in diesem Sinne erweiterten Gehalt politischer Errungenschaften Hollands wird man vielleicht eher in der Entwicklung einer freien Landschaftsmalerei als in den zahllosen, an Stangen aufgepflanzten Freiheitshüten finden. Denn grundsätzlich bleibt die Personifikation der Freiheit eingebunden in den Kontext ständischer Vorrechte. Wenn der Statthalter der Niederlande den Freiheitshut auf einer Stange von Hollandia überreicht bekommt, dann besagt das, daß er die Privilegien der Stände achten soll.[8] Als eine Art Attribut der Statthalter ist sie noch nicht mit der Demokratie verschwistert. So mag ein damaliger spanischer Beobachter nicht ganz unrecht gehabt haben, als er bemerkte, daß bei den Niederländern »die Freiheit überall ausgerufen, aber nirgends wirklich angetroffen wird, da sie mehr in der Phantasie, als in der Realität vorhanden ist«.[9] Es wäre ja aber schon viel, wenn die Freiheit wenigstens »in der Phantasie« lebendig gewesen wäre. Es gibt aber auch Zeugnisse, wie das Titelblatt eines Geschichtswerkes Philipps von Zesen, in denen das Freiheitsverständnis doch etwas Widerstandssubstanz zeigt (Abb. 107): Unter dem Hauptfeld mit der

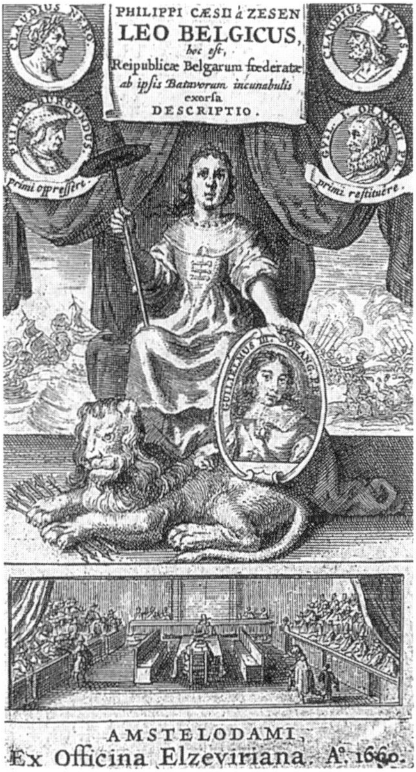

107 Hollandia mit dem Freiheitssymbol und dem Bildnis des oranischen Prinzen Wilhelm III., Titelblatt zu Philipp von Zesen, »Leo Belgicus« (1660), Wolfenbüttel, Herzog August Bibliothek

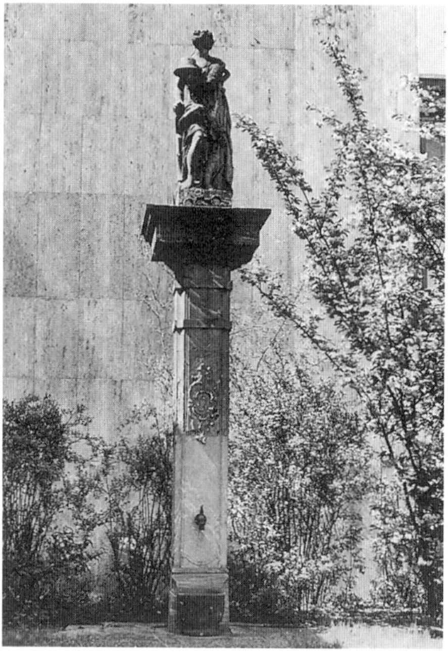

108 Johann Michael Datzerath, Freiheitsbrunnen, 1759, Frankfurt am Main

Hollandia ist in einem Schmalfeld eine Sitzung der Generalstaaten dargestellt. Hinter dem Baldachin, vor dem die junge wache Hollandia thront, wird im Hintergrund die holländische Abwehrkraft zu Wasser und zu Land vorgeführt; Hollandia hält in der Rechten den Stab mit dem Freiheitshut, und zu ihren Füßen liegt der belgische Löwe, auf den sie das Bildnis des zehnjährigen Prinzen wie einen Schild aufgestellt hat. Ihre wertsetzende Autorität ergibt sich daraus, daß sie das Bildnis des künftigen Statthalters links oben, wo ihre »ersten Unterdrücker«, Nero und Philipp von Burgund, oder rechts oben anbringen kann, wo ihre »ersten Erneuerer«, der Freiheitskämpfer gegen Rom, Claudius Civilis, und der Freiheitskämpfer gegen Spanien, Wilhelm von Oranien, hängen. Die Regierungen werden gemessen an ihrem Verhältnis zur Freiheit. – Wie zögerlich oder bedachtsam auch immer die Freiheit in Holland für den einzelnen Bürger politische Ansprüche stellte, es bleibt ein Verdienst der holländischen Republik, die Libertas populär gemacht und ihr so viel vom altrömischen Pathos mitgeteilt zu haben, daß sie künftigen Bedeutungsanforderungen genügen konnte. Ohne diese Vorarbeit wäre sie wohl nicht 1759 in Frankfurt auf die Pumpsäule eines »Freiheitsbrunnens« gelangt – mit Pileus in der Linken und Ketten zu Füßen (Abb. 108) – oder im gleichen Jahr in Lübeck in eine Serie von Allegorien der Staatstugenden für den Audienzsaal des Rathauses aufgenommen worden, wo sie mit Autorität das Zepter führt und das Joch den Putti zum Spiel überläßt, während der römische Krieger mit dem kaiserlichen Wappen die Reichsfreiheit der Stadt gewährleistet (Abb. 109).[10] In dieser wie in anderer Hinsicht wurden in den Niederlanden die Techniken und ikonographischen Muster politischer Propaganda ausgebildet, die dann auch die Bildagitation der Englischen, der Amerikanischen und schließlich auch der Französischen Revolution bestimmen konnten.[11]

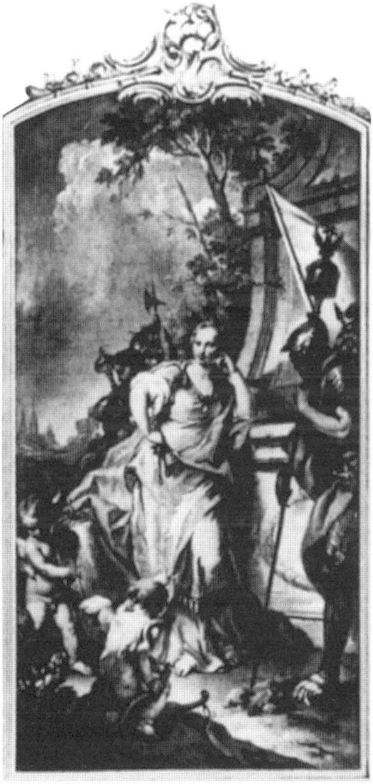

109 Stefano Torelli, Libertas, 1761, Audienzsaal im Rathaus von Lübeck

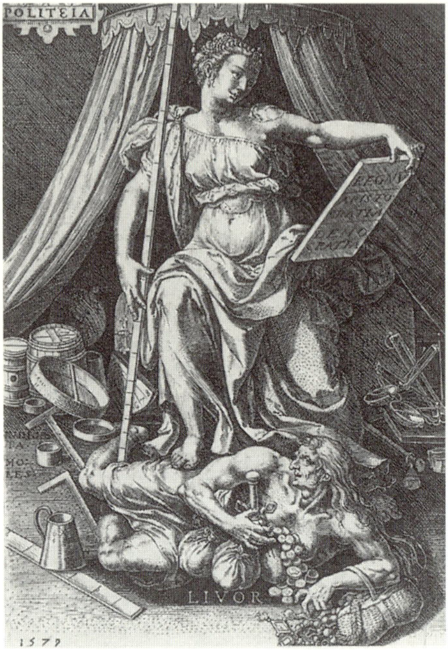

110 Politeia, eine Tafel mit der Aufschrift »Regnum - Aristocratia - Democratia« haltend. Nach einer Vorlage von Marten de Vos gestochen von Johann Sadeler I, 1579

Während sich ein demokratisches Bewußtsein aus der niederländischen, dann auch aus der englischen Propagandagraphik mit einem ganzen Bilderschatz hätte nähren können, blieb der ikonographische Gewinn für eine verbildlichte Erscheinung der Demokratie bescheiden. Immerhin aber hat der Antwerpener Maler Marten de Vos in einem Bild, das er 1579 der Politeia widmete, eine in der politischen Literatur schon länger übliche begriffliche Verschiebung gegenüber Aristoteles nachvollzogen, indem er Demokratie (anstelle der Politie) in eine Reihe mit den positiven Herrschaftsformen brachte und als die gute Volksherrschaft hinstellte (Abb. 110).[12] Die Politeia liest in dem Nachstich, über der raffgierigen Figur des Neides sitzend, in einer Tafel, auf deren Rückseite die drei Verfassungstypen »REGNUM – ARISTOCRATIA – DEMOCRATIA« genannt sind. Hier ist die Demokratie also in die Klasse der guten Regierungsformen aufgenommen. Daß durch solch eine Verschiebung nicht schon das ganze Wertgefüge verändert wurde, verdeutlicht die Beischrift: »Die huldreiche Politeia regelt die Ordnung der Dinge: Wenn sie gut ist, erbringt sie einen König, wenn sie pervers ist, einen Tyrannen.« –

Da sich diese begriffssystematische Aufwertung der Demokratie bildgeschichtlich nicht gleich auswirkte, blieb die Demokratie allgemein »ein vielköpfiges Monstrum«, das noch mehr zu fürchten sei als die Tyrannei.[13] In der Emblematik wird sie mit dem angeblich chaotischen Ameisenstaat verglichen, und es wird gewarnt: »Wie der Wirbelwind den Unwettern an den Küsten vorangeht, so ist Verfassung und Zustand solcher Bürger unbeständig. Fliehe sie, wenn du dir ein ruhiges Haus errichten willst, denn die Volksherrschaft hat keine Festigkeit.«[14]

Mildernde Umstände konnten sich für die Demokratie ergeben, wenn sie dem Begriff der Republik angenähert wurde, in den sich etwas von der Emphase selbstbewußter Stadtstaaten des Spätmittelalters hinübergerettet hatte.[15] Als Bild für die »république« hatte 1540 ein Emblematiker die sehr alte Metapher des Schiffes vorgeschlagen, deren Sinn darauf hinauslief, daß auf dem Schiff ein jeder seinen Platz und seine Aufgabe erfüllen muß, wobei dem königlichen Steuermann die Haupt-

111 Die Republik als Laube, aus Jacob van der Hayden, »Pugillus Facetiarum« (1608), Straßburg, Bibliothèque nationale et universitaire

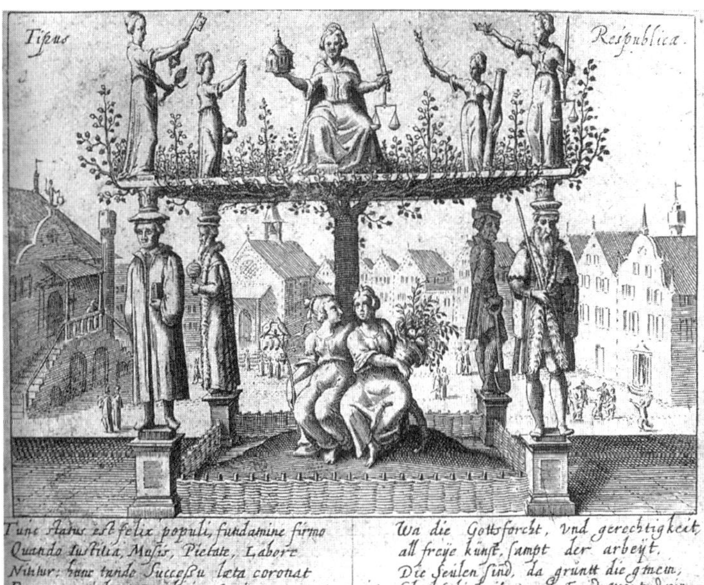

Tipus
Respublica.
Tunc status est felix populi, fundamine firmo
Quando Iustitia, Musis, Pietate, Labore
Nititur: hunc tande Successu læta coronat
Pax, rerumq; beat prædivite Copia cornu.
Wa die Gottsforcht, vnd gerechtigkeit,
all freyje künst, sampt der arbeyt.
Die Seulen sind, da grünt die gmein,
Glückseligkeit, auch Frid, wont drein.

rolle zufällt.[16] Es gab keine verbreitete antike Vorgabe für eine verkörperte »res publica«. Deshalb konnte man sich für den *Tipus Reipublicae* eine Laube ausdenken, deren Dach von Vertretern des Volkes: von einem Hirten, einem Gelehrten, einem Richter und einem Bauern gestützt wird, so daß auf dem Dach die Gerechtigkeit, unter dem Dach Friede und Überfluß sitzen können (Abb. 111).[17]

Daß jedenfalls die Künstler, die solche Phänomene ins Bild bringen sollten, ratlos sein konnten, bezeugt ein Passus in dem 1564 erschienenen Buch des Anton Francesco Doni, in dem er Bilder zu zwölf Begriffen beschreibt und in dem eingangs das Bemühen eines Malers geschildert wird, den Auftrag für ein Bild der »Republica« zu erfüllen: Er »schuf Hunderte von Entwürfen, die ihn jedoch nicht zufriedenstellten. Einmal zeichnete er sie als nackte Frau, die ihre Kleider und ihren Schmuck Cäsar überreicht, dann als eine Frau, die sich aus den Händen Julius Cäsars befreit und Cicero und Cato nachfolgt. Der Maler bat Freunde und Bekannte um Rat ...«[18] Die Unsicherheit, ob die Republik ein königsfreundliches oder ein königsfeindliches Wesen sei, entsprach durchaus einer begriffsgeschichtlichen Konstellation, in der ›Republik‹ einmal jeden übergeordneten Staat, dann aber auch den Oppositionsbegriff zur Monarchie bezeichnen konnte. Wir wissen nicht, was sich Wendel Dieterlin 1593/94 in Stuttgart gedacht hat, als er nach fertiggestellter Arbeit im fürstlichen Lusthaus zum Dank der Stadt »ein kunstreiche tafel der Justitien und Republic verehrt hat«.[19]

Dort, wo diejenige Form der Republik, in der das Gemeinwohl von einer abgehobenen Gruppe oder Schicht vertreten wird, Verfassungswirklichkeit war, blieb die Demokratie im Sinne einer unmittelbaren Volksherrschaft eher eine Schreckvorstellung. Um 1623 ließ der patrizische Rat der Reichsstadt Augsburg in dem neuen Rathaus in den Zyklus der Deckenbilder von Johann König im Großen Ratssaal eine Darstellung der Demokratie unter dem Motto aufnehmen: »Eine schlechte Sache ist die Herrschaft der Vielen« (Abb. 112). Zur Illustration dieser Prämisse wird eine Art Plebiszit gezeigt, in dem eine Menge sich um die Tribüne eines Redners schart und alle bereits mit erhobener Hand den Anträgen zustimmen, die dieser noch verliest. Halb entkleideter Pöbel hat ein Denkmal in der Art der Trajanssäule erklettert und beobachtet teilnahmslustig das Geschehen. Der Auflauf bekräftigt das alte Urteil, die Demokratie liefere die staatlichen Belange den Demagogen aus. So wendet sich im Vordergrund der Gegentypus zum Demagogen, ein Philosoph, der dem Plato in Raffaels *Schule von Athen* ähn-

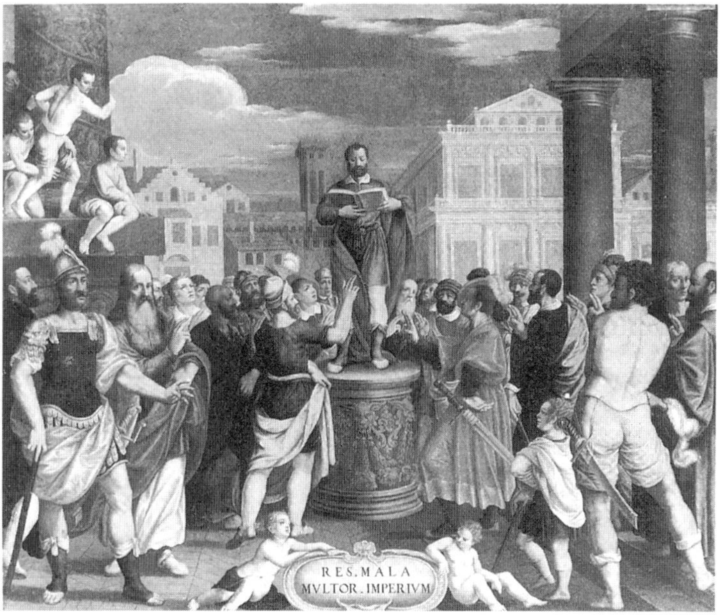

112 Johann König, Demokratie, Deckengemälde im Augsburger Rathaus, 1622-1624, Augsburg, Städtische Kunstsammlung

lich sieht, nachdenklich ab, während in seiner Nähe ein entschlossen gestikulierender Soldat sagen zu wollen scheint, daß das Ganze auch zügiger zu erledigen sei. Den Ratsherren lag gewiß jener Beratungsmodus am nächsten, den Johann König in dem Bild der Aristokratie zeigte, wo einfach in einem Hinterstübchen geheim beraten wird.[20]

Trotz aller Verachtung, die man der Demokratie auch in den Städten entgegenbrachte, war sie doch aus der Reihe der nach Aristoteles perversen Staatsformen in die Reihe der möglichen, neben Monarchie und Oligarchie halbwegs erträglichen Staatsformen aufgerückt. Auch wenn sie dort den niedersten Rang einnahm und im werdenden absolutistischen Staat weniger Chancen denn je hatte, so geisterte sie wohl gerade deshalb durch viele politische Diskussionen.[21] Nachdem die Demokratie in eine begriffliche Nachbarschaft zu Monarchie und Aristokratie gelangt war, wuchs wohl auch das Bedürfnis, sie über Bilder gleichsam persönlich kennenzulernen.

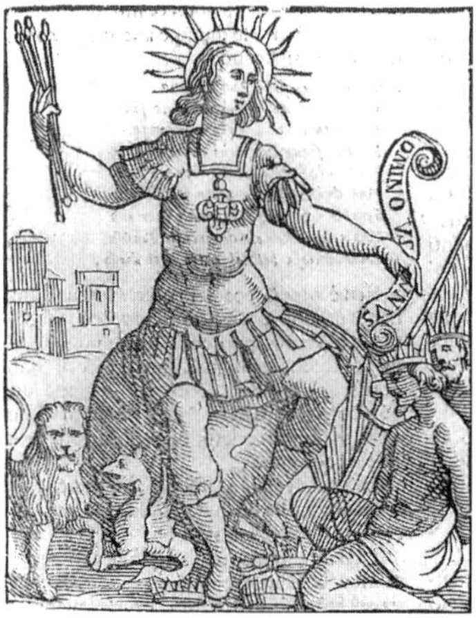

113 Monarchia, Holzschnittillustration aus Cesare Ripa, »Iconologia«, erweiterte Auflage, Venedig 1645

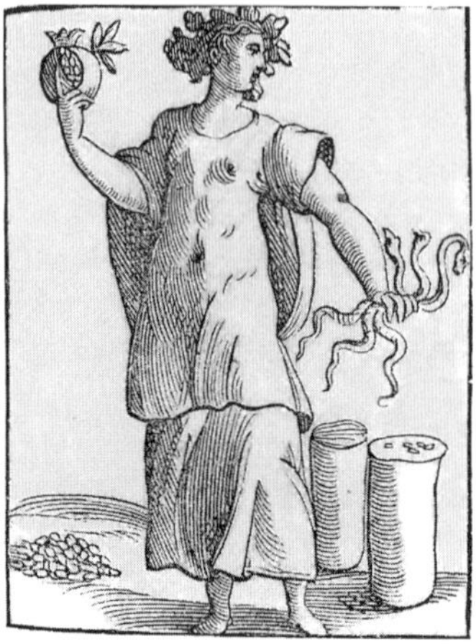

114 Democratia, Holzschnittillustration aus Cesare Ripa, »Iconologia«, erweiterte Auflage, Venedig 1645

Die Gelegenheit dazu ergab sich um das Jahr 1630 über eine erheblich erweiterte Neuauflage eines Kompendiums, das der in Rom tätige Cesare Ripa schon 1593 angelegt und in dem er den Künstlern Personifizierungsvorschläge für fast alle Lebens- und Gefühlslagen gemacht hatte.

Immer wieder hat das Bedürfnis, die Welt nach menschlichen Maßstäben zu erfassen, dazu geführt, Begriffe, Vorstellungen und Normen in menschlicher Gestalt anschaulich vor Augen zu stellen. So sieht die erweiterte, 1630 in Padua verlegte Ausgabe des Werkes von Ripa Personifikationen der Monarchia, der Aristocratia und der Democratia vor (Abb. 113, 114). Während die Aristocratia die übliche oligarchische Struktur vertritt, ist die Monarchia eine thronende Frau, die ihre Allmacht im Symbol der Sonne verklärt und durch einen Löwen und kniende Untertanen bekräftigen läßt. Da das Handbuch die Personifikationen alphabetisch aufführt, bekommt die Democratia eine selbständige Position, die auch dadurch auffällig gemacht ist, daß sie – aus Bescheidenheit, wie der Ripa-Nachfolger ausführt – als einzige stehend gezeigt ist.

Für die Demokratie hatte sich schon Plato ein Bild zurechtgelegt: »Wie ein buntes, in allen Farben prangendes Gewand prangt auch sie im Schmuck aller möglichen Lebensrichtungen und ist dem Anschein nach die schönste.«[22] Nicht als Verführerin, wie Plato, stellt sich der Bearbeiter der »Iconologia« des Ripa um 1630 die Demokratie vor, sondern als eine Frau mit einem bescheidenen Gewand, weil in einer Demokratie unbedingt der Eindruck einer angestrebten Nähe zu den höheren Ständen vermieden werden muß (vgl. Abb. 114). Die Demokratie wird definiert als eine Regierung, die geleitet und bestimmt wird von der Masse des Volkes in einer Ratsversammlung, der jeder Plebejer, aber kein Adliger angehört, in der man alle wichtigen öffentlichen Angelegenheiten behandelt. Die Personifikation der Demokratie wird als Frau in fortgeschrittenem Alter dargetellt, »weil man in diesem mit mehr Vernunft handelt«. Sie trägt einen Kranz, der die Einigkeit des Volkes symbolisiert. Der Granatapfel in ihrer Rechten bedeutet die Volksversammlung. Die Schlangen in ihrer Linken aber besagen, daß die »Volksherrschaft, die ohne Gewicht, ohne wahren Ruhm, einer Schlange gleich ist, da sie auf der Erde kriecht, sich von dort nicht erheben kann und da die Natur der Plebs meistens zum Schlechteren hinstrebt«. Die Körner auf dem Boden sollen die Eigenart einer Volksherrschaft andeuten, »das Volk durch Provisionen zu befriedigen, und sie sollen zeigen, daß das Volk mehr den Überfluß an Proviant, als den Ehrgeiz nach Ehre schätzt«.[23]

In dieser Personifikation also versammeln sich alle Vorurteile und Vorbehalte, die der Demokratie seit Aristoteles angehängt werden konnten. Doch die kanonische Dreierskala der Herrschaftsformen verlangte auch nach einem Bild der Demokratie, nach einer Personifikation in Frauengestalt, in der das Unwesen gebannt war und mit der man reden konnte. So erklärt es sich wohl auch, daß die Personifikation der Demokratie als Großskulptur zuallererst an einem Ort auftritt, wo sie vielleicht zuallerletzt etwas zu suchen hat: am Schloß zu Versailles.

Der Hofmaler und Akademiedirektor Charles Le Brun hat die Vorzeichnung geliefert für die Statue, die der Bildhauer Jacques Buirette dann von 1681 bis 1683 für das Ensemble von 32 Figuren auf dem Attikageschoß des Südflügels des Schlosses ausführte (Abb. 115).[24] Die Demokratie findet ihren Platz neben der Aristokratie von Matthieu Lespagnandelle; statt der Monarchie erscheint, ebenfalls mit den Attributen nach Ripa, die »Staatsräson« von Marc Arcis mit dem Löwen, der die Monarchie mitvertritt.[25] Alle drei stehen gleich groß nebeneinander. Obwohl sie mit allen pejorativen Attributen wie den Schlangen und Korntöpfen ausgestattet ist, haben doch Zeichner und Bildhauer nichts getan, was die Erscheinung der Democratia abwertete; in klassischem Profil, in einem nicht üppigen, aber würdigen Gewand hat sie nicht das etwas nachlässige Gehabe der Illustration bei Ripa, sondern steht sie als hoheitsvolle Frau da, die in der Zeichnung des Le Brun sogar einen Strahlenkranz erhalten hat.

Da nicht jeder Bewohner oder Besucher des Schlosses in Versailles den Ripa in der richtigen Auflage zur Hand oder gar im Kopfe gehabt haben kann, wird die Aussagefähigkeit der Attribute geschwunden und eine gelassene Frau verblieben sein, der man hier wohl wie Revoluzzern im Salon begegnete. In diesem Sinne sind noch in dem ikonologischen Kompendium des H.-F. Gravelot und C.-N. Cochin um 1791 fast frivol alle drei Regierungsformen – die Monarchie, die Aristokratie und die Demokratie – in einen einzigen Raum zusammengeführt (Abb. 116). Sie sind genau nach Ripa und dessen Rezeptionen in Versailles mit Attributen ausgestattet, doch für die Demokratie, die im Vordergrund mit entblöß-

115 Versailles, Südflügel des Schlosses, Demokratie, Statue von Jacques Buirette nach Entwurf von Charles Le Brun, 1681-1683

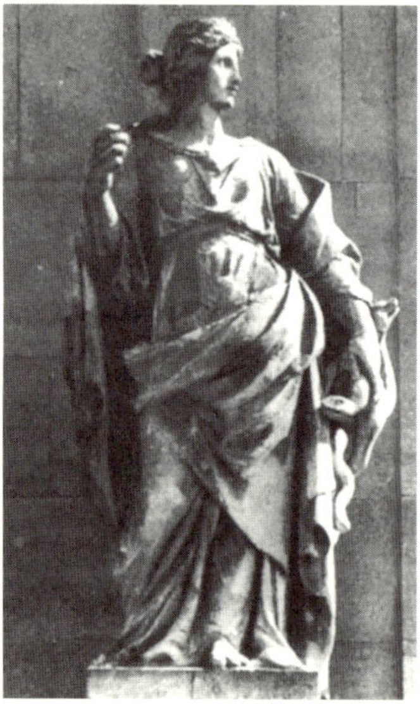

116 Monarchie - Aristokratie - Demokratie, aus H.-F. Gravelot und C.-N. Cochin, »Iconologie par figures« (Paris um 1791)

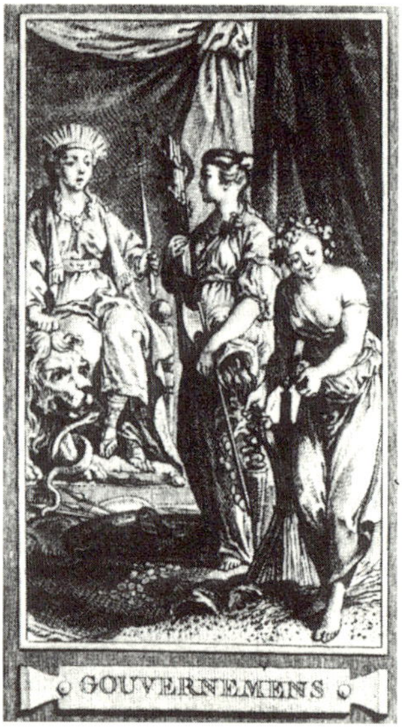

ter Brust steht, bemerkt der Text, daß man an die Stelle der Schlangen, über deren Bedeutung nichts mehr gesagt wird, auch eine Bürgerkrone setzen könne.[26] Über den langen Weg einer begriffsgeschichtlichen Promotion darf sich die Demokratie endlich als gleichberechtigte Alternative neben den konkurrierenden Regierungsformen fühlen.

Rousseau hatte in seiner Schrift »Du Contrat social« geschlossen, Demokratie sei zwar für kleine Städte eine schöne Sache, doch für einen Flächenstaat nichts, denn: »S'il y avoit un peuple de dieux, il se gouverneroit démocratiquement. Un gouvernement si parfait ne convient pas à des hommes« (Buch III, Kap. 4). Der Philosoph, der das Kupferstechen gelernt hatte, mag die unablässigen Götterversammlungen in der Malerei und Graphik seit der Renaissance vor Augen gehabt haben, die gelegentlich als politische Versammlung aufgefaßt wurden.[27] Sein Verweis auf die Demokratie als ein Wolkenkuckucksheim macht deutlich, wie sehr das, wofür der Begriff stand, zum Fiktionsbestand der politischen Kultur Europas gehört hatte. In der Masse der Bilder, mit denen sich in Städten und Höfen die hohen Amtsträger umgaben, gab es seit Jahrhunderten fast nur wohlberatene, Frieden und Freiheit bringende und stiftende, von den Untertanen getragene und verehrte, von Gott und Göttern gesegnete, in günstigsten mythologischen oder religiösen Verkleidungen auftretende, das Böse niedertretende, das Gute und Gerechte verteidigende, kurz: allen Bedürfnissen und Normen gefügige, offene Regenten als wahrhafte Organe des Gesamtwohls.

Über diesen Fiktionsapparat muß sich so etwas wie ein normativer Anspruch an die Politik herausgebildet haben, der bei gegebener Gelegenheit abrufbar war. In der Französischen Revolution, seit 1789, tritt dieser Fiktionsapparat seinen Weg in die politische Praxis an. Sobald aber eine Revolution jenen Wertehimmel von seinem Scheindasein in die politische Wirklichkeit zu holen beansprucht, indem sie ihn als verbindliche Handlungsanweisung in einer Staatsverfassung verankert, ist er einklagbar geworden. Dann aber hat sich die Aufgabe der Kunst erledigt, jene Werte als fiktive am Leben zu erhalten.

In vielen Allegorien der Revolutionszeit dient die Gestalt der Republik fast nur noch als Rahmenfigur für aufgebaute Schrift- oder Gesetzestafeln. Die *Republik* des Chinard umklammert mit beiden Armen die Tafeln, die die Verfassung und das Gesetz vertreten. Wo die bildlichen Fiktionen zu einem verschriftlichten Recht geronnen sind, ist das Bild der Republik eigentlich eine belastete Erinnerung an die Zeit, da sie nur Fiktion sein durfte. Sooft in der revolutionären

Bildpropaganda die Republik über ihre alten Bildgenossinnen, Monarchie und Aristokratie, triumphiert[28], sooft stellt sie sich in die Pflicht, aus einem allegorischen in ein wirkliches Dasein überzutreten. Wo die Kunst, statt Wünsche auszumalen, Ansprüche vortragen soll, dort geraten die ästhetischen Formen leicht unter einen überspannten Druck. Daran mag es liegen, daß politische Allegorien aus dem Ancien Régime wahrhaftiger wirken können als die unzähligen beredten republikanischen Allegorien, die seit der Französischen Revolution produziert wurden.

Die meisten alten und neu geschaffenen personifizierten Begriffe werden in der Revolution gleichsam unter Dampf gesetzt; sie sollen sein oder wenigstens glaubhaft fordern, was sie darstellen. Vor allem die alte Libertas, die immer bei sich und ihren Attributen war, gerät außer sich und stürmt seither aktivistisch voran, in einem permanenten Vorwärts, in das die Betrachter sich hineinziehen lassen sollen. So wie in Festen und in neuen Kleidungen die Freiheit leibhaftig eingeübt werden soll[29], so turnen die gemalten und skulpierten Figuren in einer dauernden Imperativform die Umsetzung der politischen Normen vor.

Die Personifikation der Republik, die jetzt die Demokratie ganz in sich aufnimmt, kommt nicht unter diesen Sollensdruck. So vielfältig die Grundmuster, die sie stehend, schreitend oder thronend zeigen, variiert werden, so konstant erscheint sie in einer schweren, fast gehemmten Gravität. Das erklärt sich daraus, daß sie eine Fülle neuer Bedeutungsschichten in sich aufnehmen muß. Da die Tradition sie nicht genügend stabilisiert, vertraut und selbstverständlich gemacht hatte, konnte und mußte sie jetzt neu aufgebaut, mit neuen Würdeformen und Werten ausgestattet werden. Sie muß etwas von der Sieghaftigkeit der Victoria oder der Roma, etwas von der Unparteilichkeit und Würde der Justitia, oft auch etwas von der Mütterlichkeit der Caritas, auch etwas von dem Pathos der Spes und der Libertas, schließlich auch die gewaltigen Flügel der Erzengel haben (vgl. Abb. 117, 118). Vor allem aber muß sie zugleich eine nationale Dimension in sich aufnehmen, denn in ihrer Personifikation verkörperte sich zugleich die Nation.

All diese Bedeutungsleistungen machen die Figur der Republik unbeweglich, lassen sie übergroß, manchmal wie überanstrengt erscheinen, da sie sich immer wieder als Summation aller demokratischen Tugenden darstellen muß, die zudem noch glaubwürdig, realisierbar erscheinen müssen. Der wichtigste Grund allerdings, der die personifizierte Republik so unbeweglich und unemphatisch machte,

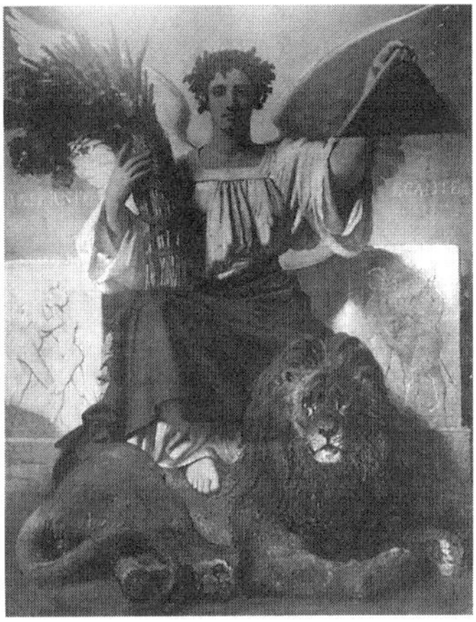

117 Sébastien Cornu, Die Republik, Skizze für den Wettbewerb von 1848, Besançon, Musée des beaux-arts

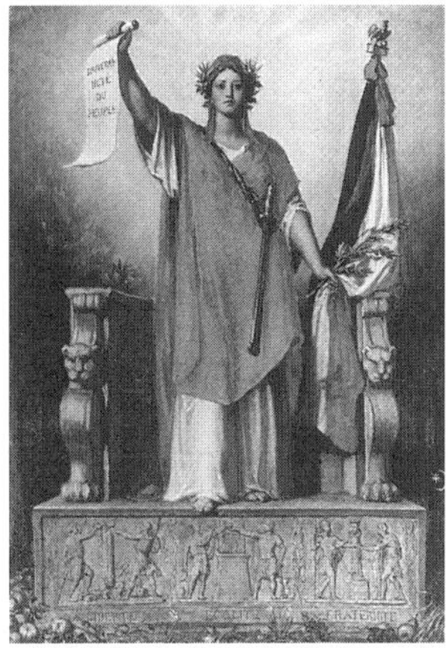

118 Jules Ziegler, Die Republik, Skizze für den Wettbewerb von 1848, Lille, Musée des beaux-arts

ergab sich daraus, daß sie ihre frühere Hauptkonkurrentin, die Monarchie, zu beerben hatte: Sie darf jetzt Schwert und Zepter führen, sie darf die oft gewaltigen Throne hinter sich wissen und darauf auch sitzen, und sie darf jetzt auch den königlichen Löwen als Ausdruck ihrer Mächtigkeit und Unübertrefflichkeit zu Füßen liegen haben. Da all die Bedeutungsansprüche durch besondere Attribute wie Olivenzweige und Ähren, Schriftrollen und -tafeln unterstrichen werden, wozu dann noch modernere Utensilien wie das augenbewehrte Richtscheit kommen können, vermag die Gestalt der Republik aus sich selbst heraus nur noch durch sparsame Gesten Willensäußerungen zu tätigen (Abb. 117, 118). Die lähmende Überkodierung einer Personifikation macht es verständlich, daß der Versuch der jungen Zweiten Französischen Republik, im März 1848 über eine öffentliche Ausschreibung endlich an eine offizielle und repräsentative Verkörperung der Republik zu kommen, trotz lebhafter Resonanz bei den Künstlern erfolglos abgebrochen werden mußte.[30] Unter den Hunderten von Personifikationen der Republik, die auch industriell hergestellt wurden[31], ist wohl nicht eine einzige, die als ikonisches Symbol ihre Zeit oder ihre nationale Grenze überdauert hätte.

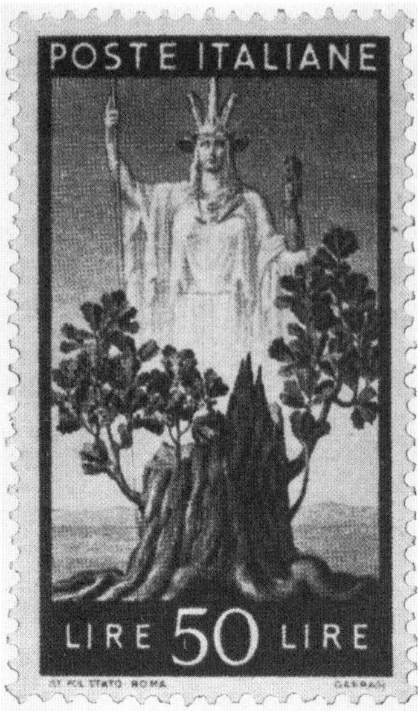

119 Wieder erwachsende Republik, Italienische Briefmarke nach einem Entwurf von R. Garrasi, 1945

Von der Kunst profitiert die moderne Demokratie am ehesten dort, wo die fortgeschrittensten künstlerischen Mittel dazu genutzt werden, in das politische Tagesgeschehen einzugreifen: so mit der Karikatur Daumiers, die der Idee der Demokratie dadurch dient, daß sie deren aktuelle Praxis schonungslos angreift. Wo die Republik persönlich auftaucht, dort ist sie nicht mehr heroisiert, sondern »sieht mit trauriger Gelassenheit zu, wie die Politiker, einschließlich Thiers und Napoleon III., nicht ablassen, sie anzugreifen«.[32] Schon allein durch das Dasein der Karikatur äußert sich eine der Stärken der Demokratie: daß sie Kritik, Aggression, Revidierbarkeit und Machtverlust zu den Bedingungen ihres Überlebens zählt.

Die Kunst im traditionellen Sinne jedoch wird in den demokratischen Meinungsbildungsprozessen einfach immer weniger noch gebraucht. Je mehr die politische Bildagitation auf Massen wirken muß, um so weniger kann sie sich mit dem begnügen, was Pinsel und Meißel leisten können. Die politische Propaganda in den modernen Demokratien nutzt ganz andere visuelle Medien, um ihre Normen und Meinungen unter die Leute zu bringen. Die Künstler ziehen sich von der politischen Dienstleistung auf ihre Subjektivität zurück und geraten grundsätzlich in eine kritische Distanz zur Gesellschaft. Zwar haben gelegentlich, so in der Oktoberrevolution und in der deutschen Novemberrevolution, Avantgardekünstler mit Hilfe von Plakaten und sonstigen Agitationsformen für die Beförderung sozialer und demokratischer Prozesse zu wirken versucht, doch wirklich überzeugende, identitätsstiftende, dauerhafte Ergebnisse hat dieses Engagement nicht gebracht. In Deutschland hatte der demokratische Staat, obwohl er einen Reichskunstwart bestellte, keine Zeit mehr, sich bildpolitisch gegen die das Feld beherrschenden Parteien durchzusetzen. Einprägsame Bilder sind im Auftrag der Demokratie nur zustande gekommen, wo sie auszugrenzen hatte: So ist gegen die Anarchie wieder ein dämonistisches Formenrepertoire zum Einsatz gekommen. Die Propaganda der totalitären Systeme dieses Jahrhunderts, oft von Könnern besorgt, setzt wieder auf die Drohpotentiale der bildlichen Agitation. Wenn dann 1945 ein bemüht harmloses Formenrepertoire die Demokratie aus den Trümmern wieder erstehen zu lassen sucht (Abb. 119), dann belegt das nur, daß ihr Bild in dem Maße entbehrlich wurde, in dem ihre Praxis alltäglich war.

Wenn man skeptisch zurückblicken wollte, würde man sagen, die Künste hätten in der Vergangenheit immer eher gegen die demokratischen Bewegungen als mit und in ihnen gestanden. Die Künste haben die Flamme der Demokratie gewiß nicht durch die dunkle Zeit des Ancien Régime getragen. Aber sie haben im Dienste der Höfe, Herrscher und Stadtregierungen den Untertanen immer wieder Fiktionen vorgetragen und über sie die Maßstäbe und Kriterien für eine denkbare politische und gesellschaftliche Existenz anschaulich vor Augen gestellt; in ihrem Schatten gewinnt allmählich auch die Demokratie Figur und Kontur. Als man daranging, mit Hilfe auch solcher Vorgaben die politische Wirklichkeit umzugestalten, wurde die fiktive Sinnproduktion überflüsig. Die Kunst, aus den unmittelbaren politischen Diensten entlassen, bewegt sich seither in einem abgesonderten ästhetischen System; scheinbar dient sie dort nur noch sich selbst. Vielleicht aber spiegelt sie doch eine Erfahrung, die für uns so fern, fremd und fiktiv ist wie den Untertanen des Ancien Régime die Wunschwelten der damaligen Künstler.

1 Zitiert nach Reinhart Koselleck in: Otto Brunner, Werner Conze/Reinhart Koselleck (Hrsg.): Geschichtliche Grundbegriffe. Historisches Lexikon zur politisch-sozialen Sprache in Deutschland, Stuttgart 1972, Bd. 1, S. 849–852.

2 Einer mittelalterlichen Übung entsprechend, steht das Schlechte links, das Gute rechts. Vgl. C. Richter Sherman: »Some Visual Definitions in the Illustrations of Aristoteles' *Nicomachean Ethics* and *Politics* in the French Translations of Nicolas Oresme«, in: Art Bulletin, Bd. 56, 1977, S. 326ff., und Ausst.-Kat. »Die Parler und der schöne Stil 1350–1400«, Museen der Stadt Köln, Köln 1978, Bd. 3, S. 119, und den dazugehörigen Resultatband 1980, wo Taf. 12 auch eine als »bonne democracie« überschriebene ländliche Szene abgebildet ist. Ich folge hier meiner eigenen Deutung in: Werner Busch/Peter Schmoock (Hrsg.): Kunst. Die Geschichte ihrer Funktionen, Weinheim/Berlin 1987, S. 422f.

3 Thomas von Aquin: De regimine principum, 16, zitiert nach Hans Leo Reimann: Demokratie, II. Überlieferung und Rezeption im Mittelalter, in: Geschichtliche Grundbegriffe. Historisches Lexikon zur politisch-sozialen Sprache in Deutschland, Stuttgart 1972, Bd. 1, S. 835. Vgl. auch Ronald Witt: The Rebirth of the Concept of Republican Liberty in Italy, in: Renaissances Studies in Honour of Hans Baron, Dekalb (Ill.) 1971, S. 188.

4 Hierzu und zu anderen Bildprogrammen des Trecento mehrere Beiträge in Hans Belting/Dieter Blume (Hrsg.): Malerei und Stadtkultur in der Dantezeit, München 1989.

5 Francesco Sansovino: Venetia città nobilissima et singolare ... Con aggiunta di tutte le Cose Notabili della stessa Città, fatte & occorse dall' Anno 1580 fino al presente 1663 da D. Giustinano Martinioni, Venedig 1663, S. 307f. – Zur historischen Stellung vgl. Thomas Fröschl: Selbstdarstellung und Staatssymbolik in den europäischen Republiken der frühen Neuzeit an Beispielen der Architektur und bildenden Kunst, in: Helmut G. Koenigsberger (Hrsg.): Republiken und Republikanismus im Europa der frühen Neuzeit, München 1988, S. 263.

6 Vgl. L. M. Bryant: Parlementaire. Political Theory in the Parisian Royal Entry Ceremony, in: Sixteenth Century Journal, Bd. 6, 1976, S 15–24.

7 Vgl. Carol Louise Janson: The British of Dutch Liberty: Origins of the Pictorial Imagery, Diss. University of Minnesota, 1982. Für die Empfindlichkeit, auf die der Pileus in England noch im 19. Jahrhundert stoßen konnte, vgl. James Epstein: Understanding the Cop of Liberty, in: Past and Present, Nr. 122, Februar 1989, S. 75–118.

8 So unter anderem im Oranjezaal im Huis ten Bosch, Den Haag, an der rechten Seitenwand, wo Prinz Wilhelm II. von Oranien die Nachfolge durch Hollandia überreicht bekommt (vgl. Hanna Peter-Raup: Die Ikonographie des Oranjezaals, Hildesheim/New York 1980); ebenso unter anderem in J. Tengnagles Bild der *Prosperität der Republik unter Moritz von Oranien* im Prinsenhof, Delft, vor 1620 (vgl. Ausst.-Kat. »Gods, Saints and Heroes«, Washington 1980, S. 71).

9 Saavedra Fajardo: Idea de un Principe Politico Cristiano [1640], Madrid 1930, Bd. 1, S. 169. Zur Diskussion um die Staatsform in den Niederlanden vgl. H. E. H. N. Mout: Van arm vaderland tot eendrachtige republiek. De rol van politieke theorieen in de Nederlandse Opstand, in: Bijdragen en medelingen betreffende de geschiedenis der Nederlanden, Jg. 101, 1986, S. 350ff.

10 Der Freiheitsbrunnen befand sich ursprünglich auf dem Hühnermarkt zwischen Dom und Römer (heute Innenhof der Stadtwerke); die Figur der Freiheit von

Johann Michael Datzerath (vgl. H. Lohne: Mit offenen Augen durch Frankfurt, Frankfurt/M. 1969, S. 25). Zum Lübecker Bild des Bologneser Hofmalers aus Dresden Stefano Torelli vgl.: Bau- und Kunstdenkmäler der Hansestadt Lübeck, Lübeck 1979, S. 163f., 167; H. Lungagnani: Zur Ikonographie der Lübecker Bilderfolge des Stefano Torelli, in: Niederdeutsche Beiträge zur Kunstgeschichte, Bd. 9, 1970, S. 179–194.

11 Vgl. Janson (s. Anm. 7), S. 228–284. Zur historischen Einschätzung G. Griffiths: The Revolutionary Character of the Revolt of the Netherlands, in: Comparative Studies in Society and History, Bd. 2, 1959–1960, S. 453–469.

12 Zu dieser Begriffsverschiebung vgl. Wolfgang Mager: Republik, in: Geschichtliche Grundbegriffe. Historisches Lexikon zur politisch-sozialen Sprache in Deutschland, Bd. 5, Stuttgart 1984, S. 563, und H. Maier: Freiheit, in: Historisches Wörterbuch der Philosophie, Bd. 2, Basel/Stuttgart 1972, Sp. 51–52. Der Stich des Johann Sadeler I gehört zu einer neunteiligen Tugendserie, die auch *Majestas* enthält (vgl. Hollstein XXII, 1980, S. 153, Nr. 539).

13 So 1531 Sir Thomas Elyot in: The Book Named the Governour, zitiert nach P. Archambault: The Analogy of the Body in Renaissance Political Literature, in: Bibliothèque d'humanisme et Renaissance, Bd. 29, 1967, S. 38.

14 Joannes Sambucus: Emblemata, 1566, S. 21, zitiert nach Arthur Henkel/Albrecht Schöne: Emblemata. Handbuch zur Sinnbildkunst des 16. und 17. Jahrhunderts, Stuttgart 1967, Sp. 929–930.

15 Vgl. Mager (s. Anm. 12), S. 580ff.

16 Karl Möseneder : Zeremoniell und monumentale Poesie. Die »Entrée solennelle« Ludwigs XIV. 1660 in Paris, Berlin 1985, S. 139; zur Schiffsmetapher: Dietmar Peil: Untersuchungen zur Staats- und Herrschaftsmetaphorik in literarischen Zeugnissen von der Antike bis zur Gegenwart, München 1983, S. 700–870.

17 So Friedrich Brentel für Jacobus van der Heydens satirisches Emblembuch: Pugillus Facetiarum, Straßburg 1608 (vgl. W. Wegener: Untersuchungen zu Friedrich Brentel, in: Jahrbuch der Staatlichen Kunstsammlungen in Baden-Württemberg, Bd. 3, 1966, S. 114ff.).

18 Zitiert nach Gerlind Werner: Ripa's »Iconologia«. Quellen-Methode-Ziele, Utrecht 1977, S. 13.

19 Hans Rott: Quellen und Forschungen zur südwestdeutschen und schweizerischen Kunstgeschichte im 15. und 16. Jahrhundert, Bd. 2, Stuttgart 1934, S. 290.

20 Vgl. Ausst.-Kat. »Elias Holl und das Augsburger Rathaus, Regensburg 1985, Nr. 53; eine Vorzeichnung ebda., Nr. 300.

21 Vgl. H. Schilling: Gab es im späten Mittelalter und zu Beginn der Neuzeit in Deutschland einen städtischen Republikanismus? Zur politischen Kultur des alteuropäischen Stadtbürgertums, in: Helmut G. Koenigsberger (s. Anm. 5), S. 116ff., wo über Diskussionen in den Reichsstädten des 17. Jahrhunderts »de statu huius reipublicae, an sit aristocraticus, an democraticus«, berichtet wird.

22 Platons Staat, Übers. Otto Apelt, Leipzig 1920, S. 331.

23 Cesare Ripa: Della Più che Novissima Iconologia di Cesare Ripa Perugino ... Ampliata dal Sig. C. G. Zaratino Castellini Romano, Padua 1630, S. 175 (Democratia), S. 489 (Monarchia), S. 58 (Aristocratia). Unsere Abbildungen sind nach den identischen Figuren der Ausgabe Venedig 1645 angefertigt.

24 François Souchal: French Sculptors of the Seventeenth and Eighteenth Centuries, 2 Bde., Oxford 1977–1981, S. 72, Nr. 6; die Staatsräson; ebda., S. 8, Nr. 39. Zur Aristokratie vgl. ebda., S. 407, Nr. 30 und ders.: Les statues aux façades du château de Versailles, in: Gazette des Beaux Arts, Bd. 114, 1972, S. 65–110.

25 Ripa (s. Anm. 23), S. 415.

26 Hubert-François Gravelot/Charles-Nicolas Cochin: Iconologie par figures (Paris um 1791), Genf 1972 (Reprint), Bd. II, S. 73f.

27 Vgl. das Emblem bei Henkel und Schöne (s. Anm. 14), Sp. 1718, 1722; nachdem schon Ronsard 1560 den Götterhimmel mit Beratern Heinrichs II. (= Jupiter) besetzt hatte, wird im Medicizyklus fast permanent im Olymp politisch beraten, während nach Rousseau »on ne peut imaginer que le peuple reste incessament assemblé«. Auch der Friedenskongreß in Nürnberg wird 1650 als Götterversammlung gefeiert (vgl. W. Tekotte: Beiträge zur Publizistik des Westfälischen Friedens, Diss. Münster 1935, S. 21).

28 Die reichste Dokumentation bei Michel Vovelle (Hrsg.): La Révolution française. Images et récit, 1789–1799, 5 Bde., Paris 1986; vgl. Katrin Simons: Vom Triumph der Republik zur Apotheose Napoleons – Überlegungen zur Ikonographie der Revolution und des Konsulats am Beispiel einiger Gemälde von Jacques Louis David und Jacques Réattu, in: Wallraf-Richartz-Jahrbuch, Bd. 43, 1982, S. 207–230; Gerd van den Heuvel: Der Freiheitsbegriff der Französischen Revolution (Schriftenreihe der Historischen Kommission bei der Bayerischen Akademie der Wissenschaften, 31), Göttingen 1988, S. 167–213. Eingehende Analysen bei Klaus Herding/Rolf Reichhardt: Die Bildpublizistik der Französischen Revolution, Frankfurt/M. 1989.

29 Vgl. Inge Baxmann: Die Feste der Französischen Revolution. Inszenierung von Gesellschaft als Natur, Weinheim/Basel 1989. Zur Herkunft der Gestenrhetorik vgl. D. Johnson: Corporality and Communication: The Cultural Revolution of Diderot, David, and the *Oath of the Horatii,* in: Art Bulletin, Bd. 121, 1989, S. 92–113.

30 Vgl. Albert Boime: The Second Republic's Contest for the Figure of the Republic, in: Art Bulletin, Bd. 53, 1971; Marie-Claude Chaudonneret: 1848 La République des Arts, in: Oxford Art Journal, 1987, Nr. 1, S. 59–70.

31 Vgl. Maurice Agulhon: Les statues du Centenaire, in: Gazette des Beaux Arts, Bd. III, 1988, S. 131–136.

32 Ernst Gombrich: Meditations on a Hobby Horse and Other Essays on the Theory of Art, London 1963, S. 141.

Chimären der Phantasie

Mit dem Begriff der Phantasie verbinden wir heute allgemein die Fähigkeit der Wirklichkeitsüberschreitung, die, wenn sie erst an der Macht wäre, Glückserwartungen erfüllen könnte.

Eine Abhandlung über diese produktive und positive Fähigkeit, die gewiß auch an der Kunst ihren Anteil nimmt, wäre möglich und auch sinnvoll, würde jedoch nicht diejenige Leistung der Kunst behandeln, die man ursprünglich ›Phantasie‹ genannt hat. Ich beobachte, daß Phantasie ursprünglich gerade nicht »das Vermögen des Idealisierens«, wie Schiller definiert hat[1], nicht das Vermögen, die gegebene Wirklichkeit positiv zu ergänzen, sondern das Vermögen des Negativierens gewesen ist, das unter der gegebenen Wirklichkeit das Verdrängte, Unaufgelöste, Zugedeckte sucht.

Diese negative Funktion der Phantasie tritt im Bereich der Bildenden Künste besonders ausgeprägt hervor, denn hier konnte das Thema nicht auf der Ebene gedanklicher Operationen gehalten werden. Vielmehr aktualisierte das Vermögen der Phantasie deren Leistungen so, daß sie gemalt oder gemeißelt vor Augen traten. Diese Gegenwärtigkeit der Phantasiebilder hat die Diskussion des Themas in der Sphäre der Bildenden Kunst verzögert und immer auch belastet.

Schon die früheste kunsttheoretische Äußerung zur Phantasie im ersten Kunsttraktat der Neuzeit, der theoretische Ansprüche stellt, im »Libro dell'arte« des Cennini der Jahre um 1400, artikuliert jene Schwierigkeiten. Dort heißt es: »Die Malerei bedarf der Phantasie wie auch der handwerklichen Geschicklichkeit, um Dinge zu finden, die noch nie gesehen wurden, um jenseits des Schattens natürlicher Dinge etwas zu suchen und mit der Hand festzuhalten, damit das, was nicht ist, sei – *quello che non è, sia* [...]. Denn so wie der Dichter frei ist, Ja und Nein zusammenzubringen, ganz wie er's wünscht und will, so ist auch dem Maler die Freiheit gegeben, Figuren aufrecht oder sitzend, sie halb als Mensch oder halb als Tier zu geben, so wie er es wünscht und gemäß seiner *fantasia*.«[2] Cennini fordert für die Malerei eine Freiheit, die ihr Horaz ausdrücklich verweigert hatte. Die Verpfropfung von Mensch und Tier, so dekretierte Horaz, müsse dem Maler untersagt sein, weil sie Gebilde ergäben, die »haltlos wie Träume im Fieber« wirken müßten.[3] Demgegenüber plädiert Cennini für jenen Schritt in die Schattenseite der Dinge,

»damit das, was nicht ist, sei«. Phantasie wird also bei Cennini definiert als das freie Recht des Malers Ja und Nein, Mensch und Tier zu kopulieren, das Unmögliche, Abnormale, Widersprüchliche sichtbar und greifbar zu machen. Diese erstaunliche Äußerung, die nicht nur dem horazischen Kanon, sondern auch aller kirchlichen Funktionsbestimmung der Malerei widerspricht, verarbeitet vielleicht dennoch geläufige Erfahrungen. Man hat Cenninis Plädoyer so gedeutet, daß darin ein Randbereich mittelalterlicher Bildkultur zur Anerkennung drängt, jene reichhaltige Welt der Fabeltiere, Monster und Chimären, die an mittelalterlichen Großbauten unter Dächern in Kehlen und Ritzen wuchsen oder in Buchmalereien die Rahmen- und Randleisten bevölkern.[4]

Diese Deutung läßt sich konkretisieren, denn Cenninis Formulierung, dem Maler sei die Freiheit gegeben, Figuren aufrecht oder sitzend darzustellen, taucht im 15. Jahrhundert in zahlreichen Verträgen mit Künstlern auf: Dort werden in der Regel für die Hauptfiguren genaue Angaben oder Vorbilder genannt, doch von Nebenfiguren kann es heißen, daß der Maler selbst entscheiden möge, ob sie sitzen oder stehen sollen, so wie es auch für das dekorative Rahmenwerk heißen kann, der Maler solle es gestalten, »wie es ihm am besten erscheint«.[5] Diese Praxis also, die Ecken und Winkel, die Ränder und Leerstellen der Gestaltungsfreiheit des Künstlers zu überlassen, tritt bei Cennini als der Entfaltungsraum künstlerischer Phantasie auf. Hier verbindet sie Ja und Nein, Mensch und Tier; hier darf das Schattenreich der Dinge ausgebreitet werden; in dieser Peripherie darf die Phantasie die Phantasmen und Skurrilitäten, die eigentlich nicht sind, sichtbar plazieren.

Von diesem Ausgangspunkt her ließe sich die Geschichte der Kunst in der Neuzeit als die fortschreitende Expansion dieser Peripherie, als die Universalisierung der Randsphären, des Verdrängten, des Phantastischen begreifen. Die Geschichte der Phantasie wäre dann die Geschichte der Widerstände gegen diese Expansion, die Geschichte des Versuches, die Phantasie immer wieder zu marginalisieren. Daß sie im Reich der Gedanken eher zugelassen blieb als im Bereich der bildenden, sichtbar machenden Künste, geht aus einer Äußerung des Baldassare Castiglione über Leonardo hervor: Dieser, so sagt Castiglione, habe als Philosoph immer neue *chimere,* Chimären, erfunden, die er jedoch »auch mit all seiner Geschicklichkeit nie hat malen können«.[6] Der Maler Leonardo hätte also vor seinen gedanklichen Phantasien das Ungenügen seiner handwerklichen Fertigkeit erfahren; er konnte und durfte nicht malen und zeichnen, was die Phantasie ihm eingab. Castiglione benennt nur das Tabu, das über der Visualisierungskraft der Malerei lag: Was denkbar war, sollte nicht möglich sein dürfen.

Auch Dürer argumentiert auf dieser Linie, wenn er in seiner Proportionslehre den Maler davor warnt, »etwas Unmögliches, das die Natur nicht leidet« zu schaffen – es sei denn, »daß einer ein Traumwerk wollte machen. In solchem mag einer alle Ding durcheinandermischen«.[7] Für Dürer sind also die horazischen Phantasieprodukte nur in einer Traumwelt zugelassen, welche die naturgemäße Normalwelt ungestört läßt; als ein solches »Traumwerk« müßte Dürer dann die ungehemmten »Durcheinandermischungen« in seinen Randzeichnungen zu dem Gebetbuch des Kaisers Maximilian angesehen haben. In Italien hatten sich in der Raffael-Schule ähnliche Randphänomene als eine eigene Gattung etabliert: Die Drôlerien und Chimären werden unter dem Namen der ›Groteske‹ als Rahmen und Füllformen geduldet, und nach der Überlieferung des Francisco de Hollanda hätte auch Michelangelo sie gerechtfertigt: Auch wenn sie nach Naturmaßstäben absurd und falsch erschienen, könnten sie doch für eine künstlerische Ratio richtig und berechtigt sein. Federico Zuccari feiert dann die Groteske der Raffael-Schule als Ausfluß einer *virtù fantastica,* so daß es den Anschein hatte, daß sich die Phantasmen aus den Schattenzonen der Dinge am Ende des 16. Jahrhunderts wenigstens in Zonen ornamentalen Füllwerkes einen Entfaltungsraum gesichert hätten.[8]

Doch wir besitzen ein Dokument aus dem Jahre 1573, das deutlich macht, daß die Hüter des Bestehenden gelernt hatten, auch in die Ecken und Winkel zu sehen. Damals wurde in Venedig der Maler Paolo Veronese vor das Inquisitionstribunal geladen, weil man in einem großen Abendmahlsbild, das er für das Refektorium des Klosters Santi Giovanni e Paolo gemalt hatte, einige Merkwürdigkeiten an unwesentlichen Nebenfiguren bemerkt hatte, die Verdacht erregten. Das Protokoll hat uns das Vehör im einzelnen überliefert. »Man fragt ihn: Ist Euch von irgendeiner Person aufgetragen worden, Ihr solltet in jenes Bild Deutsche, Narren und Ähnliches darstellen? Er antwortet: Mein Herr, nein. Aber der Auftrag lautete, ich solle das Bild ausschmücken, wie es mir gut schiene (secondo mi parese). Das Bild ist groß und konnte viele Figuren nach meinem Gutdünken aufnehmen. Man sagt ihm: Wenn die Schmuckformen (ornamenti), die ihr Maler den Bildern beizugeben pflegt, verlangt werden: Ist es nicht üblich, daß sie dann zum Thema passen und den Hauptfiguren angemessen gemacht werden, oder ist es vielleicht üblich, daß Ihr sie dann nach Belieben, so wie es Euch die Phan-

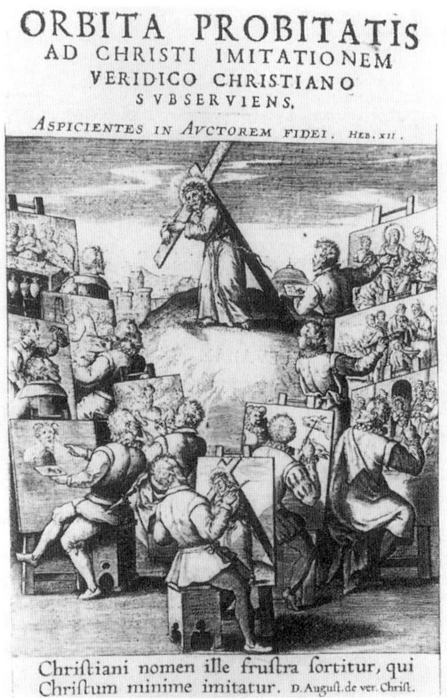
ORBITA PROBITATIS
AD CHRISTI IMITATIONEM
VERIDICO CHRISTIANO
SVBSERVIENS.
ASPICIENTES IN AVCTOREM FIDEI. HEB. XII.
Chriſtiani nomen ille fruſtra ſortitur, qui
Chriſtum minime imitatur. D. Auguſt. de ver. Chriſt.

120 Frontispiz aus Johann David, S. J., »Orbita Probitatis Ad Christi Imitationem Veridico Christiano Subserviens«, Antwerpen 1606

tasie eingibt, ohne irgendein Nachdenken und ohne Urteilsvermögen macht? Er anwortet: Ich mache die Gemälde mit jenen Erwägungen, die mir angemessen erscheinen, und die mein Verstand verstehen kann«.[9]

Die Inquisition also sieht in jenen Neben- und Zwischenregionen, in denen die Künstler durchaus vertragsgemäß ihre Phantasieleistungen ansiedelten, in jenen Randzonen, in denen Mensch und Tier, Ja und Nein kopuliert wurden, die Schlupfwinkel einer negativen, wenn nicht subversiven Aktivität, die man unter Kontrolle bringen mußte. Sie vertritt jene stets verneinende Kraft, die im Schatten der Dinge die Monster, Chimären und Phantasmen entdeckt, welche offenbar einen ständigen Regelverstoß gegen die geltenden Erfahrungsnormen provozieren. Als im Jahre 1606 der belgische Jesuit Johann David in einem Titelblatt die Schwierigkeiten einer Nachahmung Christi illustrieren wollte, nutzte er als Beispiel die Maler. Er stellte sich vor, daß zehn Maler mit der Aufgabe betraut würden, den kreuztragenden Christus zu malen (Abb. 120). Nur einem der zehn Maler gelingt es, das Urbild, das auf einem Hügel vor

Augen steht, wahrheitsgetreu wiederzugeben; er allein hat das Thema erkannt und normgerecht reproduziert. Die meisten Maler haben das Thema verfehlt, indem sie andere Schemata des christlichen Traditionsbestandes wiederholen: Die Hochzeit zu Canaa, die »Sacra Conversazione« oder die Auferstehung. Zwei der zehn Maler jedoch haben in besonders flagranter Weise geirrt, da sie Tier- und Teufelsköpfe malten: Sie folgten allein ihrer Phantasie, die eben nur Chimären hervorbringen kann.[10] Die Phantasie, die unzuverlässigste aller Erkenntnisformen, verkehrt alle normalen Kenntnisse und Erfahrungswerte.

Die Jahrzehnte um 1600 haben die Phantasie gleichsam dingfest gemacht: Ihre Produktivität wurde in der Gegenreformation ernst genommen, deshalb wurden ihre Produkte auch in Randzonen identifiziert und als eine Gefahr erkannt. Dieser Klärungsprozeß ist wohl die Voraussetzung dafür, daß die Phantasie personifiziert werden konnte; sie war nicht mehr eine beiläufige Aktivität der Künstlerlaune; nicht mehr eine für Randzonen gewährte Lizenz, sondern sie war erkannt als eine Gegenmacht, die man eingrenzen mußte.

Erstmals verbildlicht erscheint die Phantasie in der »Iconologia« des Cesare Ripa, die 1593 in erster Auflage erschienen war; doch erst in der dritten Auflage von 1618 ist auch eine Personifikation der *Imaginazione* eingefügt (Abb. 121).[11] Cesare Ripa ist der Zögling eines römischen Kardinals gewesen, der am Tridentinischen Konzil mitgewirkt hatte. Ripas »Iconologia« darf als ein Kompendium der gegenreformatorischen Bildungs- und Bildkriterien gelten. Die Figur der Phantasie erläutert Ripa im Text folgendermaßen: Ihr Gewand ist vielfarbig wegen der Vielfalt der äußeren Erscheinungen, die auf die Phantasie einwirken. Das struppige Haar und die Flügel an den Schläfen zeigen »die schnelle und plötzliche Handlungsweise«, welche die Phantasie unablässig antreibt. Die Krone zeigt mit den vielen kleinen Figuren die Phantasmen, welche die Phantasie bei Tag und bei Nacht hervorbringt. Die über die Brust gekreuzten Hände und der himmelwärts gerichtete Blick deuten die permanente Aktivität der Phantasie an. Deutlich klingt in dieser Beschreibung eine Furcht vor der Eruptivität, der Unkontrollierbarkeit und der Unaufhaltsamkeit einer Phantasie an, die auch im Schlaf noch Monster und Chimären hervortreibt.

In der zweiten Auflage aus dem Jahre 1603 hatte Ripa noch eine abgeschwächte oder harmlosere Form der Phantasieäußerung im Auge und sie unter dem Begriff des *Capriccio* gefaßt; es sind dies, so sagt Ripa, »Ideen, die sich entweder in der Malerei, oder in der Musik, oder sonstwie fernab des Üblichen manifestieren (si manifestano lontane dal modo ordinario): Die Unbeständigkeit wird durch das jugendliche Alter, die Vielfalt durch die Farben wiedergegeben. Das Haar mit den Federn zeigt an, daß diese ungewöhnlichen Handlungen hauptsächlich der Phantasie entspringen (Mostra che principalmente nella fantasia sono poste queste diuersità d'attioni non ordinarie).« Die Sporen und der Blasebalg zeigen an, daß der *capriccioso* immer bereit ist, der Tugend zu schmeicheln und die Fehler zu geißeln.[12]

Unter dem Gattungsnamen *Capriccio* haben die Künstler im 17. Jahrhundert Serien unverbundener, zufälliger Eingebungen verstanden, die sie als harmlose Nebenprodukte auf den Markt zu bringen suchten. Als erster hat 1617 Callot unter dem Titel *Capricci* fünfzig solcher Improvisationen herausgebracht, die ohne alle programmatische Festlegung Figuren, Landschaften, Volksszenen, Straßenansichten und Plätze auf kleinem Format in skizzenhafter Lockerheit aneinanderreihen. Daß es keine Phantasieprodukte im emphatischen Sinne sind, geht daraus hervor, daß keine Monster und Chimären aufzutreten pflegen; wohl aber treten die Motive und Füllsel auf, die in großen Historienbildern zur Belebung von Leerflächen oder Hintergründen skizziert zu werden pflegte und die unsere Ausschnittechnik heute so gerne kultiviert. In

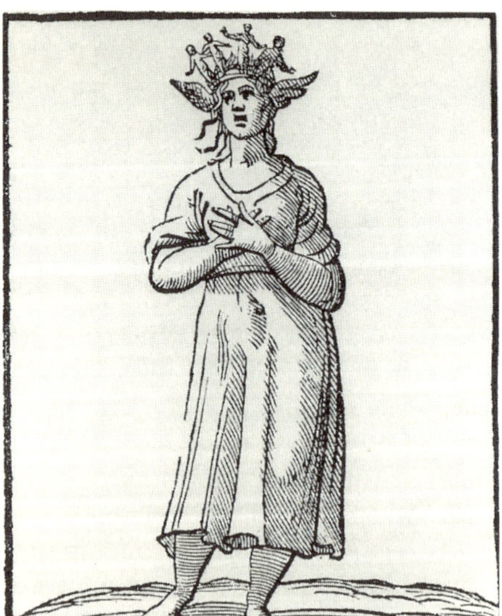

121 Imaginazione, aus Cesare Ripa, »Iconologia«, Padua 1618

122 Frontispiz aus François de Cuvilliés, »Morceaux de Caprices à divers usages«, Buch 10, München/Paris um 1750

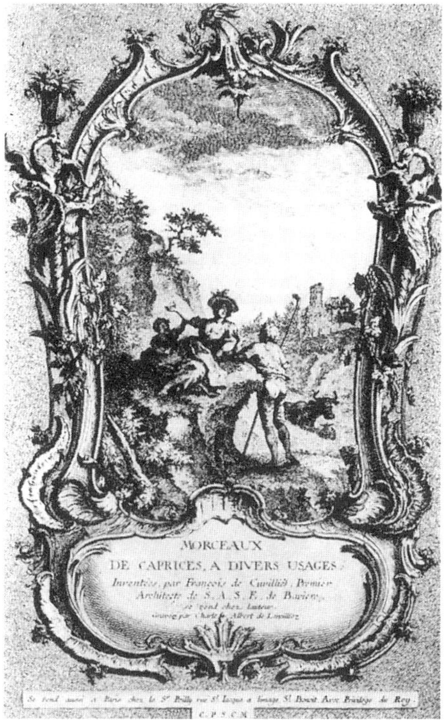

jenen *Capricci* treten sie aus den alten Hintergründen und Schattenzonen hervor und genießen unter hellem Tageslicht ihre neue Prominenz. Callot hatte den Begriff des *Capriccio* wahrscheinlich von den Musikern übernommen, für die Michael Praetorius 1619 definiert hat: »*Capriccio seu Phantasia subitanea:* Wenn einer nach seinem eigenen plesier und gefallen eine Fugam zu tractieren vor sich nimt, darinnen aber nicht lang immoriret, sondern bald in eine andere fugam, wie es ihme in Sinn kömt, einfället [...] Und kann einer solchen Fantasien und Capriccien seine Kunst und artificium ebenso wol sehen lassen.«[13] In der Graphik erscheinen nach Callot immer neue Serien, die diesen Titel in Anspruch nehmen und die gelegentlich auch in die Welt der Monster und Chimären zurücksteigen. Die bekanntesten sind Stefano della Bellas »Diversi Capricci« um 1648; die Erstausgabe von Piranesis »Invenzioni capricci di carceri« um 1745; Tiepolos »Varij capriccij« von 1749 oder dessen »Scherzi di fantasia«; schließlich François de Cuvilliés »Morceaux de Caprice« um 1750 (Abb. 122). Sie folgen alle der Definition, die 1681 Baldinucci gegeben hat: »Unsere Künstler sagen, sie machten aus fantasia und capriccio, wenn sie ohne Vorgabe (senza esemplo) nach eigener Erfindung schaffen und sich dabei auch der Nachahmung der Natur widersetzen.«[14] Das Arbeiten ohne Vorbild und ohne Rücksicht auf die Natur bezeichnet das Widerspenstige, das auch diesen harmlosen Gebilden noch innewohnt. Sie bleiben freilich eher an der Oberfläche und gehen nicht im Namen der Phantasie in die Schattenzonen der Dinge. Diese Art Tiefgang bleibt der Phantasie weithin versagt; ihre Aktivität wird tabuisiert.

Im Jahre 1679 erscheint sie auf dem Titelblatt eines Werkes über die Glaskunst in einer Rolle, die sie den Mächten der Finsternis zuweist (Abb. 123). Die Zweitauflage des Werkes von 1743 bringt eine ausführliche Erklärung des Blattes: Links erleuchten *Ratio* und *Experientia* das Reich der Wahrheit, in dem die *lux veritatis* herrscht. Rechts dagegen, im Reich der Finsternis, bläst die *Fantasia* dem Unverstand, der *amentia,*

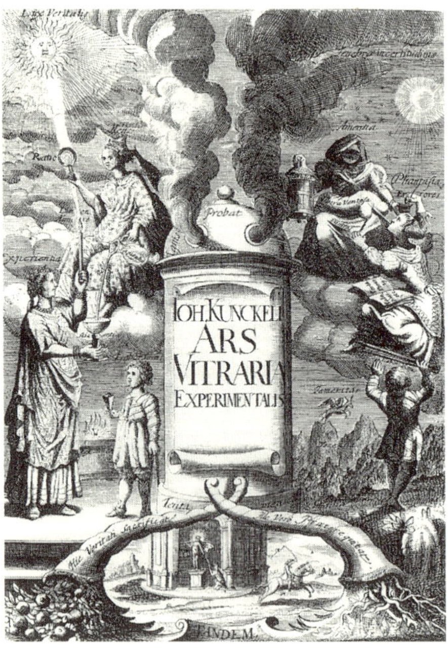

123 Frontispiz aus Johann Kunckel [von Löwenstern], »Ars vitraria experimentalis«, Nürnberg 1744

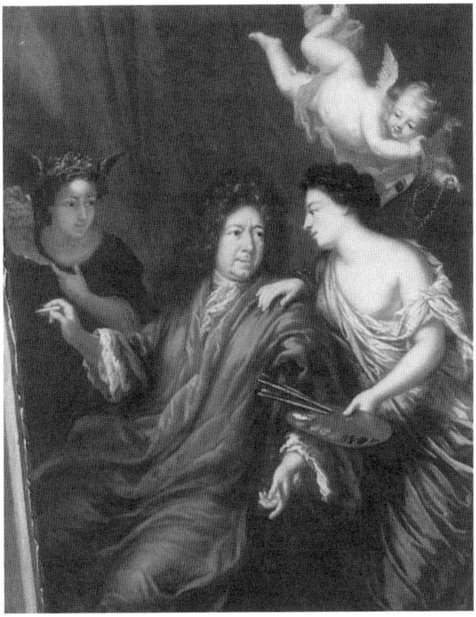

124 David Klöcker gen. Ehrenstrahl, Selbstbildnis mit Pictura und Fantasia, 1691, Stockholm, Nationalmuseum

leere Brüste als groteskes Ornament in den Schoß und notiert die Namen all derer, die *errores* begehen und Phantasmen produzieren. Ein beunruhigter Knabe zwickt sie in den Fuß, während im Hintergrund ein eselsohriger Pegasus den blinden Zufall, die Unbesonnenheit – die *temeritas* – bezeugt, der die Phantasie gehorcht.[15] Unübersehbar kündigt das Blatt an, daß der Phantasie in der Ratio, in der aufgeklärten Vernunft, ein neuer Widersacher erwächst. Sie übernimmt die Tabuisierung der Phantasie so, wie es die Inquisition getan hatte, und auch so, wie es etwa die höfischen Konventionen tun konnten: In einem Selbstbildnis von 1691 hat sich der geadelte schwedische Hofmaler David Klöcker zwischen *Pictura* und *Fantasia* gesetzt (Abb. 124). Letztere hält ein Blatt, dessen Text den Künstler auffordert, die unsterbliche Ehre der Majestät malend zu verewigen. Nach der eigenen Erklärung des Künstlers bedeutet die Maske in der Hand des oben schwebenden Genius die unbegrenzte Fähigkeit der Malerei, verschiedene Motive darzustellen, also eine Erinnerung auch an die Möglichkeit, Chimären zu erfinden. Die Kette in der Hand des gleichen Genius jedoch bedeutet, nach Klöcker, die notwendige Zusammengehörigkeit und Stimmigkeit der verschiedenen Teile in einem guten Kunstwerk. Hier wird also ausdrücklich das

Decorum, das Prinzip der Angemessenheit, auch für jene Residuen der evasiven Phantasie in Anwendung gebracht: Die Kette, an die sie gelegt wird, verpflichtet sie hier der königlichen Majestät.[16] Wenn an deren Stelle die Ratio tritt, ergeht es der Phantasie nicht besser. Das wird sehr deutlich in der Revision der »Iconologia« des Cesare Ripa, die 1765 Carlo Orlandi besorgt hat (Abb. 125). *Fantasia* ist jetzt in eine Entscheidungssituation gestellt, in der sie ihren ursprünglichen Impulsen abzuschwören hat. Ein Sklave hält ihr eine Krone über das Haupt, die nach Orlandis Kommentar nicht mehr die Phantasmen, sondern die *rette idee,* also die vernünftigen Gedanken, die künstlerischen Normalprodukte meinen. In seiner Linken aber hält der Sklave einen Klumpen, der aus Sphingen und Chimären geballt ist, also aus jenen Spukgestalten, in denen die Phantasie lange die ihr gemäßen Ausdrucksformen gesehen hatte. Die *Fantasia* weist jetzt mit einem entschiedenen Handgestus diesen traumatischen Klumpen von sich und wendet sich ab zu neuen Schutzgöttern hin: Der Luchs, der ihr jetzt zu Diensten ist, bedeutet das klare Auge, das ungetrübte Sehen, und das Szepter mit dem Auge an der Spitze, das die *Fantasia* in ihrer Rechten schwingt, bedeutet *intelletto,* den klaren Verstand.[17] *Fantasia* hat sich zur Ratio bekehrt. Die aufgeklärte Vernunft hat die Phantasie von ihren alten Traumata befreit; im Lichte der Vernunft sind die alten Chimären überflüssig geworden.

Im selben Jahr 1765 wurde dem Pariser Publikum der von Charles Nicholas Cochin gezeichnete Entwurf eines Frontispizes für Diderots »Encyclopédie« vorgestellt. In dem gestochenen Frontispiz (Abb. 126), das die Subskribenten erst 1772 erhielten, entschleiern *Ratio* und *Metaphysik* die *Wahrheit,* und *Imagination* schmückt sie mit Girlanden.[18]

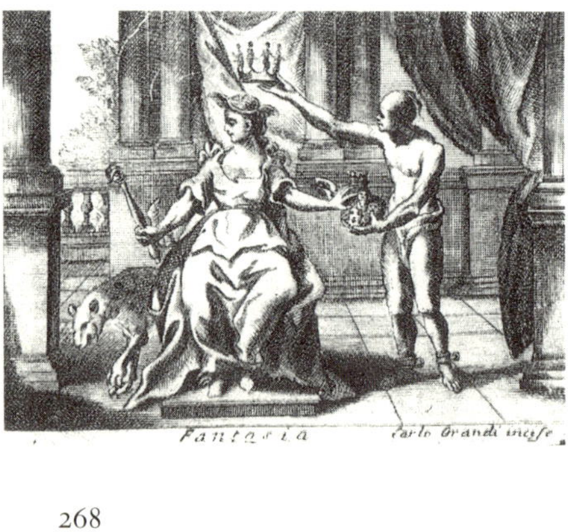

125 Fantasia, aus Cesare Ripa, »Iconologia«, bearb. v. Carlo Orlandi, Perugia 1765

126 Frontispiz der »Encyclopédie« nach einer Zeichnung von Charles Nicolas Cochin, I. Zustand 1769

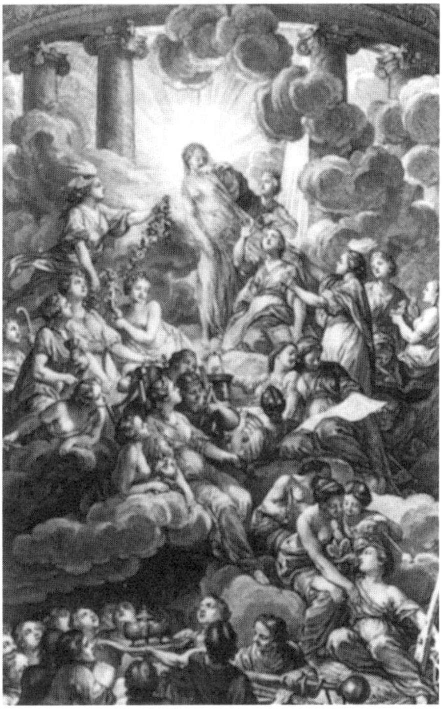

Obwohl diese Personifikation noch geflügelte Schläfen hat, sind die Chimären durch Feuerzungen ersetzt. Imagination diente vor allem zum Schmuck der Wahrheit. Dieser Anspruch ist auch zu Beginn der Französischen Revolution in Cochin/Gravelots Kompendium zur »Iconologie« von 1791 gegenüber der Phantasie geltend gemacht worden (Abb. 127): *Phantasie* ist eine wohlgemute, elegante Dame, der der Text nur noch nützliche Absichten zutraut: Phantasie, Imagination wird mit Voltaire als die Fähigkeit definiert, die Ideen der Dinge, die in unserem Gedächtnis aufbewahrt sind, ans Licht zu bringen. Sie sei so jung dargestellt, weil sie unablässig mit *productions nouvelles* befaßt sei – wie die Figuren über ihrem Haupte zeigten. Über die im Hintergrund herumlaufenden Mischwesen heißt es: »Figuren wie die Kentauren, Sirenen und Harpyen verdanken ihre Existenz sowohl der Dichtung wie der Malerei; es sind Erfindungen, die nur dann eine Berechtigung haben, wenn sie als Embleme für Wahrheiten, für *vérité,* dienen, seien es phy-

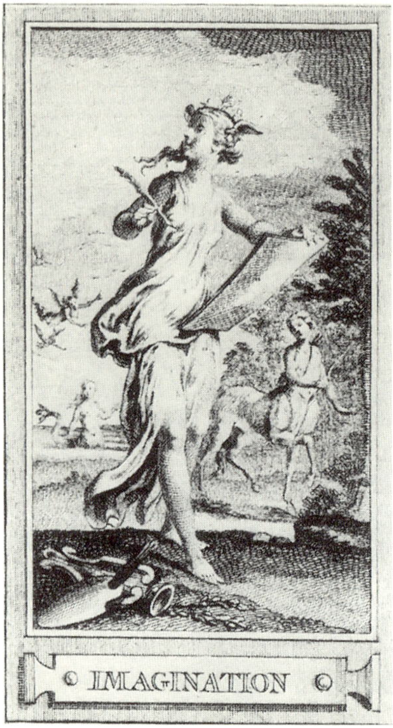

127 Imagination, aus Hubert-F. Gravelot und C.-N. Cochin, »Iconologie par figures« (Paris um 1791)

sische oder moralische Wahrheiten.«[19] So sind die alten Lizenzen, die alten Spukwesen in ihren Schlupfwinkeln aufgestöbert, entzaubert, moralisch instrumentalisiert – es darf sie nur geben, wenn sie einer abgesegneten Norm dienstbar werden. Die aufgeklärte Vernunft kann nicht zugestehen, daß es in ihr unzugängliche, unaufgearbeitete, unbeleuchtete Dunkelzonen gibt; die Phantasie soll die Grenzen der Vernunft nicht überschreiten dürfen. Dieses Spannungsverhältnis zwischen vernunftgemäßer Freiheit und künstlerischer Phantasie bekräftigt und bestätigt, vielleicht ungewollt, auch Francisco Goya durch seinen Capricho 43. Goya hatte seine Serie 1799 zuerst unter dem Titel »Sueños« herausbringen wollen, womit an die von Horaz benannte Herkunft der Phantasiebilder erinnert worden wäre. Für diese »Sueños« hatte Goya ein Titelblatt entworfen, das den *autor soñando* zeigt: Den träumenden Schriftsteller umschwirren all jene Schreckwesen, die jahrhundertelang die Phantasieinhalte kennzeichneten. Jetzt aber nähert sich

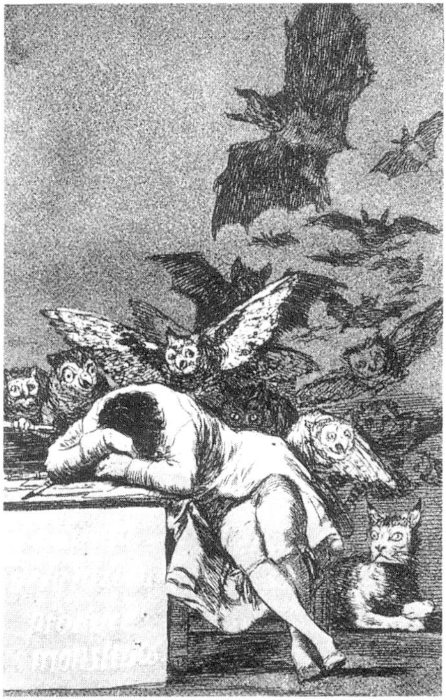

128 Francisco de Goya, Capricho 43: El sueño de la razón produce monstruos, 1796

ein großer Lichtkreis, der in der Goyaliteratur immer schon als die Kraft der Vernunft gedeutet wurde, vor der das Ungetier flüchtet. Das Licht der Vernunft erscheint hier gleichsam als Patron der Künstler, als Schutzmacht, die auch über dem schlafenden Künstler noch wacht.

Goya hat dieses Titelblatt zurückgezogen. Er hat der ganzen Serie den Titel »Caprichos« gegeben und sie so in die Reihe jener Tradition beiläufiger Stichproduktionen gestellt. Das Titelblatt kehrt abgewandelt als Nummer 43 in die Serie eingereiht wieder (Abb. 128). Es zeigt den Lichtkreis verdüstert, das heißt die Vernunft ist nicht aktiv präsent; deshalb brauchen die Chimären auch nicht zu fliehen, sondern können unbehindert den Autor bedrängen; schon greifen sie nach seinem Werkzeug. Die Inschrift lautet jetzt: *El sueño de la razón produce monstruos* – der Schlaf der Vernunft, die Abwesenheit der Vernunft, erzeugt die Monstren. Daraus kann man schließen, daß die Monstren bei wacher Vernunft verschwunden sein würden. Dies wäre die aufgeklärte Hoffnung

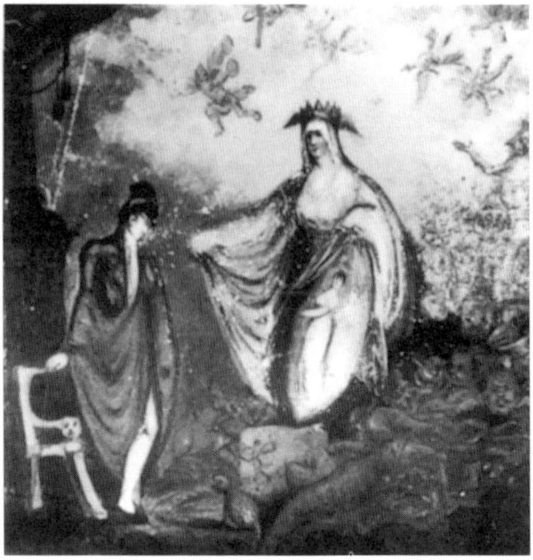

129 E. T. A. Hoffmann, Imagination erscheint dem Dichter, 1794 (verschollen)

nach einer schattenfreien Welt. Immer wieder ist die Beischrift jedoch auch anders als im Sinne einer Aufklärungsmaxime verstanden worden: Man übersetzte, daß der Traum der Vernunft Monstren hervorbringt, womit die Monstren gleichsam traumatische Objektivationen der Vernunft selbst wären. Ein möglicherweise von Goya selbst verfaßter Kommentar gibt folgende Erklärung: »Die von der Vernunft im Stich gelassene Phantasie bringt unglaubliche Ungeheuer hervor, jedoch mit ihr vereint ist sie die Mutter der Künste und der Ursprung der Wunder.«[20] Danach hätte Goya eine Versöhnung zwischen Vernunft und Phantasie für möglich gehalten, eine produktive Wechselbeziehung, die immer neue Wunder, immer neue Bewegung ermöglicht. Auch das, was sich auf dem Blatt anschaulich darbietet, läßt den Schluß zu, daß Goya nicht eine Neutralisierung der Monstren durch die Phantasie gemeint hat, sondern daß er eher von der Phantasieproduktion eine ständige Herausforderung der Vernunft erwartete. Von der Geschichte der Phantasieallegorie her gesehen fällt ja auf, daß die Chimären und Monstren, die seit Ripa um das Haupt der *Phantasie* konzentriert sind, jetzt frei herumschwirren; sie sind nicht mehr Kopfgeburten, sondern objektive Mächte, die den Künstler bedrohen. Wenn man die Zweitfassung nach dem visuell Gegebenen, unabhängig von der Beischrift, zu deuten hätte, würde man sagen: Sobald der Künstler in sich geht, sobald er aus sich selbst schafft, sieht er sich von Monstren und Chimären, den alten Ausgeburten der Phantasie, umgeben. Es ist die Situation des modernen Künstlers, der ganz auf sich selbst gestellt ist und alle Dependenzen und Rücksichten gegenüber der Welt um sich herum gekündigt hat; er steht jetzt selbst in der Schattenseite der Dinge.

Fünf Jahre vor Goya hat E. T. A. Hoffmann diese Situation in einer heute verschollenen Gouache ähnlich veranschaulicht (Abb. 129): *Phantasie,* eine stattliche Frau, mit der alten Krone und den Flügeln an den Schläfen, nähert sich dem Autor, der sich vom Stuhl erhoben hat, um in dem großen Spiegel, den *Phantasie* ihm vorhält, nicht sich selbst, sondern zwei Freundinnen zu erblicken. Die persönliche Erinnerungsszene spielt sich in einer Umgebung ab, in der alle Gespenster, Chimären und Fabeltiere herumgeistern, die so lange in Ecken und Winkeln gebannt waren: Wie das apokalyptische Weib tritt *Fantasia* dem Autor entgegen und eröffnet ihm neue Welten.[21] Wie bei Goya ist dem auf sich selbst angewiesenen Künstler die Welt eine Welt der Monster und Phantasmen; die monströse Phantasiewelt des Künstlers entzieht sich den Maßstäben der bürgerlichen Normalwelt und grenzt sich gegen diese hermetisch ab. Aus der Sicht unserer Bildgeschichte wird die Moderne durch eine Entfesselung der subjektiven Phantasie alle jene verdrängten, unterdrückten Wesen und Phantasmen aus ihrer jahrhundertelangen Randexistenz herauslassen und unter uns aussetzen. Immer neue Avantgardewellen haben, zum Entsetzen der Umwelt, aus dem Fundus jener

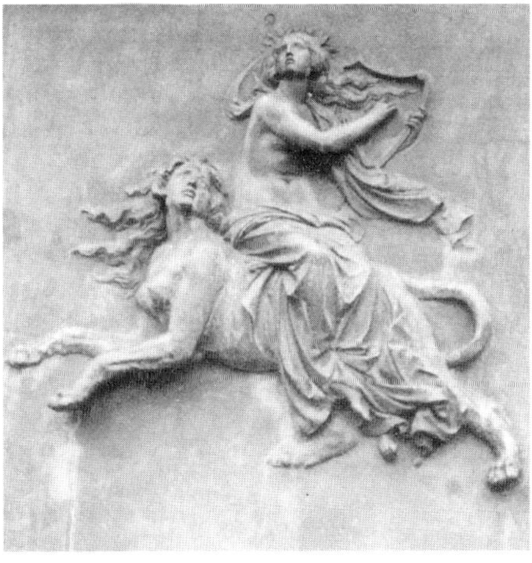

130 Ernst Julius Hähnel, Phantasie, Beethovendenkmal, 1840/1845, Bonn

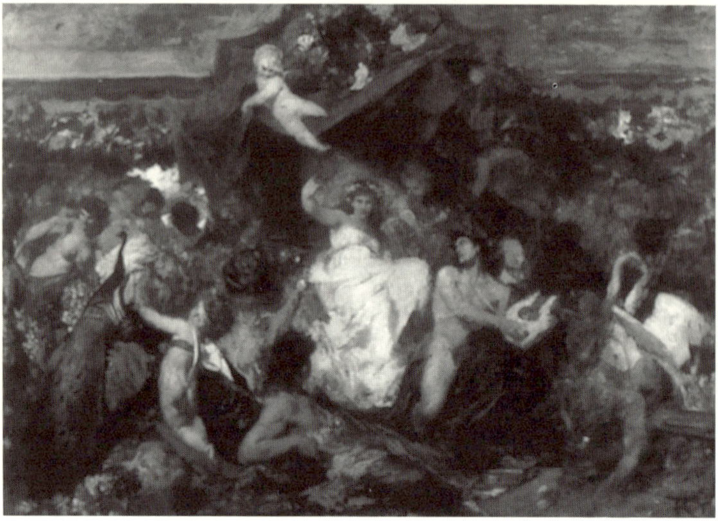

131 Ferdinand Keller, Phantasie, von Drama, Musik und Tanz umgeben, 1875, erster Entwurf für den Bühnenvorhang des Dresdner Hoftheaters

langen Erfahrung immer neue Phantasmen zutage gefördert. Dies geschah um den durchaus hohen Preis, daß die Kunst insgesamt im System gesellschaftlicher Erfahrung in Rand- und Füllselräume zu geraten drohte; daß die künstlerische Produktion so marginalisiert wurde, wie es die zaghaften Phantasievorstöße lange gewesen waren.

Man kann die Gegenprobe auf den Gang dieser Entwicklung machen, indem man die Phantasie-Allegorien der offiziösen, akademischen Kunst heranzieht. Sie zeigen die *Phantasie* als eine strahlende Frau, die von keinerlei schlimmen Gedanken, von keinen Phantasmen mehr heimgesucht wird. Auf dem Sockel des Bonner Beethovendenkmals von 1840 reitet die *Phantasie* auf einer Sphinx durch die Lüfte (Abb. 130); die Monstren und Chimären umschwirren also nicht mehr das Haupt, sondern sind gleichsam zu Transportmitteln diszipliniert; auf dem Schubert-Denkmal an der Wiener Ringstraße wird diese optimistische Version in Marmor übersetzt und in der Oper zu Dresden darf die *Phantasie* auf dem Thron die Huldigung der Künste entgegennehmen (Abb. 131).[22] Hermann Wislicenus zeigt 1863 die *Phantasie* ebenfalls gen Himmel auffahrend, wobei ihr nur noch wenige Mischwesen aus dem Weltraum nachflattern; der Titel, den Wis-

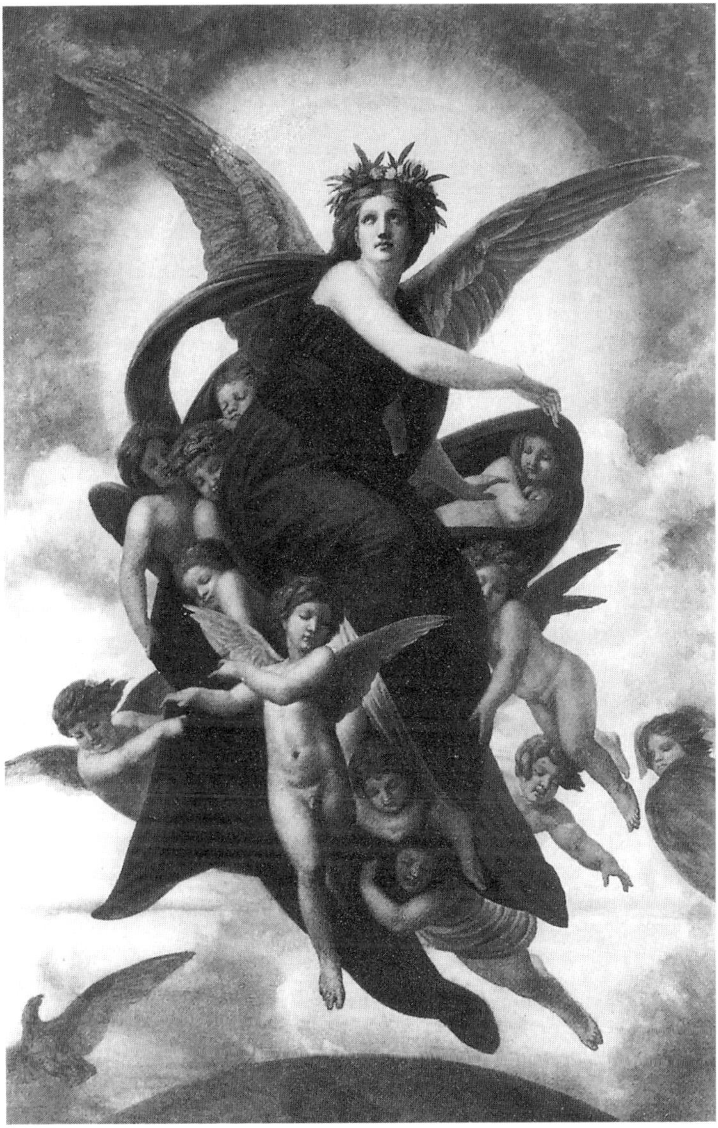

132 Hermann Wislicenus, Phantasie, von Träumen getragen, 1863, München, Schack-Galerie

licenus seiner Darstellung gegeben hat: *Phantasie von Träumen getragen*, läßt noch anklingen, daß die Phantasie einmal im Bereich der Fieberträume angesiedelt war, doch diese Träume suchen sie jetzt nicht mehr heim, sondern tragen sie in abgehobene Regionen (Abb. 132).[23] In diesem Verständnis ist die Phantasie nicht mehr eine Obsession, nicht mehr die Fähigkeit, hinter dem schönen Schein der Dinge die Schattenwesen aufzuscheuchen, sondern eher umgekehrt die Fähigkeit, der unvollkommenen Prosa des Lebens ein schöneres Aussehen zu verleihen.

Dieser heute so geläufige Alltagssinn des Begriffs der Phantasie ist durchaus auch in der alten Ikonographie bekannt, doch wird er nicht mit der Phantasie, sondern eher mit dem Ingenium verknüpft: Das Ingenium bezeichnet eine angeborene Fähigkeit, die potentiell über das hinausführen könnte, was normalerweise einem Menschen möglich ist. Das Ingenium strebt jedenfalls unablässig nach oben, nicht (wie die Phantasie) nach unten; es will den Himmel erobern, nicht die Chimären und Monster befreien.

Der ursprüngliche Gehalt des Phantasiebegriffs dagegen ist allenfalls im Wort ›Phantasmen‹ noch erhalten: Nach ihm ist in der Phantasie die gegebene Wirkung ein verschönerter Mantel, unter dem Chimären und Monster versteckt sind. Dieser ursprüngliche Sinn des Phantasierens ist in der Moderne zum Programm der Avantgarden geworden; deshalb teilen ihre Produkte mit den alten Chimären und Monstern das Schicksal einer unbequemen und ungemütlichen Randexistenz.

Anmerkungen

1 Zur Geschichte des Begriffes allgemein vgl. Murry Wright Bundy: The Theorie of Imagination in Classical and Mediaeval Thought, Urbana Ill, 1927, S. 218ff.; David Summers: Michelangelo and the Language of Art, Princeton N. J. 1981, S. 33–282.

2 Cennino Cennini: Il Libro dell'Arte (um 1410), Florenz 1943, Kap. 1, S. 20: »[...] che conviene avere fantasia e operazione di mano, di trovare cose non vedute, cacciandosi sotto ombra di naturali, e fermarle con la mano, dando a dimostrare quello che non è, sia [...]. Che'l poeta, con la scienza prima che ha, il fa degno e libero di potere comporre e legare insieme sì e no come gli piace, secondo sua volontà. Per lo simile al dipintore dato è libertà potere comporre una figura ritta, a sedere, mezzo uomo mezzo cavallo, sì come gli piace, secondo sua fantasia.«

3 Horaz: Ars Poetica, 1–13.

4 So Meyer Schapiro: From Mozarabic to Romanesque in Silos, in: The Art Bulletin, Bd. 21, 1939, S. 347; Summers (s. Anm. 1), S. 34ff., S. 494, Anm. 93.

5 Vgl. Neri di Bicci: Le Ricordanze 1453–1475, hrsg. v. Bruno Santi, Pisa 1976, S. 187, 413; außerdem Martin Warnke: Praxisfelder der Kunsttheorie, in: Idea, Bd. I, 1982, S. 54–71, hier S. 66 (wiederabgedruckt in vorliegendem Band).

6 Baldassare Castiglione: Il Libro del Cortigiano, hrsg. v. Ettore Bonara, Mailand 1972, Libro 2, Kap. 39, S. 148.

7 Albrecht Dürer: Schriftlicher Nachlass, 3 Bde., hrsg. v. Hans Rupprich, Berlin 1956–69, Bd. 3, S. 283.

8 Summers (s. Anm. 1), S. 135ff.

9 Vgl. Philipp Fehl: Veronese and the Inquisition, in: Gazette des Beaux Arts, Bd. 58, 1961, S. 349–351; Emerich Schaffran: Der Inquisitionsprozeß gegen Paolo Veronese, in: Archiv für Kulturgeschichte, Bd. 42, 1960, S. 178–193.

10 Heimo Reinitzer: Biblia deutsch. Luthers Bibelübersetzung und ihre Tradition, Ausst.-Kat. der Herzog August Bibliothek, Nr. 40, Wolfenbüttel 1983, S. 15, Nr. 1; Ausst.-Kat. »Von Breugel bis Rubens. Das goldene Jahrhundert der flämischen Malerei«, hrsg. von Ekkehard Mai und Hans Vlieghe, Köln 1992/93, S. 567, Kat. Nr. 152,1.

11 Cesare Ripa: Nova Iconologia, Padua 1618, S. 603.

12 Cesare Ripa: Iconologia (1603), Nachdruck Hildesheim/New York 1970, S. 48.

13 Michael Praetorius: Syntagma Musicum, Wolfenbüttel 1619, III.21, zit. nach Peter Halm: Capriccio, in: Reallexikon zur Deutschen Kunstgeschichte, Bd. 3, Stuttgart 1954, Sp. 330–331.

14 Filippo Baldinucci: Vocabulario Toscano dell'arte de Disegno, Florenz 1681, zit. nach Halm (s. Anm. 13), Sp. 330–331.

15 Hans-Ernst Mittig: Fantasie, in: Reallexikon zur Deutschen Kunstgeschichte, Bd. 6, München 1973, Sp. 1453f., Abb. 2.

16 Peter Berghaus: Das Herrscherporträt, in: Ausst.-Kat. »Porträt 1: Der Herrscher«, Münster 1977/78, S. 9.

17 Mittig (s. Anm. 15), Sp. 1455f.

18 Vgl. Ausst.-Kat. »Diderot et l'Art de Boucher à David. Les Salons 1759–1781«, Paris 1984/85, S. 495, Nr. 148; Alexander Perrig: Das Frontispiz der *Encyclopédie* oder die hohe Kunst der Verblümung, in: Idea, Bd. 9, 1990, S. 67–92.

19 Hubert-François Gravelot/Charles Nicholas Cochin: Iconologie par figures (Paris um 1791), 4 Bde. in einem Band, Nachdruck Paris/Genf 1972, Bd. 3, Nr. 1.

20 Vgl. Ausst.-Kat. »Goya. Zeichnungen und Druckgraphik«, Frankfurt/M. 1981, Nr. D 34, S. 62–65.

21 Vgl Robert Mülher: E. T. A. Hoffmann und die bildkünstlerische Darstellung des Jenseits, in: Jahrbuch des Kunsthistorischen Instituts Graz, Bd. 1, 1965, S. 91f.; Mittig (s. Anm. 15), Sp. 1457.

22 Zum Schubert-Denkmal vgl. Mittig (s. Anm. 15), Sp. 1459f.; Walter Krause: Die Plastik der Wiener Ringstraße, Wiesbaden 1980 (= Die Wiener Ringstraße, Bd. IX/3, Abb. 41. Zum Dresdner Hoftheater vgl. Heinrich Magirius: Gottfried Sempers zweites Dresdner Hoftheater, Wien 1985, S. 146ff.

23 Vgl. Walter Scheidig: Die Geschichte der Weimarer Malerschule 1860–1900, Weimar 1971, Abb. 33. Als eine Art Rückzug von der Phantasie kann man die Serien zur *Imagination* von Honoré Daumier ansehen, vgl. Gerhard Charles Rump: Über Daumiers *L'Imagination,* in: Ausst.-Kat. »Honoré Daumier. Der Bürgerliche Alltag«, Bonn 1979, S. 226–247.

»Kunst als Vorwort«
Ein Nachwort

»Dem Lieblingsschüler des Lipsius und Bruder des Künstlers, Philipp Rubens, der des öfteren Panegyriken zu verfassen hatte, ›ist nicht entgangen, daß es tatsächlich meistens so ist, daß jemand des Lobes um so würdiger ist, je weniger er auf die öffentliche Verkündung seines Lobes bedacht ist‹. Dennoch war der Panegyrikus für Lipsius aus zwei Gründen sinnvoll: ›der eine ist, daß die guten Fürsten durch dieses Lob in ihrem guten Handeln bestärkt, und der zweite ist, daß die schlechten durch jenes Lob höflich zu einem guten Handeln verleitet werden.‹«

Martin Warnke, Laudando praecipere, 1993

I.

Die vorliegende Sammlung von Aufsätzen erscheint aus Anlaß des 60. Geburtstages von Martin Warnke am 12. Oktober 1997. Zusammengestellt und herausgegeben im Namen der Freunde, Kollegen und Schüler ist sie, ungewöhnlich genug, als Gabe zu verstehen, mit welcher der Kreis der Genannten sich als Leserschaft bei einem höchst anregenden Autor bedanken möchte. Statt einer Fest*schrift* als der traditionellen (Buch-)Form akademischer Gratulation, die aus mancherlei Gründen als Gattung in diesem Fall nicht in Betracht kam, wird vielmehr eine Fest*lektüre* geboten, durch welche eben nicht die Gratulanten, sondern der Beglückwünschte selber zur Sprache kommt. Und zwar mit Texten, deren Zusammenstellung insofern ein Desiderat einlöst, als diese bislang, da verstreut, teils auch entlegen und über einen weiten Zeitraum von recht genau einem Vierteljahrhundert publiziert, vielfach nur umständlich zu erreichen waren; darüber hinaus aber auch deshalb, weil hier vielleicht erstmals im größeren Zusammenhang der hohe Anteil deutlich wird, den unter den Schriften Martin Warnkes die Lektüre der Bilder und die Analyse der Kunstwerke einnehmen. Denn während sich das Buch über den »Hofkünstler« (Köln 1985), indem es der Erforschung einer Institution und der sozialgeschichtlichen Grundlegung der Kunst der europäischen Höfe nachspürt, weitgehend auf die

Darbietung und Interpretation der Schriftquellen verlegt, rückt im vorliegenden Band nicht zuletzt die Untersuchung solcher Gemälde in den Vordergrund, die entweder direkt im höfischen Auftrag entstanden oder aber ganz generell im höfischen Umfeld geschaffen worden sind, darunter die Werke eines Mantegna, Vasari, Parmigianino, Velázquez, Rubens oder Goya. Wenn es im Vorwort des »Hofkünstlers« hieß, der Verfasser danke dem Verlag dafür, daß er Verständnis gezeigt habe für das »eigensinnige Verlangen, das Werk ohne Abbildungen erscheinen zu lassen«, so steuert das vorliegende Buch in mancher Hinsicht der Theorie des älteren Bandes jetzt die (Bild-)Praxis bei. Dabei bedeutete der Verzicht auf die Abbildungen keineswegs die Zurücksetzung der Bilder gegenüber der historisch-soziologischen und theoretischen Explikation, sondern wendete sich exemplarisch gegen die Degradierung der Kunstwerke zu »Illustrationen«.[1] Darüber hinaus zielte der apostrophierte Eigensinn des Verfassers aber auch darauf, der Öffentlichkeit ein Buch vorzulegen (und zuzumuten), das seine Bildgegenstände gerade nicht explizit, sondern auf dem Umweg über die vermeintlich eher trockenen Quellen implizit, das heißt über die Rahmenbedingungen ihrer Entstehung vor Augen zu stellen suchte. Ähnlich grundlegend war bereits das allererste (und übrigens bis dato lieferbare) Buch verfahren, wenn es unter dem lapidaren Titel »Kommentare zu Rubens« (Berlin 1965) die Bedeutung eines Teils der epistolographischen Hinterlassenschaft des flämischen Künstlers und Diplomaten erörterte. Nur wenige Abbildungen, insgesamt neun[2], sind dem Band beigegeben, der sich der Korrespondenz als historischen Dokumenten zuwendet in der Überzeugung, »daß die nüchterne und einfache Sprache der Rubensbriefe eine prosaische Ablagerung jener Sphären sei, in denen der Künstler malend sich bewegte.« Und weiter heißt es erläuternd zum Aspekt der Kongruenz im Vorwort: »Trotz des grundsätzlichen Unterschiedes zwischen Werk und Brief eines Künstlers ist doch vieles von dem, was im Gemälde dem Wort zugänglich sein kann, zumindest die Ikonographie, von den Briefen her erreichbar und prüfbar.« Die Studien selbst belegen dann den Gewinn für das Œuvre, den die Durchsicht des Briefcorpus vermittelt.

In dieser ersten Arbeit über Rubens, die aus der bei Hans Kauffmann entstandenen Berliner Dissertation hervorgegangen ist, sind zahlreiche der spezifischen Interessen und Fragestellungen angelegt, die den Kunsthistoriker Warnke beschäftigen werden: So zum Beispiel die Frage nach dem Status der Hofkunst, der Struktur der höfischen Kunstorganisation und der Rolle des Hofkünstlers, der Rubens als erster sein Profil leiht; so ferner historisch vorgängig und komplementär die Frage nach den soziologischen Mechanismen der Kunstproduktion, wie sie in der Verfassung der Baubetriebe des Mittelalters zur Geltung und in der Architektur der Zeit zum Ausdruck kommen (»Bau und Überbau«, Frankfurt/M. 1976); so auch das ausgeprägte Interesse an jenen Themen und Problemstellungen, die später unter dem Begriff einer ›politischen Ikonographie‹ systematisch gebündelt und zu einem eigenen Forschungszweig ausgebaut werden, darunter nicht zuletzt jene, die die Konstitution der politischen Landschaft betreffen, ein Genus, zu dem wiederum Rubens als Landschafts- wie als Historienmaler prototypische Beiträge geliefert hat (»Politische Landschaft«, München 1992). Das Interesse am Hofkünstler Rubens präludiert schließlich wohl auch jenes am Œuvre eines Velázquez oder Goya und an der Kunst Spaniens überhaupt, ist doch der versatile flämische Maler Protagonist einer europäisch gestimmten und geprägten, die Grenzen und Länder und Herrschaftsbereiche gleichsam hinter sich zurücklassenden Kunst und Diplomatie, die nicht zuletzt auf der iberischen Halbinsel ihr Wirkungsfeld gefunden hat, wie unter anderem die entsprechende Mission und der Aufenthalt in Valladolid ausweisen, mit dessen Darstellung Warnkes Dissertation einsetzt. Wenn auch sicherlich nicht alles, so rührt doch auffallend vieles, um mit Jacob Burckhardt zu sprechen, »aus Rubens« her, nicht zuletzt auch jener zentrale Begriff der Warnkeschen Kunsttheorie, über dessen Verwendung in der Rubens-Korrespondenz man in den »Kommentaren« ein eigenes Kapitel findet: *dissimulatio*. Gemeint ist damit jene Technik der »versteckten Beunruhigung« (Heinrich Klotz), die es vermag, die Wahrheit unter der Oberfläche der *simulatio* und des Scheins verhüllt auszusprechen, demnach die künstlerische Freiheit zur Kritik insbesondere auch dort in Anschlag zu bringen, wo ein Auftraggeber eher restriktiv Grenzen gezogen zu haben glaubt. An der Seite der barocken (Wort-)Rhetorik macht Warnke zunächst im Rubens-Œuvre auch eine *Bild*rhetorik der Verstellung aus, und er wird diesem Modus diplomatisch verschlüsselter visueller Botschaft auch fernerhin und über diesen Künstler hinaus seine Aufmerksamkeit widmen. Vor allem aber ist es die einläßliche Lektüre der Bilder, die am Beispiel von Rubens erprobt und ausgeprägt wird, eine Kunst der Beschreibung und Untersuchung, von der auch in unserem Band nicht nur die einschlägigen Rubens-Passagen, sondern auch alle übrigen Beispiele beredt Zeugnis ablegen.[3] Dem Modell Rubens verdankt nicht zuletzt die Arbeit über die italienischen Bildtabernakel – ein zur Kennzeichnung der Gattung eigens geprägter Begriff –, ihre Entstehung. Die Frage nach der Ikonographie und Tradition des Einsatzbildes, ein Typus, der Warnke in Rubens' Altarwerk für S. Maria in Vallicella zu Rom begegnet, führte zu jenen bildtheoretischen und bildtheologischen, bis heute uneingeholten Nachforschungen, die 1968 im Münchner Jahrbuch der Bildenden Kunst publiziert worden sind. Wie dieses Bildtabernakel erfuhr auch schon der Medici-Zyklus, auf den Warnke sich als ein »Hauptwerk politischer Kunst« immer wieder – zuletzt in dem hier abgedruckten Gerson-Vortrag der Universität Groningen – bezieht, in der Dissertation seine erste kurze Behandlung, und auch der Ikonographie des Reiterbildnisses wird dort breiter Raum gewährt, so daß hier bereits auch der Beschäftigung mit diesem Typus des Herrscherporträts bei Velázquez, von dem der entsprechende Aufsatz des vorliegenden Buches handelt, vorgegriffen ist.

II.

Jede Auswahl setzt zugleich Akzente.[4] In diesem Fall liegt der Schwerpunkt auf Beiträgen zu klassischen Werken der klassischen Kunstgeschichte, somit auf Studien zur Kunst von der Renaissance bis zum Historismus, namentlich von Andrea Mantegna und dessen »Himmelfahrt Mariens« für die Eremitani-Kirche Paduas bis hin zu Hermann Wislicenus und seiner Auffahrt der von Träumen gestützten »Phantasie«, die heute die Münchner Schack-Galerie verwahrt. Die Anthologie stellt jene Fasson eines »Denkens mit Bildern« vor, die Warnke anläßlich einer Rezension den Interpretationen Erwin Panofskys zugesprochen hat.[5] Der Unmittelbarkeit der Formanalyse auf der einen Seite korrespondiert die begriffliche Reflexion der historischen Distanz und Vermitteltheit. Der Nähe, welche der Gegenstand erfordert, wird die Ferne seines Standortes in der Geschichte konfrontiert, zu der auch jene auratische Dimension als Qualität gehört, die den Kunstwerken in der »Höhenluft höfischer Repräsentation« eignet. Dieses methodische Verfahren ist einer Beobachtung verwandt, die Warnke im Titelaufsatz dieses Buches als eine Erfahrung aus Rubens mitteilt, daß nämlich »an einem Bild aus der Ferne andere Wahrnehmungen gemacht werden können als aus der Nähe. Das Bild ist nicht identisch, sondern abhängig von den Bewegungen, die der Betrachter vor ihm vollzieht. Diese Bewegungen mußten gelernt werden, und sie haben ihre Geschichte.« Zu dieser Geschichte gehört auch die Tatsache, daß die Bewegungen vor dem Bilde längst zur charakteristischen »Berufsbewegung« des Kunsthistorikers geworden sind; ersetzt man andererseits im angeführten Zitat den Modus der körperlichen Bewegung durch den der Bewegung der Gedanken, so erwächst daraus die Notwendigkeit der fortlaufenden, unablässigen Auseinandersetzung mit dem Gegenstand. Daß Kunst »mit Grund zu bedenken« sei, erhellt nach Warnke aus der Tatsache, daß sie »dem Leben mit dem Anspruch gegenüber[tritt], ein eigentümliches Medium der Erkenntnis und der Erfahrung zu sein«. Diesen Nachweis erbringen sämtliche Aufsätze dieses Bandes, die überwiegend »Meisterwerken« gewidmet sind, dabei aber nicht in deren Feier einstimmen, sondern auf die Darlegung ihrer »Sprengenergien« abzielen, auf die Freilegung des kritischen Potentials, das im übrigen auch und gerade die Schönheit für sich agieren läßt.

Gehandelt wird von der Kunst in theoretischer und von der Kunsttheorie in praktischer Absicht. Anhand von Vasaris Titelblättern wird der Renaissancebegriff dargestellt und über die erwähnte Rubens-Tafel die Geschichte des Bildtabernakels dargelegt, am Beispiel von Parmigianinos Porträt im Konvexspiegel das neue Selbstverständnis des Künstlers erläutert sowie der Brauch der Bilddedikation expliziert, über das Reiterbildnis des spanischen Kronprinzen die Funktion des Herrscherporträts exemplifiziert und beiläufig die Emblematik als Bildquelle eingeführt – die Kunst wird auf den Begriff gebracht, wodurch ihr jene historischen Ansprüche zurückerstattet werden, mit denen sie in ihrer Zeit ausgestattet worden ist. Bis in die Gegenwart ist diese Ambition gewahrt, die auf dem Kölner Kunsthistorikerkongreß 1970 von Warnke für die von ihm geleitete Sektion über »Das Kunstwerk zwischen Wissenschaft und Weltanschauung« polemisch – und in dieser Polemik geradezu klassisch – formuliert worden ist: »Die Intention der Sektion ist also eine kritische. Während das Fach zumeist Unmittelbarkeit, scheinbar voraussetzungslose Hingabe an die Sachen als seine angemessene Position ausgibt, soll hier die kritische Position fachimmanent zur Geltung kommen, damit sie sich vielleicht bis in die Gesamtrelationen des Faches hinein fortsetzen und konkretisieren kann. Dies zu versuchen, erscheint notwendig in einem Fach, in dem Kritik allein als Stilkritik zu überleben scheint; in dem alles wiederbelebt zu werden vermag, nur eben keine ›Kritischen Berichte‹ (...).« Die Dimension der Kritik als Kritik der Erkenntnis, der Methode und der Wissenschaft und vor allem als ein Vermögen der Kunst selber dem Fach (wieder-)entdeckt zu haben, bleibt ein entscheidendes Verdienst.

III.

Zu Warnkes Distanzierungsleistungen gehört die Lust an der Sprache. Sie betrifft die Fortschreibung der Idiomatik, die Erweiterung des Begriffsschatzes um neue Termini von meist mittlerer Reichweite und oft stupender Anschaulichkeit. Eine kurze Liste, aus den hier versammelten Texten aufgelesen: »Standortrücksichten«, »Berufsbewegung« (der Kunsthistoriker), »konsumeingestellte Kunst«, »Devotionsbedürfnis«, »Verzerrungsleistungen«, »Sacra Azione«, »Amplifikationstechnik«, »Seelenkrater«, »körperliche Übungsvorschläge«, »Gebarenstrategie«, »Gestenpolitik«, »Fiktionsapparat«. Eigentlich muß man hören, wie Warnke diese Begriffe ausspricht, wie er sie vor allem dann, wenn der Konsonantengehalt hoch genug ist, wie kleine Sprengkörper platzen läßt. Logozentrismus hin oder her, vor dem wissenschaftlichen Schriftsteller Warnke kommt der Redner, der Vortrag für Vortrag, Vorlesung für Vorlesung seine Zuhörer fesselt, obwohl oder gerade weil er permanent mit Lautstärke und Diktion zu kämpfen scheint und wie ein Pflug gegen immer spürbaren Widerstand sich voranarbeitet. Warnke liebt die natürliche Schwere der Sachen und der Wörter. Deswegen kann auch niemand soviel mit Konsonanten anfangen wie er. Formulierungen wie der »ritterlich gepanzerte Kaiser«, ein »verkrüppelter reicher Brautwerber« oder auch ein »Vorrat verformten Lebens« lesen sich gut, aber sie stehen eigentlich nur an der jeweiligen Stelle wie eine Dreierkombination, weil sie einem gesprochenen Parcours angehören.

Was den Schreibstil anbelangt, so gibt es in den frühen Texten eine leicht nachvollziehbare Nähe zur Frankfurter Schule, nicht zu ihrer verqueren Syntax, aber zur Bestimmtheit der Diktion und Akzentsetzung. Gemeinsam ist vor allem eine Autorität, die nicht autoritär ist, das heißt mit Setzungen arbeitet, sondern sich in der bereits erwähnten Arbeit über die Bildtabernakel an den Widerständen des Materials beweist. Insistenz ist das richtigere Wort, und das nicht nur, weil der folgende Abschnitt gleich mit diesem Begriff aufwartet. Diese Insistenz trägt über lange Passagen, oft über die ganze Strecke. Das macht den großen Unterschied zur Ausdrucksweise der Frankfurter aus, die den permanenten Neueinsatz und das Facettieren pflegt. Hier ist der Warnkesche Schreibstil *at its best:* »Diese bildtheologische Insistenz auf strenge Unterscheidung hat wohl auch auf die künstlerische Formensprache zurückgewirkt. Die entschiedene Trennung zwischen der erzählenden Sphäre des Madonnenbildes und der mehr sachlich angelegten der Heiligen entspricht der individualisierten, streng ausgesonderten, charaktereigenen Prägnanz, in der die einzelnen Figuren gegeben sind. Keine emotive Bewegung reißt die Heiligen aus der Verantwortung zu verbindlicher Stellungnahme. Die verhaltenen kommunikativen Ausdrucksgesten vollziehen sich aus einer subjektiven Bestimmtheit, die ihnen zugleich das Objektive und Exemplarische mitteilt, das Rubens diesen Heiligen, denen er ganz zuletzt noch die Märtyrerpalmen aus der Hand legte, ausdrücklich zugebilligt hat. Die durch stoffliche Kontrastwirkung, durch Lichtführung und plastische Modellierung immer deutlicher herausgearbeitete körperliche Dichtigkeit der einzelnen Heiligen; die eigene feste Standfläche, die sie auf den Treppenstufen vor dem Triumphbogen, der als Rückhalt unten entbehrlich wird, beziehen; die greifbare Konsistenz, welche die Heiligen kennzeichnet, dies alles bezeichnet zugleich das Maß der künstlerischen, geistigen und geistlichen Selbstverantwortung, dessen man sich im humanistischen Umkreis von Rubens damals neu bewußt wurde, und das sich hier, dank der Förderung Baronios, ein Denkmal setzen konnte.« Der Nachdruck hat sein eigenes Vokabular: »streng«, »entschieden«, »keine« (Bewegung), »Bestimmtheit«, »ausdrücklich«, »immer deutlicher« usw. Aber stärker noch wirkt das Iterative der Satzanfänge, die, von einer Ausnahme abgesehen, alle mit einem bestimmten Substantiv (und Artikel) beginnen: Diese ... Insistenz, die ... Trennung, die Ausdrucksgesetze, die ... Dichtigkeit, die ... Standfläche, die ... Konsistenz. Außer Kraft gesetzt erscheint die Möglichkeit des Anschlusses durch Konjunktionen. Der strikte Sachbezug läßt kein von ihm unabhängiges Argumentieren zu; die Auseinandersetzung, der Dialog ist in das Schwerefeld der Substantive und Substanzen verlegt. Das unbeirrt Konstative dieser Passage könnte den Verdacht erregen, hier artikuliere sich jener Zwang zur Unterwerfung der Phänomene, jener »Brechzwang«, den Warnke in einem seiner berüchtigsten Texte an der älteren kunsthistorischen Literatur so scharf kritisiert hat.[6] Es gibt freilich Unterschiede, vorrangig den nicht ganz geringen, daß der Jargon der Entschiedenheit der Charakterisierung eines Habitus gilt, den Warnke Selbstverantwortung nennt und den er als eine der wichtigsten Leistungen der Kunst des Peter Paul Rubens angesichts einer Kultur der Selbstaufgabe ausgewiesen hat. Gleichwohl ist es richtig, aus Anlaß des 1968 erschienenen Aufsatzes über die Bildtabernakel nochmals an den Beginn der 1970er Jahre zu erinnern. An eben diesem Text läßt sich gut die Wirkung nachvollziehen, die der Kunsthistoriker und nicht nur der Wissenschaftskritiker Warnke damals auf die Jüngeren hatte. Sich von der Opposition des Faches – und niemand hat sie massiver erfahren als Warnke – weder kleinkriegen, noch ablenken zu lassen, sondern inmitten planmäßiger Verunsicherungen nicht an der eigenen Fähigkeit zu zweifeln und sie auf den etablierten Praxisfeldern des Faches weiterhin zur Anwendung zu bringen, das konnte nur einer demonstrieren, der diese feste Stimme schon vorher ausprobiert hatte.

IV.

Kunstsoziologisch gesprochen gehört Warnke zu den Feldtheoretikern, nicht zu den Ökonomisten, den Produktions- oder Konsumtionstheoretikern, den Erforschern von »patronage« und »Habitus«. Er betrachtet (und schüttelt) das Feld der Kräfte, die sich zur Bewirkung eines bestimmten Kunstzwecks zusammenfinden: Das sind in wechselnder Besetzung Institutionen, Instanzen, Auftraggeber, Auftragnehmer, Theorien, Ansprüche, Standards usw. Das Kunstwerk, das aus diesem Kraftfeld entlassen wird und selbstverständlich darauf zurückwirkt, beschreibt Warnke mit Warburg als »Ausgleichsprodukt«. Er subsummiert unter diesen Ansatz auch die Gattungsgeschichte – im vorliegenden Band wieder am besten zu studieren in dem großen Aufsatz über die Bildtabernakel, wo die Gattung selbst als »Ausgleichsprodukt« zwischen Kult und Brauch, Geschichte und Gegenwart, Präsentation und Interpretation eingeführt wird: »Das Bildtabernakel erscheint als eine Vermittlungsform, in der das Verhältnis von Rahmengemälde und Einsatzbild das Verhältnis von privaten und offiziellen Ansprüchen vertritt. Im Bildtabernakel sind divergierende Stiltendenzen synchronisiert, es vermittelt zwischen auseinanderstrebenden Bildbegriffen; es wird sich als Altarform immer dort anbieten, wo kirchliche Reformströmungen das Heutige und Gestrige, aktuelle Stilformen und retrospektive Bildanhänglichkeit zu koordinieren trachten.«

Man hat Warnkes Vorgehen bisweilen als Reflex der bundesrepublikanischen Situation nach 1965 gelesen, in der konsensuelle Modelle wie die Große Koalition, die Konzertierte Aktion, der Generationenvertrag oder das spätere Bündnis für Arbeit die Reformansätze entschärften oder gesellschaftlich akzeptabel machten – je nach Standort. Wird aber damit die Vorstellung verbunden, daß das Ergebnis ein stillgestellter oder gar totgeborener Kompromiß ist, dann hat man den Autor in einem entscheidenden Punkt falsch verstanden. Ein hier nicht abgedruckter Text trägt den Titel: »Kunst als Vorbild«[7], und dort heißt es: »fast alle Kunsttheorien, die für die Kunstwissenschaft wichtig geworden sind, gehen aus von dem Nachwort-Charakter der Kunst. Populär ist die Theorie geworden, Kunst stehe in einem Nachwortverhältnis zur Natur, ahme diese nach. Sodann ist Kunst in ein Nachwortverhältnis zur Psyche des Künstlers oder des Kollektivs, zum Zeitgeist, zum Erlebnishorizont des Künstlers, zur Physiologie des Auges oder auch zur Struktur der Gesellschaft gebracht worden. Nach all diesen Nachworttheorien macht die Kunst etwas sichtbar, was außer ihr schon real gegeben war; sie erscheint als Vollzugsorgan, als Derivat vorgeordneter, außerkünstlerischer Potenzen und Phänomene; als rückbezügliches Nachwort also.« Gegen die Erwartung solcher Nachträglichkeit setzt Warnke seinen berühmten »Postulativ«, der nicht mehr und nicht weniger besagt, als daß Kunst bestätigt *und* einfordert, letzteres durch Insinuierung, Schmeichelei, Ermahnung, Überzeugung, Hebung der Standards, Imagination und Phantasie. In diesem Sinne lesen wir in einem Text dieses Sammelbandes: »[Rubens] möchte über Belobigungen zugleich Mahnungen äußern. Bisher sind dem Medicizyklus des Rubens immer nur die Belobigungen entnommen worden. Es ist die Absicht dieser Studie gewesen, auch die Mittel und Wege einer Belehrung zu beschreiben, mit der der Maler über den geschichtlichen Augenblick hinauszugelangen versuchte.«

Warnkes Konzept des Anspruchsniveaus, entwickelt in »Bau und Überbau«, wirkt in genau dieser Hinsicht als zweischneidiges Instrument: Es ist nicht damit getan, die höchsten Modelle sich anzueignen, man muß sich ihnen dann auch anbequemen.

***

Unser Dank für freundliche Hilfe bei der Vorbereitung des Buches geht an Elisabeth von Hagenow und Mechthild Modersohn in Hamburg; Dank zu sagen ist auch den Verlagen, die sehr bereitwillig die Rechte zum Wiederabdruck eingeräumt haben; Dank gilt es vor allem aber dem DuMont Verlag gegenüber abzustatten, zuallererst dem Programmleiter Volker Gebhardt, der umgehend und begeistert der Buchidee zugestimmt hat, dann als Lektorin Katja Omonsky, der die zeitraubende Aufgabe der Text- und Bildredaktion zugefallen ist.[8]

Berlin, Jena und Hamburg im August 1997
Horst Bredekamp, Michael Diers, Wolfgang Kemp
und Franz-Joachim Verspohl

Anmerkungen

1 Eine andere spezifische Bildredaktion hat Warnke in seinem Buch »Politische Landschaft. Zur Kunstgeschichte der Natur«, München 1992, erprobt; dort heißt es im Vorwort: »Um die Wahrnehmung, um die es mir geht, zu verdeutlichen, habe ich Text- und Bildteil gegeneinander verselbständigt: Beide verbindet nur das Stichwort, eigentlich aber machen sie je eigene Aussagen.«

2 Im derzeit gültigen »Verzeichnis lieferbarer Bücher« des deutschen Buchhandels findet sich hingegen kurioserweise die irrtümliche Angabe »mit 85 Abb.«, so als sollte dem Profil des Buches als Kunstbuch energisch aufgeholfen werden.

3 Hier ist ergänzend hinzuweisen auf die Bildkommentare des 1967 vorgelegten Bandes über die »Flämische Malerei des 17. Jahrhunderts«, der als ein handlicher Führer die Werke der Berlin-Dahlemer Gemäldesammlung vorstellt, sowie auf die Werkmonographie »Cranachs Luther. Entwürfe für ein Image«, die 1984 in der Reihe »kunststück« herausgekommen ist.

4 Neben den vorliegenden Band ließen sich drei Folgebände stellen: ein erster, der die Beiträge zur politischen Ikonographie versammelte, zu denen über die hier vorliegenden hinaus (zum Beispiel »Die Demokratie zwischen Vorbildern und Zerrbildern«) insbesondere jene Arbeiten rechnen, die ausgehend von den Untersuchungen zum »Bildersturm« (hrsg. München 1972) und zur »Politischen Architektur in Europa« (hrsg. Köln 1984) als Beiträge im engeren Sinn des Themas entstanden sind; ein zweiter, der den Fach-, Wissenschafts- und Methodenhistoriker Warnke präsentierte mit zahlreichen Aufsätzen über Jacob Burckhardt und Heinrich Wölfflin, Aby Warburg und Erwin Panofsky, aber auch über Wilhelm von Bode, Charles de Tolnay, Hans Sedlmayr, Richard Hamann oder Ernst H. Gombrich; schließlich ein weiterer Band, der die Gelegenheitsarbeiten versammelte, darunter eine Vielzahl von Rezensionen, Ausstellungsbesprechungen und Miszellen, insbesondere auch jene journalistischen Arbeiten für die »Stuttgarter Zeitung«, die 1964 der Berichterstattung des Auschwitz-Prozesses gewidmet sind. – Heinrich Klotz hat bereits 1978 unter dem Titel »Künstler, Kunsthistoriker, Museen. Beiträge zu einer kritischen Kunstgeschichte« eine Auswahl von Warnke-Aufsätzen vorgelegt, auf die hier als Vademecum verwiesen sei. – Ein Verzeichnis sämtlicher Warnke-Schriften bis 1987 liegt in dem als Privatdruck erschienenen kleinen Band »Martin Warnke Bibliographie. Zum fünfzigsten Geburtstag am 12. Oktober 1987 von seinen Schülern und Kollegen überreicht«, bearbeitet von Charlotte Schoell-Glass, Hamburg 1987 vor.

5 Vom Denken mit Bildern. Erwin Panofskys »Studien zur Ikonologie«, in: Frankfurter Allgemeine Zeitung Nr. 96 vom 25. April 1981, Tiefdruckbeilage, S. 5.

6 Weltanschauliche Motive in der kunstgeschichtlichen Populärliteratur, in: Martin Warnke (Hrsg.): Das Kunstwerk zwischen Wissenschaft und Weltanschauung, Gütersloh 1970, S. 88–108.

7 Erschienen in dem von Heinrich Klotz herausgegebenen Band »Kunst und Gesellschaft – Grenzen der Kunst«, Frankfurt/M. 1981, S. 41–54; diesem Aufsatz ist auch die Titelzeile des vorliegenden Nachwortes entnommen, die eine Wendung von Amedée Ozenfant aus dessen Hauptwerk »Art« von 1928 zitiert (»Ich betrachte Kunst als ein Vorwort«), die von Warnke im obigen Sinne expliziert wird.

8 Die Texte kommen, von einzelnen Berichtigungen und einigen wenigen Ergänzungen (Vasari-Beitrag) abgesehen, unverändert zum Wiederabdruck; im Bildteil einiger Beiträge waren allerdings Kürzungen erforderlich.

Erstveröffentlichung der Texte

Nah und Fern zum Bilde, in: Forma et Subtilitas. Festschrift für Wolfgang Schöne zum 75. Geburtstag, hrsg. von Wilhelm Schlink und Martin Sperlich, Berlin (de Gruyter) 1986, S. 190-197

Praxisfelder der Kunsttheorie. Über die Geburtswehen des Individualstils, in: Idea. Jahrbuch der Hamburger Kunsthalle, Bd. 1, 1982, S. 54-71

Italienische Bildtabernakel bis zum Frühbarock, in: Münchner Jahrbuch der Bildenden Kunst, Dritte Folge, Bd. 19, 1968, S. 61-102

Der Kopf in der Hand, in: Werner Hofmann (Hrsg.): Zauber der Medusa. Europäische Manierismen, Wien (Löcker) 1987, Katalog zur gleichnamigen Ausstellung der Wiener Festwochen, S. 55-61

Die erste Seite aus den »Viten« Giorgio Vasaris. Der politische Gehalt seiner Renaissancevorstellung, in: Kritische Berichte, Jg. 5, 1977, H. 6, S. 5-28

Das Reiterbildnis des Baltasar Carlos von Velázquez, in: Amici amico. Festschrift für Werner Groß zu seinem 65. Geburtstag am 25. 11. 1966, hrsg. von Kurt Badt und Martin Gosebruch, München (Wilhelm Fink) 1968, S. 217-227

Laudando Praecipere. Der Medicizyklus des Peter Paul Rubens (Siebenter Gerson Vortrag, Universität Groningen, gehalten am 18. November 1993), Stiftung Gerson Vorträge, Groningen o. J.

Goyas Gesten, in: Werner Hofmann/Edith Helman/Martin Warnke (Hrsg.): Goya - »Alle werden fallen«, Frankfurt/M. (Athenäum) 1987, S. 115-177

Die Demokratie zwischen Vorbildern und Zerrbildern, in: Ausst.-Kat. »Zeichen der Freiheit. Das Bild der Republik in der Kunst des 16. bis 20. Jahrhunderts«, hrsg. von Dario Gamboni und Georg Germann unter Mitwirkung von François de Capitani, 21. Kunstausstellung des Europarates 1991, Bernisches Historisches Museum und Kunstmuseum Bern, Bern (Verlag Stämpfli & Cie AG) 1991, S. 75-97

Chimären der Phantasie, in: Ausst.-Kat. »Pegasus und die Künste«, hrsg. von Claudia Brink und Wilhelm Hornbostel, Ausstellung im Museum für Kunst und Gewerbe Hamburg, München (Deutscher Kunstverlag) 1993, S. 61-69

Fotonachweis

Abb. 1: Bildarchiv Foto Marburg; Abb. 6, 9, 11: Archivi Alinari/Anderson, Florenz; Abb. 40, 100: Archiv DuMont; alle restlichen Abbildungen: Archiv des Autors

Personenregister

Kursive Seitenzahlen verweisen auf Abbildungen

Albert (Albrecht VII.) von Habsburg 179
Alberti, Leon Battista 21f., 29f., 112, 117, 128
Alexander d. Gr. 111
Alexander III., Papst 12
Alfons der Weise 149
Allemagna, Giovanni d' 17, 30
Altdorfer, Albrecht 147
Altdorfer, Erhart 111
Apelles 22f., 113
Aquin, Thomas von 42, 60
Aretino, Pietro 110
Arezzo, Montano d' 43

Bacon, Francis 182
Baglione, Giovanni 42
Baldovinetti, Alessandro 42
Baltasar Carlos von Habsburg, span. Prinz 146ff., 150ff., *153*, 154
Baluze, Etienne 170, 174, 183ff., 187
Baronio, Cesare 64, 66f., 69-73, 76f., 81
Bellarmin, Roberto 69, 73
Bellini, Giovanni 32
Bembo, Pietro 32
Benizi, Carlo 30
Berenson, Bernard 47
Berthelot, Guillaume 81
Bicci, Neri di 25, 30f., 41, 45
Bloch, Ernst 121
Borghini, Raffael 136, 138
Borromeo, Federigo 64, 66, 71
Botticini, Francesco *46*, 47
Bronzino (Agnolo Tori) 119
Brunelleschi, Filippo 128
Buirette, Jacques 249, *250*
Buontalenti, Bernardo 64
Burckhardt, Jacob 44f., 47, 50, 121, 165
Burdach, Konrad 121f.
Burgkmair, Hans *167*

Caesar, Gaius Iulius 128
Callot, Jacques *151*
Caravaggio (Michelangelo Merisi) 33
Caroto, Giovanni 129
Casserio, Giulio *115*
Cennini, Cennino 20f., 29, 31, 112
Cicero 179
Cimabue, Giovanni 127ff.
Clemens VII., Papst 110
Clemens VIII., Papst 70
Colin, Alexander *167*
Condivi, Ascanio 13
Correggio (Antonio Allegri) 71, 162
Cosimo, Piero di 110
Cossa, Francesco del 53, 91
Croce, Benedetto 121

Daddi, Bernardo 43
Danti, Ignacio 113
Debré, Guillaume 172, *177*
Deinokrates 111
Delli, Dello 127
Diderot, Denis 14
Dominici, Giovanni 44
Donatello 9f., 13, 51, 128
Drebbel, Cornelis 12
Duccio di Buoninsegna 43, 127
Dürer, Albrecht 113, 116f., 121, *227*
Dupuy, Jacques und Pierre 183

Elsheimer, Adam 40
Este, Isabella d' 32
Eyck, Jan van 10, 127

Falconetto, Giovanni Maria 128f.
Fazio, Bartolomeo 10
Fei, Giovanni 59
Feltre, Morto da 128
Fiesole, Mino da 41
Filarete (Antonio Averlino) 23, 26
Finiguerra, Maso 127
Fontana, Prospero 62
Formigine, Andrea da 53

Fra Angelico 30, 41, 43
Fra Bartolommeo 50f., 56
Fra Giocondo 128
Francia, Francesco 53, *54*, 64, 80
Francia, Giacomo 55
Freud, Sigmund 24
Fromentin, Eugène 14

Galle, Philipp 113
Garin, Eugenio 122
Gerson, Horst 162
Ghiberti, Lorenzo 21f., 24, 29, 128
Ghirlandaio, Domenico 25, 50
Giannicola (Giannicola Manni) 31
Giotto di Bondone 128
Goltzius, Hendrik 113, 119
Goltzius, Hubert 137f.
Gossaert, Jan 111, 119, 129
Goya, Francisco de 154, 200-229, 270-273, *201, 202, 205, 206, 211, 213, 214, 215, 217, 219, 221, 222, 223, 225, 226, 271*
Gozzoli, Benozzo 30
Graffione, Giovanni 42
Gregor II. d. Gr., Papst 42, 60, 69-74, 79
Grotius, Hugo 191
Guariento di Arpo 27, 30

Heemskerck, Maarten 116, 119
Hegel, Georg Wilhelm Friedrich 136, 193
Heinrich IV. von Frankreich 71, 150, 160, 162, 164, *165*, 170, *171-173*, 183, *184*, 185, *186, 187*, 188, *189, 190*, 191f.
Henrietta Maria von England 160
Hildebrand, Dietrich von 14, 45
Hollanda, Francesco de 22f.
Homer 69
Horaz (Quintus Horatius Flaccus) 10, 13

Ildefons, Erzbischof von Toledo 57
Isabella von Bourbon 147, *148*
Isabella Clara Eugenia von Habsburg 179

Jacopo, Orazio di 62
Johann Albrecht, Herzog 111

Karl I. von England 160
Karl V., Kaiser 57, 111, 114, 151
Katharina II. von Valois 43
Ketel, Cornelis 111

Leo X., Papst 111
Leonardo da Vinci 13f., 24, 108, 112, 114, 116f., 127f.
Lerma, Herzog von 146
Lippi, Filippino 128
Lippi, Filippo 24, 128
Lipsius, Justus 66, 179, 182
Lomi, Aurelio 62, *63*
Ludwig XIII. von Frankreich *151*, 160, 164, 168, 175, *176*, 177, *178*, 179, 186

Machiavelli, Niccolò 12, 129
Mainardi, Sebastiano 47, *48*
Mâle, Emile 60
Mander, Carel van 13, 111
Mantegna, Andrea 17, *18*, 19ff., 26ff., 30, 33, 74
Maretz, Jacobus 151
Margarethe von Österreich 147, 152
Maria von Burgund, österr. Kaiserin *167*
Masaccio 128
Massys, Quentin 13
Maugis, Claude 183
Maximilian I., österr. Kaiser 25, *167*
Maximilian I. von Bayern *174*
Medici, Alessandro de' 123
Medici, Cosimo de' (il Veccio) 46, 135
Medici, Cosimo I. de', Herzog von Florenz 123
Medici, Giuliano de' 110f.
Medici, Lorenzo de' 123
Medici, Maria de' 160, *161*, 162, *163-166*, *168*, 170, *171-173*, 174, *175*, *177*, 178ff., *181*, 182ff., 186, *187*, 188, *189*, *190*, 191ff.
Medici, Piero di Lorenzo 123
Meister von San Miniato *49*
Melanchthon, Philipp 113
Menabuoi, Giusto di Giovanni de' 30
Michelangelo Buonarroti 22f., 25, 112, 116, 119, 126ff., 134f.
Milano, Pietro da 17, 19ff., 23f., 26ff.
Millen, R. Forsythe 177
Montaigne, Michel Eyquem de 12

Morelli, Giovanni 23
Morisot, Claude-Barthélémy 160
Mornay, Philippe de, Seigneur du Plessis-Marly, gen. P. Duplessis-Mornay 178

Nadi, Gaspare 53
Negher, Jobst de 25
Neri, Filippo 64, 68

Oeser, Adam Friedrich 40
Olivarez, Herzog von 146f., 149f.
Orozco y Covarrubias, Sebastian de 149, *150*
Ovetari, Imperatrice 17, 19, 26

Paleotti, Gabriele 43, 61f.
Pallavicino, Sforza 60
Palma, Jacopo (il Veccio) 111
Palma, Luis 151
Palomino, Antonio 13f.
Parmigianino (Girolamo Francesco Maria Mazzola) 108, *109*, 110f., 113, 118
Passe d. Ä., Crispin de *180*
Passe d. J., Crispin de *113*
Peiresc, Nicholas de 12, 182f.
Pellegrino da San Daniele 53
Philipp II. von Spanien 146
Philipp III. von Spanien 146f., 152
Philipp IV. von Spanien *148*, 149
Picasso, Pablo 135
Piccolomini, Francesco Todeschini 51
Piero della Francesca 24
Pietro, Sano di 53
Pino, Paolo 113, 117
Pinturicchio (Bernardino di Betto) 24, 31f., 135
Piombo, Sebastiano del 128
Pisanello (Antonio Pisano) 44
Pizolo, Nicolò 17, 19
Plinius d. J. 22, 127, 182
Plutarch 149
Pollaiuolo, Antonio del 128
Pomarancio (Cristoforo Roncalli) 80f., 84
Pontormo, Jacopo 123f.
Pordenone, Giovanni Antonio 6-9, 11, *162*

Primaticcio, Francesco 129
Protogenes 22f.
Pugliese, Pier de 51

Quercia, Jacopo della 128

Raffael (Raffaelo Santi, Sanzio) 50, 69, 113, 116, 127f.
Richelieu, Armand Jean du Plessis, Herzog von 160, 182
Riegl, Alois 14
Rienzo, Cola di 121f.
Ripa, Cesare 122, *123*, 248ff., 263f., 268
Robbia, Luca della 9
Rollenhagen, Gabriel 179, *180*
Romano, Giulio 119
Rosaccio, Aloisio *172*
Rosselli, Cosimo 50
Rossellino, Antonio 127
Rossello di Jacopo Franchi 55, *56*,
Rosso Fiorentino 119
Rubens, Peter Paul 6, *7*, 8f., 11ff., 33, 40-87, *68*, *70*, *74*, *75*, *79*, *82*, *84*, *137*, 138, 151, 160-194, *161*, *163-166*, *168*, *169*, *171*, *173*, *175*, *176*, *178*, *181*, *184*, *187*, *189*, *190*
Rubens, Philipp 182
Rucellai, Girolamo 46f.

Sadeler, Johann *174*
Sansovino, Jacopo *129*, 135
Santacroce, Francesco da 41
Sarpi, Paolo 60f.
Scamozzi, Vincenzo 111
Schioppius, Kaspar 66
Schlosser, Julius 23
Scholastica, Äbtissin 51
Schorn, Ludwig 136
Seilern, Anton 78
Sforza, Francesco 23
Sodoma (Giovanni Antonio Bazzi) *57*, *58*, *59*, 111
Soria, Martin 151
Spinola, Ambrogio 151
Stechow, Wolfgang 162
Stevensz. von Kalkar, Jan *114*
Storlato, Giovanni 26ff.
Sustris, Friedrich *174*

Tacca, Pietro 149f.
Tarugi, Francesco Maria 64, 67f.
Tempesta, Antonio 150
Thuillier, Jacques 183
Tintoretto (Jacopo Robusti) 119
Tizian (Tiziano Vecelli[o]) 8-11, 13, 128, 151
Tolentino, Nicola da 57

Uccello, Paolo 128
Uffenbach, Philipp *115*
Urbino, Francesco Maria Herzog von 111

Valavez, Sieur de 183
Vanni, Francesco 64, *65*
Varchi, Benedetto 112
Vasari, Giorgio 8-13, 32, 51, 58, 80f., 109-112, 119, 121-138, *125*, *131-133*
Veen, Otto van 184, *185*
Velázquez, Diego *2*, 13f., 146-155, *148*, *153*
Veneziano, Domenico 128
Verona, Filippo da 55
Veronese, Paolo *32*, 33, *61*, 62
Verrocchio, Andrea 128
Vesalius, Andreas *114*
Vivarini, Antonio 17, 30

Waal, H. van de 22
Watteau, Antoine 13
Winner, Matthias 123
Wit, J.B. de 73
Wohlgemut, Michael 31
Wölfflin, Heinrich 45
Wolf, R. E. 177

Zuccari, Federico 80f.
Zurbarán, Francisco de 147, 152